Kay Uwe Petersen & Rainer Thomasius

Auswirkungen von Cannabiskonsum und -missbrauch

Eine Expertise zu gesundheitlichen und psychosozialen Folgen.
Ein Systematisches Review der international publizierten Studien
von 1996 – 2006

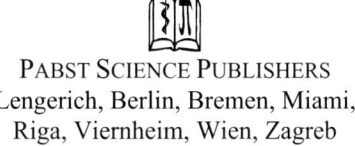

PABST SCIENCE PUBLISHERS
Lengerich, Berlin, Bremen, Miami,
Riga, Viernheim, Wien, Zagreb

Kontakt

Dr. phil. Dipl.-Psych. Kay Uwe Petersen
Universitätsklinikum Hamburg-Eppendorf
Deutsches Zentrum für Suchtfragen des Kindes- und Jugendalters (DZSKJ)
Martinistraße 52
20246 Hamburg

Prof. Dr. med. Rainer Thomasius
Universitätsklinikum Hamburg-Eppendorf
Deutsches Zentrum für Suchtfragen des Kindes- und Jugendalters (DZSKJ)
Martinistraße 52
20246 Hamburg

Hinweis
Die vorliegende Expertise wurde unter dem Titel „Auswirkungen von Cannabiskonsum und – missbrauch. Eine Expertise zu gesundheitlichen und psychosozialen Folgen. Ein Systematisches Review der international publizierten Studien von 1996 – 2006" im Auftrag und mit Unterstützung aus Mitteln des Bundesministeriums für Gesundheit (BMG) (Forschungszeitraum 01.07.2005 – 30.06.2006) durchgeführt. Die Verantwortung für die im Bericht getroffenen Aussagen liegt bei den Autoren. Sie geben nicht unbedingt die Meinung des Bundesgesundheitsministeriums wieder.

Bibliografische Information der Deutschen Nationalbibliothek
Die Deutsche Nationalbibliothek verzeichnet diese Publikation in der Deutschen Nationalbibliografie; detaillierte bibliografische Daten sind im Internet über <http://dnb.ddb.de> abrufbar.

Das Werk, einschließlich aller seiner Teile, ist urheberrechtlich geschützt. Jede Verwertung außerhalb der engen Grenzen des Urheberrechtsgesetzes ist ohne Zustimmung des Verlages unzulässig und strafbar. Das gilt insbesondere für Vervielfältigungen, Übersetzungen, Mikroverfilmungen und die Einspeicherung und Verarbeitung in elektronischen Systemen.

© 2007 Pabst Science Publishers, D-49525 Lengerich
Druck: KM Druck, D-64823 Groß Umstadt

ISBN: 978-3-89967-363-0

Vorwort und Danksagung

„Cannabis und seine Inhaltsstoffe" ist ein Forschungsthema, zu dem mittlerweile jährlich allein in den Fachzeitschriften weit über tausend wissenschaftliche Publikationen erscheinen. Auch wenn nicht jede Publikation einen bedeutsamen Fortschritt der Forschung zu verbreiten hat, so zeigt doch die Masse der wissenschaftlichen Veröffentlichungen, dass es sich um ein Themengebiet handelt, in dem Erkenntnisse relativ schnell veralten können und Einschätzungen regelmäßig überprüft werden müssen. Eine regelmäßige Überprüfung des Kenntnisstandes zur Risikoabschätzung bezüglich Cannabis ist auch deshalb erforderlich, da der Konsum der weltweit am häufigsten konsumierten illegalen Droge weiter wächst und in immer jüngere Personenkreise vorstößt.

Die einflussreiche Cannabis-Expertise von Kleiber und Kovar (1998) hat im Auftrag des Bundesgesundheitsministeriums den Forschungsstand bis Frühjahr 1996 zusammengefasst und nach wissenschaftlichen Kriterien bewertet. Zehn Jahre stetig zunehmender Forschungsaktivität bezüglich Cannabis und Cannabinoide sind seither vergangen, daher ist eine bedeutsame Weiterentwicklung des Forschungsstandes anzunehmen. Sind die in Kleiber und Kovar (1998) getroffenen Einschätzungen zu den Risiken des Cannabiskonsums aus der Sicht des aktuellen Forschungsstandes aufrechtzuerhalten oder zu revidieren?

Um diese Frage zu beantworten, hat das Bundesministerium für Gesundheit (BMG) den Auftrag an mich vergeben, eine Expertise über den Forschungsstand Frühjahr 1996 bis Frühjahr 2006 zu erstellen. Hierfür und für das damit in mich und meine Mitarbeiterinnen und Mitarbeiter gesetzte Vertrauen bedanke ich mich ausdrücklich. Ein Systematisches Review erarbeitet den Forschungsstand derart, dass der gesamte Erkenntnisweg von der initialen Literaturrecherche über die Ergebnisdarstellung bis zu den daraus gezogenen Schlüssen transparent, auf definierte Kriterien gestützt und nachvollziehbar zu sein hat.

Nach einjähriger intensiver Arbeit kann nun ein Systematisches Review zu den Auswirkungen des Cannabiskonsums vorgelegt werden. Die verantwortliche Ausführung des Reviews lag in den Händen von Herrn Dr. phil. Kay Uwe Petersen. Er wurde durch Frau Dr. med. Miriam Ujeyl unterstützt, die die Begutachtung der Studien mit bildgebender Methodik übernommen hatte. Zum Team gehörten weiter die medizinischen Doktorandinnen Katrin Affeldt und Ana-Maria Dancau. Für das umfangreiche Literaturarchiv und für die Endformatierung des vorgelegten Berichts war Frau Brigitte Cruset zuständig. Ohne den Einsatz und die Leistung dieser Mitarbeiterinnen und Mitarbeiter hätte das Review nicht fertig gestellt werden können.

Besonderer Dank gilt weiter den Diplompsychologen Herrn Dr. phil. Peter-Michael Sack und Herrn Lutz Wartberg für eine Vielzahl unterstützender Tätigkeiten. Das Review verdankt vor allem Herrn Dr. Sack viele kritisch-konstruktive Anmerkungen.

Einige tausend Publikationen waren für die Fertigstellung des Reviews über die Ärztliche Zentralbücherei des Universitätsklinikums Hamburg-Eppendorf zu beschaffen. Für die stets freundliche Beratung und die umfangreiche geleistete Arbeit gilt der Dank der Bibliothekarin Frau Justine König und ihrem Team.

Weiterer Dank ist allen Wissenschaftlern auszusprechen, die mit ihrem Rat oder durch die Zusendung von Publikationen dieses Review unterstützt haben.

Hamburg, im August 2006

Rainer Thomasius

Zusammenfassung

Im Auftrag des Bundesministeriums für Gesundheit (BMG) wird mit dem Bericht ein Systematisches Review auf der Basis der Forschungsarbeiten vorgelegt, die zwischen Frühjahr 1996 und Frühjahr 2006 zu organmedizinischen, psychischen und psychosozialen sowie neurokognitiven Beeinträchtigungen im Zusammenhang mit Cannabiskonsum publiziert worden sind. Dieses Review ermöglicht eine Entscheidung darüber, ob und in welcher Hinsicht die in der einflussreichen Expertise von Kleiber und Kovar (1998) getroffenen Bewertungen hinsichtlich der Risiken des Cannabiskonsums auf der Basis neuerer Forschung gegebenenfalls zu revidieren oder zu ergänzen sind.

Aus 7670 identifizierten wissenschaftlichen Publikationen wurde in einem zweistufigen kriteriengestützten Evaluationsprozess ein Kerndatensatz von 246 Studien erarbeitet. Während in der ersten Stufe dieses Prozesses ausschließlich Relevanzkriterien entscheidend waren, wurden in der zweiten Stufe auch drei methodische Minimalkriterien überprüft: Wurde eine valide und reliabel festgestellte Beeinträchtigung im Zusammenhang mit Cannabiskonsum oder Einnahme von THC an Menschen untersucht? Wurden für den Zusammenhang zwischen Cannabiskonsum und Beeinträchtigung in größeren Stichproben inferenzstatistische Methoden eingesetzt? Ist der Einfluss von Cannabiskonsum hinreichend von Effekten anderer konsumierter Substanzen unterscheidbar?

Da unterschiedliche Studiendesigns hinsichtlich der Frage der Kausalität des Cannabiskonsums für Beeinträchtigungen unterschiedlich aussagekräftig sind, wurden zwei Evidenzklassen unterschieden. Von höherer Evidenz für kausale Fragestellungen sind randomisierte kontrollierte Studien und Längsschnittstudien. Von niedrigerer Evidenz sind Fall-Kontroll-Studien, Querschnittstudien und Case-Reports. Der Kerndatensatz an Studien wurde hinsichtlich eingesetzter Methoden und Stichproben, wesentlicher Befunde und gegebenenfalls die Aussagekraft einschränkender Limitationen beschrieben. In einem weiteren Arbeitsschritt wurden auf der Basis der nach Evidenz gewichteten Befunde die Ergebnisse des Systematischen Reviews erarbeitet.

46 Studien zu organmedizinischen Beeinträchtigungen im Zusammenhang mit Cannabiskonsum erfüllten die Einschlusskriterien des Systematischen Reviews. Die Evidenz dafür, dass das Rauchen von Cannabis das Risiko hinsichtlich Atemwegserkrankungen und Krebs des Respirationstraktes erhöht, ist seit 1996 deutlich gestiegen. Cannabisraucher entwickeln dem Zigarettenrauchen vergleichbare respiratorische Symptome (Kurzatmigkeit, Brustenge, Sputumproduktion). Zusätzlich werden durch das Rauchen von Cannabis die Immunfunktionen der Lungenschleimhaut zur Abwehr von Bakterien und zur Bekämpfung von Tumorzellen geschwächt. Bei oraler Einnahme des Cannabis-Hauptwirkstoffes Δ^9-Tetrahydrocannabinol (THC) konnten immunsuppressive Effekte an Patientenstichproben nicht belegt werden. Ebenso ist THC nach derzeitigem Kenntnisstand bei oraler Einnahme nicht krebsauslösend. Ein erhöhtes Herzinfarktrisiko von insbesondere kardiovaskulär vorgeschädigten Personen ist

für die erste Stunde nach Cannabiskonsum festzuhalten und eine Folge der erhöhten Beanspruchung des Herz-Kreislaufsystems durch THC. Der Befund zu Cannabis und den Fortpflanzungsfunktionen (Reduzierung von Zahl und Qualität der Spermien, Beeinträchtigung von Ovulation und Menstruation) wurde nicht wesentlich erweitert. Eine schottische Studie fand bei mehr als jedem zehnten Neugeborenen in Stuhlproben THC-Metabolite, so dass die Risiken des Cannabiskonsums in der Schwangerschaft erhöhter Aufmerksamkeit bedürfen. Während auf der Basis tierexperimenteller Studien problematische Einflüsse mütterlichen Cannabiskonsums z.b. auf die Hirnentwicklung zu erwarten sind, erbrachte das systematische Review auf der Basis von Humanstudien zu den Auswirkungen des mütterlichen Cannabiskonsums auf die körperliche und geistige Kindesentwicklung uneindeutige oder schwache Befunde. Die Evidenz aus Humanstudien für Langzeitwirkungen des mütterlichen Cannabiskonsums auf die kognitive Leistungsfähigkeit oder das seelische Befinden der Kinder ist zum gegenwärtigen Zeitpunkt als schwach zu bewerten. Von den genannten Ausnahmen abgesehen, kann für den Forschungsstand zu organmedizinischen Effekten des Cannabiskonsums eine weitgehende Übereinstimmung mit Kleiber und Kovar (1998) festgestellt werden.

Für den Bereich der neurokognitiven Auswirkungen des Cannabiskonsums wurden insgesamt 95 Studien inkludiert. Mit bildgebenden Methoden wurde bei abstinenten chronischen Cannabiskonsumenten im Vergleich zu Kontrollen ein regional verminderter zerebraler Blutfluss gefunden. Die Bedeutung der Vielzahl signifikanter Einzelbefunde für die Frage nach langfristigen neuronalen Adaptationsprozessen oder gar neurotoxischen Schädigungen des Gehirns im Zusammenhang mit Cannabiskonsum ist zur Zeit noch nicht einzuschätzen. Ein neurotoxischer Effekt des Cannabiskonsums ist auf der Basis des aktuellen Forschungsstandes nicht feststellbar. Dieser Befund ist jedoch dadurch in seiner Aussagekraft eingeschränkt, dass Studien an Jugendlichen oder Erwachsenen mit frühem regelmäßigem Cannabiskonsum fehlen. Mit neuropsychologischen Methoden wurden als THC-Akuteffekte Defizite im Bereich der Aufmerksamkeit und der Gedächtnisfunktionen bzw. des Lernens sowie eine akut verlangsamte Reaktionszeit festgestellt. Trotz auch widersprüchlicher Befunde scheinen die Defizite im Bereich der Aufmerksamkeit und der Reaktionszeit auf die Phase der Akutwirkung begrenzt. Über die akute Intoxikationszeit hinausgehend besteht allerdings Evidenz für im allgemeinen subklinische Leistungsminderungen regelmäßiger intensiver Cannabiskonsumenten im Bereich des Gedächtnisses und des Lernens. Auf dem gegenwärtigen Forschungsstand kann nicht mit hinreichender Sicherheit festgestellt werden, dass alle Beeinträchtigungen vollständig remittieren. Daher ist die bei Kleiber und Kovar (1998, S. 1) berichtete Reversibilität und Begrenzung kognitiver Effekte auf die Zeit der Cannabis-Akutwirkung in Frage zu stellen. Für das Führen eines Kraftfahrzeuges notwendige Leistungsfunktionen sind während der Cannabis-Akutwirkung eingeschränkt. Der Befund wird nicht nur durch neuropsychologische Untersuchungen, sondern auch durch Studien am Fahrsimulator und Fall-Kontrollstudien zum Unfallrisiko beim Fahren unter Cannabiseinfluss gestützt. Kleiber und Kovar (1998) halten die Fahrtauglichkeit bis zu 24 Stunden nach Cannabiskonsum für beeinträchtigt; dieser Auffassung ist zuzustimmen.

Der mit 105 inkludierten Studien umfangreichste Ergebnisteil des Systematischen Reviews behandelt die psychischen und psychosozialen Folgewirkungen. Im Zusammenhang mit einer steigenden Cannabiskonsumprävalenz und -intensität in der Bevölkerung führt der Cannabiskonsum in zunehmendem Maße zu behandlungsbedürftigen psychischen Störungen und resultierender Behandlungsnachfrage insbesondere unter jungen Männern. Im Gegensatz zu Kleiber und Kovar (1998, S. 2) ergibt sich auf der Basis des Systematischen Reviews eine veränderte Einschätzung der Cannabisabhängigkeit. Je mehr Menschen aus dem deutlich weiter verbreiteten sporadischen Cannabiskonsum einen intensiven und regelmäßigen Konsum entwickeln, desto häufiger entstehen Abhängigkeitserkrankungen vom Cannabistyp. Vorher bestehende psychische Probleme mögen eine Abhängigkeitsentwicklung begünstigen, sind allerdings keine notwendige Bedingung, wie Kleiber und Kovar (1998, S. 2 und S. 168) nahe legen, denn eine abhängigkeitserzeugende Wirkung gehört unter Bedingungen höherer Konsumfrequenz und -dosis zum pharmakologischen Potenzial von Cannabis. Etwa zwei von drei Cannabisabhängigen entwickeln eine körperliche Abhängigkeitssymptomatik (Entzugssymptome mit/ohne Toleranzbildung).

Cannabiskonsum erhöht das Risiko depressiver Symptome – und da dieser Zusammenhang nicht durch einen häufigeren Cannabiskonsum Depressiver erklärbar ist, entstehen im Zusammenhang mit Cannabiskonsum durchaus Verschlechterungen der psychischen Gesundheit. In dieser Hinsicht hat sich der bei Kleiber und Kovar (1998) beschriebene Forschungsstand erweitert.

Obwohl die Mehrheit der Cannabiskonsumenten weder weitere illegale Drogen konsumiert noch eine Psychose entwickelt haben, belegen die Studien des Systematischen Reviews überzeugend jeweils eine Erhöhung des Risikos durch Cannabiskonsum. Hinsichtlich des Zusammenhanges zwischen Cannabis und Psychose benötigt das beste Erklärungsmodell die Annahme einer Psychose-Vulnerabilität, die ein Auslösen der Krankheit durch Cannabiskonsum forciert. Dieses Modell wird auch retrospektiv durch Fall-Kontrollstudien gestützt, die einen etwa fünf Jahre früheren Beginn der schizophrenen Symptomatik bei Cannabis konsumierenden Schizophrenen im Vergleich zu Kontrollen belegen. Insgesamt ist im Vergleich zu Kleiber und Kovar (1998) der Forschungsstand zur Auslösung von Psychosen stabiler geworden, ebenso ist auch deutlicher von einer Verschlechterung der schizophrenen Symptomatik durch den Cannabiskonsum Schizophrener auszugehen.

Hinsichtlich des Zusammenhanges zwischen Cannabiskonsum und späterer Drogenaffinität ist die Annahme einer pharmakologischen Schrittmacherfunktion für den Konsum weiterer Drogen, welche durch tierexperimentelle Studien durchaus gestützt wird, nur ein Erklärungsmodell unter konkurrierenden Modellen. Ob sich dieses Modell letztlich durchsetzen kann, hängt davon ab, wie überzeugend erklärt werden kann, warum dieser Effekt nur bei einigen Menschen wirksam wird, bei den meisten jedoch nicht. So lange keine Bedingungen der Person oder des Cannabiskonsums (z.B. besonders früher und intensiver Konsum) identifiziert worden sind, unter denen diese Schrittmacherfunktion wirksam wird, wird zur Frage der Schrittmacherfunktion keine Entscheidung möglich sein.

Angesichts eines sinkenden Cannabis-Erstkonsumalters in der Bevölkerung ist die Aufmerksamkeit besonders auf jugendliche Konsumenten zu richten. Im Forschungsstand zeichnen sich deutliche Hinweise auf stärkere Beeinträchtigungen bei frühem regelmäßigem Cannabiskonsum ab. Es ist insbesondere der frühe Cannabiskonsum, der das Risiko späterer Drogenaffinität, das Psychoserisiko, das Risiko einer besonders schnellen Entwicklung einer Cannabisabhängigkeit sowie das Ausmaß neurokognitiver Beeinträchtigungen im Zusammenhang mit Cannabiskonsum erhöht.

Inhaltsverzeichnis

Seite

1 Fragestellungen der Expertise 1

1.1 Problemstellung und Forschungsstand 1
1.2 Zielsetzungen der Expertise 2
1.3 Fragestellungen 3

2 Methoden und Durchführung 4

2.1 Zusammenfassung 4
2.2 Zur Methode des Systematischen Reviews 5
2.3 Voruntersuchung zur quantitativen Entwicklung der Publikationen 5
    zum Thema Cannabis und Cannabinoide
2.4 Strategie und Durchführung der Literaturrecherche 9
2.5 Dokumentation und Ergebnis der Recherche 12
2.6 Selektionsprozess, Inklusions- und Exklusionskriterien 12
    der Expertise
2.7 Zur Evaluation der Studien des Kerndatensatzes 15
    im Ergebnisteil der Expertise

3 Ergebnisse 19

3.1 Einleitung in den Ergebnisteil 19
3.1.1 Zum Aufbau des Ergebnisteils 19
3.1.2 Epidemiologie des Cannabiskonsums 1997 – 2004 19
3.1.2.1 Zusammenfassung 19
3.1.2.2 Zum aktuellen Stand des Cannabiskonsums in Deutschland 20
3.1.2.3 Zum Stand des Cannabiskonsums in anderen europäischen 22
        Staaten und weltweit
3.1.2.4 Cannabis in der Kriminalitätsstatistik in Deutschland und weltweit 23
3.1.2.5 Cannabiskonsumenten in ambulanter Behandlung 24
3.1.2.6 Cannabiskonsumenten in stationärer Behandlung 26

3.2 Organmedizinische Auswirkungen des Cannabiskonsums 28
3.2.1 Zusammenfassung 28
3.2.2 Respiratorische und pulmonale Auswirkungen 29
3.2.3 Karzinogene Effekte 32

Seite

3.2.4	Kardiovaskuläre Auswirkungen	36
3.2.5	Immunologische Auswirkungen	40
3.2.6	Auswirkungen auf Fertilität und Sexualität	43
3.2.7	Cannabiskonsum in der Schwangerschaft	44
3.2.7.1	Auswirkungen mütterlichen Cannabiskonsums auf den Schwangerschaftsverlauf und die körperliche Kindesentwicklung	44
3.2.7.2	Auswirkungen mütterlichen Cannabiskonsums auf die seelische Gesundheit und Leistungsfähigkeit des Kindes	46
3.3	Psychische und psychosoziale Auswirkungen des Cannabiskonsums	52
3.3.1	Zusammenfassung	52
3.3.2	Schrittmacherfunktion und Abhängigkeit	53
3.3.2.1	Cannabiskonsum und spätere Drogenaffinität	53
3.3.2.2	Cannabisabhängigkeit	60
3.3.3	Cannabis und schizophrene Psychosen	70
3.3.4	Cannabis und weitere psychische Störungen	79
3.3.5	Psychosoziale Auswirkungen des Cannabiskonsums	95
3.4	Neurokognitive Auswirkungen des Cannabiskonsums	100
3.4.1	Zusammenfassung	100
3.4.2	Bildgebende Verfahren	100
3.4.3	Neuropsychologische Testverfahren	112
3.4.3.1	Vorbemerkungen zu neurokognitiven Akut- und Langzeitwirkungen	112
3.4.3.2	Neurokognitive Akutwirkungen	112
3.4.3.3	Neurokognitive Langzeitwirkungen	117
3.4.4	Fahrtauglichkeit und Verkehrsverhalten	135

4	**Integrierende Diskussion der Befunde**	**141**
4.1	Einleitung	141
4.2	Auswirkungen des Cannabiskonsums auf den Körper	142
4.3	Auswirkungen des Cannabiskonsums auf das psychische und psychosoziale Befinden	149
4.4	Auswirkungen des Cannabiskonsums auf neurokognitive Prozesse	156
4.5	Fortschritte der Forschung, Forschungsdesiderata und Ausblick	160

Seite

5 Anhang 163

6 Verzeichnisse 167

6.1 Tabellenverzeichnis 167
6.2 Abbildungsverzeichnis 171
6.3 Literaturverzeichnis 172

Abkürzungen

ACC	anteriores Zingulum
ADHS	Aufmerksamkeitsdefizit-Hyperaktivitätsstörung (attention-deficit-hyperactivity disorder)
AEA	Arachidonoylethanolamid
AM	Alveolarmakrophagen
ANOVA	analysis of variance
BDNF	Brain-derived Neurotrophic Factor
BF	blood flow
BKA	Bundeskriminalamt
BZgA	Bundeszentrale für gesundheitliche Aufklärung
CBD	Cannabidiol
cBF	cerebral blood flow (zerebraler Blutfluss)
CBN	Cannabinol
CB-Rezeptor	Cannabinoid-Rezeptor
CHDS	Christchurch Health and Development Study
Cho	Cholin-enthaltende Komponenten
COHb	Carboxyhämoglobin
COMT	Katechol-O-Methyltransferase
COPD	Chronisch-obstruktive Lungenerkrankung
CT	Computertomographie
DEA	Drug Enforcement Administration
DEGAM	Deutsche Gesellschaft für Allgemeinmedizin und Familienmedizin
DLPFC	dorsolateraler präfrontaler Kortex
DMTS	delayed match to sample
DSM-III/-IV	Diagnostic and Statistical Manual of Mental Disorders
DTI	Diffusion tensor imaging
ECA	Epidemiologic Catchment Area
EDSP	Early Development Stages of Psychopathology
EEG	Elektroenzephalogramm
EKG	Elektrokardiographie
ELISA	enzyme-linked immunosorbent assay
EMCDDA	European Monitoring Centres for Drug and Drug Addiction
EMG	Elektromyogramm
EOG	Elektrooculogramm

EORG	European Opinion Research Group
ESM	experience sampling method
ESPAD	European School Survey Project on Alcohol and Other Drugs
FCV	fast cyclic voltammetry
FDA	Food and Drug Administration
FEV	Forciertes Expirationsvolumen
fMRI	functional magnetic resonance imaging
fMRT	funktionelle Magnetresonanz-Tomographie
HBSC	Health Behaviour in School-Aged Children
HIV	human immunodeficiency virus
HM	Hirnmetabolismus
ICD-10	International Classification of Diseases (10. Revision)
IQ	Intelligenzquotient
KPMCP	Kaiser Permanent Medical Care Program
LSD	Lysergsäurediethylamid
MHPCD	Maternal Health Practices and Child Development
MI	Myokardinfarkt
MR-Angiographie	Magnetresonanz-Angiographie
mRNA	messenger Ribonucleinsäure (= Boten-RNA)
MRT	Magnetresonanz-Tomographie
MSSC	Massachusetts Survey of Secondary Conditions
NAA	N-Acetyl-Aspartat
NCS	National Comorbidity Survey
NELS	National Education Longitudinal Survey
NEMESIS	Nederlands Mental Health Survey and Incidence Study
NGF	Nerve Growth Factor
NHSDA	National Household Surveys on Drug Abuse
NSLY	National Longitudinal Survey of Youth
NSMHWB	National Survey of Mental Health and Well-Being
OFC	orbitofrontaler Cortex
OHSSUP	Ontario Mental Health Supplement
OR	Odds Ratio
PET	Positronenemissionstomographie
PSAP	Point Substraction Aggression Paradigma

RCT	randomized controlled trial (Randomisierte kontrollierte Studie)
RNA	Ribonucleinsäure
SIDS	Plötzlicher Kindstod (sudden infant death syndrome)
SPECT	single-photon-Emissionscomputertomographie
tCR	Gesamt-Kreatin
THC	Δ^9-Tetrahydrocannabinol
THCA	Δ^9-Tetrahydrocannabinolsäure
THCOH	Hydroxy-Δ^9-Tetrahydrocannabinol
UNODC	United Nations Office on Drugs and Crime
VIQ	Verbaler Intelligenzquotient
WHO	World Health Organization (Weltgesundheitsorganisation)
ZNS	Zentralnervensystem

1 Fragestellungen der Expertise

1.1 Problemstellung und Forschungsstand

Cannabis ist international (Essau et al., 2003; Compton et al., 2004) und in Deutschland (Kraus & Augustin, 2001; Simon et al., 2004) die am häufigsten konsumierte illegale Droge. Für die Bewertung der Schädlichkeit dieser Substanz ist die im Auftrag des damaligen Bundesministeriums für Gesundheit (BMG) von Dieter Kleiber und Karl-Artur Kovar herausgegebene Expertise „Auswirkungen des Cannabiskonsums" (1997 vorgelegt, 1998 veröffentlicht) bis heute maßgeblich und als Standardwerk im deutschsprachigen Raum für die Risikoabschätzung des Cannabiskonsums von großem Einfluss. Kleiber und Kovar geben eine Übersicht und Bewertung des Forschungsstandes zwischen 1966 und 1996 auf der Basis der Datenbanken MEDLINE, PSYCLIT und PSYNDEX. Da das Jahr 1996 nicht vollständig berücksichtigt werden konnte (letzte Recherche Mai 1996, vgl. Kleiber & Kovar, 1998), dürfte eher von einem Forschungsstand 1995/1996 auszugehen sein. Kleiber und Kovar (1998) legten eine methodisch sorgfältige Untersuchung vor, die die Originalarbeiten übersichtlich mit wesentlichen Untersuchungsparametern tabellarisch zusammenfasst und ausgewogen kommentiert und bewertet.

Am 25.02.2002 wurde auf Initiative der Gesundheitsminister und -ministerinnen der Staaten Belgien, Frankreich, Deutschland, Niederlande und Schweiz eine internationale wissenschaftliche Konferenz zum Forschungsstand bezüglich Cannabis abgehalten. Die Aussagen des in diesem Zusammenhang publizierten „Cannabis 2002 Reports" (Ministry of Public Health of Belgium, 2002) werden im Folgenden den Ergebnissen von Kleiber und Kovar (1998) gegenübergestellt[1] (s. *Tabelle 1*).

Wie die Gegenüberstellung mit dem Cannabis 2002 Report zeigt, ist bereits wenige Jahre nach Publikation der Expertise von Kleiber und Kovar (1998) eine deutliche Weiterentwicklung des Forschungsstandes zu konstatieren.

Tabelle 1. Vergleich zentraler Ergebnisse von Kleiber und Kovar (1998) mit dem Forschungsstand Frühjahr 2002 (dargestellt anhand des „Cannabis 2002 Report", Ministry of Public Health of Belgium, 2002)

Kleiber und Kovar (1998)	Cannabis 2002 Report
1. Die kognitiven und psychomotorischen Beeinträchtigungen durch akuten Cannabiskonsum sind als im Rahmen von Stunden reversibel anzusehen. Die Fahrtauglichkeit ist bis zu 24 Stunden eingeschränkt (S. 1f.).	Die kognitiven und psychomotorischen Beeinträchtigungen sind reversibel im Verlauf von 28 Tagen (Pope et al., 2001).
2. Belege für eine Verschlechterung der psychischen Gesundheit in der Folge von Cannabiskonsum sind nicht zu finden (S. 2).	Zusammenhänge mit depressiven Störungen und Angststörungen sind naheliegend, zu dieser Frage besteht weiterer Forschungsbedarf.

---

[1] Dieser Report wird im Diskussionsteil dieser Expertise wieder aufgegriffen.

Kleiber und Kovar (1998)	Cannabis 2002 Report
3. Die Abhängigkeit von Cannabis kann nicht primär aus den pharmakologischen Wirkungen der Droge, sondern vielmehr aus vorab bestehenden psychischen Stimmungen und Problemen erklärt werden (S. 2).	Im Zusammenhang mit Cannabisabhängigkeit sind Entzugssymptome und Toleranzentwicklung beschrieben.
4. Es gibt keine gesicherten Nachweise einer Hirnschädigung (S. 77).	Kein Analogon.
5. Die These, Cannabiskonsum führe mit einer gewissen Regelmäßigkeit zu einem amotivationalen Syndrom, kann nicht belegt werden (S. 3).	Identische Aussage.
6. Der Einfluss von Cannabiskonsum auf die Entstehung und den Verlauf von Psychosen ist zurzeit noch nicht abschließend zu beurteilen (S. 245).	Identische Aussage, kontroverse Diskussion.
7. Die These, Cannabiskonsum hätte eine Schrittmacherfunktion für den Einstieg in den Konsum von weiteren oder härteren illegalen Drogen, ist zurückzuweisen (S. 2).	Auf der Basis tierexperimenteller Studien liegen neue Befunde vor, die zu diskutieren sind.
8. Unter den medizinischen Anwendungsgebieten von Cannabinoiden sind die antiemetische, bronchodilatorische und den Augeninnendruck senkende Wirkung gut belegt (S. 247f).	Eine Reihe potenzieller medizinischer Anwendungsgebiete wird gesehen, es gibt jedoch zu wenige und methodisch zu schwache klinische Studien.
9. Insgesamt erweisen sich pharmakologische Wirkungen und psychosoziale Konsequenzen des Cannabiskonsums als weniger riskant als weithin angenommen (S. 1).	Es bestehen Risiken für chronische Störungen im kardiovaskulären und respiratorischen System.

Dieser inhaltlichen Entwicklung entspricht der gestiegene Umfang der Publikationen zum Themenfeld *Cannabiskonsum*: Mehr als die Hälfte der über 800 Publikationen zu den kombinierten Stichworten „Cannabis" und „Health" wurde von Mai 1996 bis 2004 veröffentlicht, rund 1000 Publikationen unter dem Stichwort „Cannabis" (seit 1950: 6812) bzw. rund 2900 zum Stichwort „Marijuana" (darunter allein 600 zum Stichwort „medical marijuana") (National Library of Medicine, 14. Juli 2004)[2].

1.2 Zielsetzungen der Expertise

Es erscheint daher sinnvoll und notwendig, den aktuellen Forschungsstand in einer – mit der Arbeit von Kleiber und Kovar (1998) vergleichbar sorgfältigen Weise zusammenzufassen, um zu einer sachlich nachvollziehbaren aktuellen Bewertung der gesundheitlichen und psychosozialen Auswirkungen des Cannabiskonsums zu gelangen. Die vorliegende Arbeit wird sich (wie schon Kleiber und Kovar, 1997, zuvor) weitgehend auf die klassischen Cannabinoide und hier insbesondere auf das Δ^9-Tetrahydrocannabinol (THC) beschränken müssen.

---

[2] Vorläufige Recherche im Rahmen der Expertise-Antragstellung; endgültige Recherche siehe Kapitel 2 „Methoden und Durchführung".

Auch wenn für das im Cannabis zweithäufigste, aber nicht psychoaktive Cannabinoid „Cannabidiol" gerade in jüngerer Zeit zahlreiche physiologische Effekte nachgewiesen werden konnten (vgl. z.B. Kathmann et al., 2006; Russo et al., 2005), wird auf eine Darstellung verzichtet. Cannabidiol zeigt diese Effekte im Wesentlichen in höheren Dosen, als sie im Cannabis üblicherweise vorkommen (Varvel et al., 2006, S. 226). Über die nur schwer wissenschaftlich greifbaren synergistischen Effekte der unterschiedlichen Cannabiswirkstoffe kann auf der Basis des Forschungsstandes nur sehr wenig hinreichend Gesichertes ausgesagt werden.

Mit der hier vorgelegten Expertise soll der Anschluss an den aktuellen Forschungsstand hergestellt werden. Sie orientiert sich methodisch, formal und im Aufbau am Werk von Kleiber und Kovar sowie den Standards eines Systematischen Reviews. Die Standards und Zielsetzungen eines Systematischen Reviews unterscheiden die vorgelegte Expertise von einem Herausgeberwerk wie dem von Grotenhermen (2004), wo aus der Perspektive spezieller Themen und Fragestellungen heraus weniger explizit bilanziert wird, als vielmehr der *scientific community* eine umfassende Orientierung zu teilweise recht speziellen Themen, Fragestellungen und auch Zwischenresultaten gegeben wird.

Relevante Studien, die in der Zeit zwischen Anfang 1996 und Anfang 2006 publiziert worden sind, werden drei Hauptkategorien zugeordnet und die Befunde in wichtigen Kenndaten tabellarisch dargestellt und evidenzgraduiert. Das erkenntnisleitende Interesse ist leicht erkennbar eines, das einem biopsychosozialen Modell der zeitgenössischen Medizin folgt:

1. *Organmedizinische Auswirkungen* beziehen sich auf medizinisch relevante Aspekte der Toxizität i.w.S.
2. *Psychische und psychosoziale Auswirkungen* beziehen sich auf Aspekte der Psychopathologie und bestimmte soziale Korrelate.
3. *Neurokognitive Auswirkungen* beziehen sich separat auf *kognitive Leistungen* und bestimmte biologische Korrelate.

1.3 Fragestellungen

Es lassen sich demnach vier Rahmenfragestellungen für die hier vorgelegte Expertise angeben:

1. Welche methodisch akzeptablen Studien mit welchen Resultaten wurden zu den drei genannten Hauptkategorien *Organmedizin*, *Psychopathologie* (psychische und psychosoziale Auswirkungen) und *Neurokognition* durchgeführt?
2. Inwieweit sind daraufhin die Befunde von Kleiber und Kovar (1998) zu revidieren?
3. Liegen über die Befunde von Kleiber und Kovar (1998) hinaus neue Ergebnisse vor?
4. Liegen insbesondere *entwicklungspsychiatrisch* relevante neue Ergebnisse vor?

2 Methoden und Durchführung

2.1 Zusammenfassung

Nach einer kurzen Begründung der eingesetzten Methode des Systematischen Reviews werden in diesem Kapitel 2 die notwendigen Schritte nachvollziehbar beschrieben, die von den initialen Internetrecherchen zu dem im Ergebnisteil vorgestellten und hinsichtlich der Evidenz bewerteten Bestand an Studien führen.

Im Anschluss an die Begründung der Methodik wird eine Voruntersuchung in ihren Ergebnissen präsentiert, für die die öffentliche Datenbank „PubMed" der National Library of Medicine und der National Institutes of Health der USA (http://www.ncni.nlm.nih.gov/entrez/queri.fcgi) sowie die Internet-Suchmaschine Google (http://www.google.de) genutzt worden ist. Ihr Hauptzweck war die Identifizierung geeigneter Suchbegriffe für die Literaturrecherche. Darüber hinaus belegen ihre Ergebnisse innerhalb dieser Expertise das rapide Wachstum der Cannabisforschung im Untersuchungszeitraum Anfang 1996 bis Anfang 2006.

Im darauf folgenden Kapitel 2.4 wird beschrieben, mit welchen Suchbegriffen in welchen Datenbanken recherchiert wurde. Um die Vielfalt der identifizierten Publikationen hinsichtlich der Bedeutsamkeit für die Fragestellungen dieser Expertise ordnen zu können, werden Relevanzklassen definiert. Anschließend wird der Prozess der Literaturbeschaffung als ein nach Relevanz abgestuftes Verfahren vorgestellt.

Kapitel 2.5 präsentiert das Ergebnis der Literaturrecherche nach Publikationsjahren und Relevanzklassen geordnet. In einem weiteren Selektionsprozess werden die relevanten Studien hinsichtlich ihrer methodischen Qualität und Aussagekraft für die Fragestellungen der Studien analysiert. Die Kriterien, nach denen Studien in das Systematische Review ein- oder ausgeschlossen wurden sowie die Zahl der in den Ergebnisteil aufgenommenen Studien, werden in Kapitel 2.6 beschrieben. Um die Bewertung der Aussagekraft der im Ergebnisteil zusammengefassten Studien zu verdeutlichen, sind die Studien dort nach ihrem Evidenzlevel in Tabellen sortiert. Die Definition dieser Evidenzlevel sowie der zugrunde liegende Bewertungsprozess schließt mit Kapitel 2.7 diesen Methodenteil ab.

2.2 Zur Methode des Systematischen Reviews

Als Methode für die zu erstellende Expertise wurde mit der Auftraggeberin ein Systematisches Review vereinbart. Vom verschiedentlich kritisierten einfachen Übersichtsartikel unterscheidet ein Systematisches Review sich nach Müllner (2005) durch:
- systematische, möglichst vollständige Literaturrecherchen zu einem definierten aktuellen Zeitraum
- Dokumentation des Rechercheweges und der Ergebnisse
- definierte Kriterien für die ein- bzw. auszuschließenden Studien
- Angabe der Qualität bzw. Evidenzbasierung der eingeschlossenen Studien.

Der Form nach ist auch das Systematische Review ein Übersichtsartikel, da es für die interessierenden Einflüsse oder Zusammenhänge keine quantitativen Effektstärken bestimmt wie die Metaanalyse. Der Methodik nach ist es jedoch systematisch, transparent und dem experimentellen Denken verpflichtet, wobei es vor allem den klinisch interessierten Lesern mehr inhaltlichen Einblick in die inkludierten Studien bietet und seine Schlussfolgerungen dadurch leicht nachvollziehbar macht.

Zur Entwicklung eines standardisierten methodischen Vorgehens wurden Handbücher für Systematische Reviews der Cochrane Collaboration herangezogen, die im Internet (http://www.cochrane.org) zugänglich sind. Weiter waren internationale Kriterien für die Bewertung von Metaanalysen (die MOOSE-Checkliste; Stroup et al., 2000/das QUORUM-Statement; Moher et al., 1999) und von Berichten randomisierter kontrollierter Studien (CONSORT-Statement; Moher, Schulz & Altman, 2001, 2004) bedeutsam.

Die Bewertung des Evidenzlevels von Befunden wissenschaftlicher Studien orientiert sich an der medizinischen Leitlinienentwicklung in Europa. Eine exemplarische Beschreibung der Begrifflichkeiten, wie sie für die vorliegende Expertise relevant sind, ist im Autorenmanual der DEGAM (2000, Deutsche Gesellschaft für Allgemeinmedizin und Familienmedizin) im Internet veröffentlicht (http://www.degam.de/leitlinien/autorenmanual.html).

2.3 Voruntersuchung zur quantitativen Entwicklung der Publikationen zum Thema Cannabis und Cannabinoide

Unter einer „Publikation" oder synonym einer „Veröffentlichung" wird im Folgenden, soweit keine nähere Bestimmung vorliegt, jeder in elektronischer oder gedruckter Form verbreiteter Text verstanden, der in unterschiedlichen Formen Ergebnisse wissenschaftlicher Arbeit in wissenschaftlichen Zeitschriften präsentiert.

Zur quantitativen Analyse der Publikationen zum Thema „Cannabis" im Rahmen dieser Voruntersuchung wird die öffentliche Datenbank PubMed der National Library of Medicine und der National Institutes of Health der USA (http://www.ncni.nlm.nih.gov/entrez/queri.fcgi) genutzt, die eine differenzierte computergestützte Zählung ermöglicht.

Für den Untersuchungszeitraum dieser Untersuchung (01.01.1996 – 01.01.2006) ergeben sich für das Stichwort „Cannabis OR Marijuana" 4530 Publikationen (davon 516 Reviews). Werden zusätzlich Cannabinoide einbezogen („Cannabis OR Marijuana OR Cannabinoid"), erhöht sich die Publikationszahl auf 7592 (davon 912 Reviews). Das meistgebrauchte Stichwort ist „Cannabinoid" (3065 Einträge unter Ausschluss der Stichworte Cannabis und Marijuana), gefolgt von Marijuana (1266 Einträge unter Ausschluss der Stichworte „Cannabis" und „Cannabinoid") und Cannabis (491 Einträge unter Ausschluss der Stichworte „Marijuana" und „Cannabinoid").

Die Einbeziehung weiterer Begriffe wie „THC" (zusätzlich 246 Publikationen, 14 Reviews), „Marihuana" (zusätzlich 27 Publikationen, 4 Reviews) oder „Hashish" (zusätzlich 22 Publikationen, 0 Reviews) ergibt keinen bedeutsamen quantitativen Gewinn. Daher werden diese Begriffe für die Betrachtung der quantitativen Entwicklung der Cannabisforschung in diesem Kapitel nicht berücksichtigt.

Es werden jeweils die Trefferzahlen für die Stichworte „Cannabis OR Marijuana" sowie „Cannabis OR Marijuana OR Cannabinoid" seit 1996 gezählt und abgebildet. Dieses wird anschließend ins Verhältnis zur Gesamtzahl der Publikationen gesetzt.

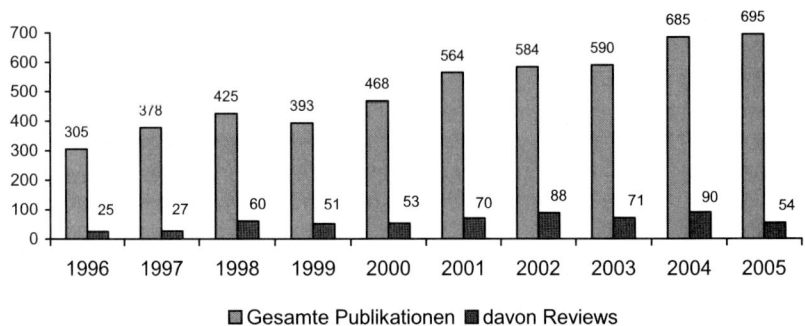

Abbildung 1. Bei PubMed verzeichnete Publikationen „Cannabis OR Marijuana".

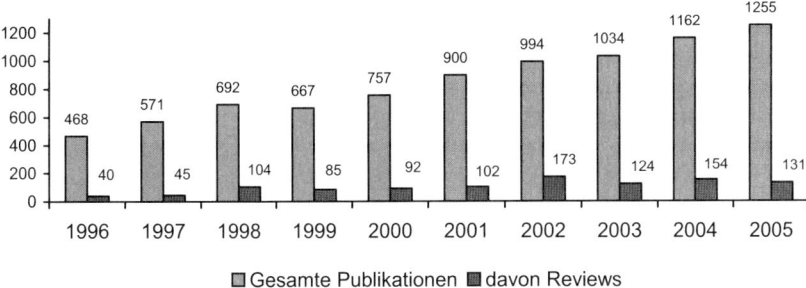

Abbildung 2. Bei PubMed verzeichnete Publikationen „Cannabis OR Marijuana OR Cannabinoid".

Die *Abbildungen 1* und *2* zeigen einen linearen Anstieg der Publikationstätigkeit seit 1996. Es ist allerdings dabei zu bedenken, dass sich die Qualität der Erfassung von Publikationen der Datenbank PubMed seit 1996 verbessert haben dürfte. Weiter ist von einem allgemeinen Anstieg der wissenschaftlichen Publikationstätigkeit auszugehen. Um demonstrieren zu können, dass die Publikationen zu „Cannabis OR Marijuana" sowie „Cannabis OR Marijuana OR Cannabinoid" auch ein relativ zur Gesamtpublikationszahl stärkeres quantitatives Wachstum zu verzeichnen hatten, werden in *Abbildung 3* nicht mehr die absoluten Publikationszahlen sondern auf die Gesamtzahl der Publikationen bezogene Prozentwerte abgebildet.

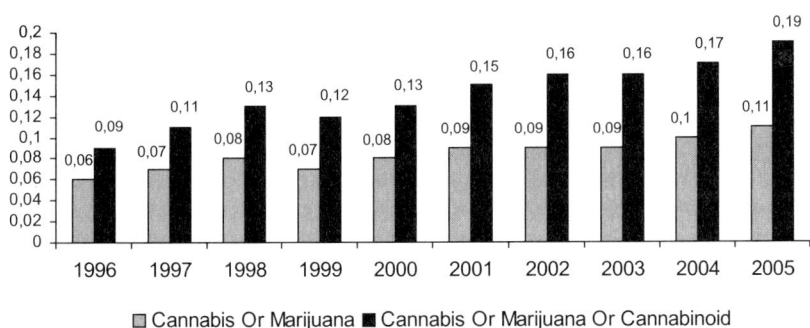

Abbildung 3. Bei PubMed verzeichnete Publikationen „Cannabis OR Marijuana" und „Cannabis OR Marijuana OR Cannabinoid" in Prozenten der Gesamtpublikationstätigkeit.

Abbildung 3 demonstriert einen kontinuierlichen Anstieg des relativen Anteils der Cannabis-Publikationen an den Gesamtveröffentlichungen seit 1996. Die quantitativ höhere Bedeutsamkeit des Begriffes „Cannabinoid" im Vergleich zum Begriff „Cannabis" weist auf die anwachsende Forschung zum Cannabinoidsystem in Lebewesen und auf ein Verständnis der Cannabinoide hin, das längst nicht mehr im Wesentlichen Substanzen der Cannabispflanze umfasst.

Die Salienz des eher wissenschaftlichen Begriffs „Cannabinoid" ist erwartungsgemäß in der Allgemeinbevölkerung geringer, wie eine Untersuchung der Verbreitung unterschiedlicher Begriffe zum Thema im Internet zeigt (vgl. *Abbildung 4*).

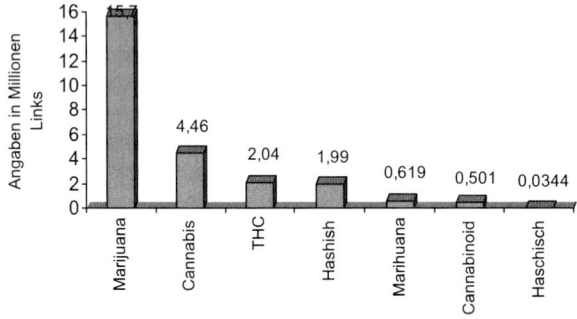

Abbildung 4. Zahl der Links für ausgewählte themenrelevante Begriffe zum Wortfeld „Cannabis", geschätzt durch die Internet-Suchmaschine Google (http://www.google.de) am 05.01.2006.

Tabelle 2. Diverse Drogen und Indikatoren der Publikationshäufigkeit in wissenschaftlichen Veröffentlichungen und im Internet

Drogenbegriff	Publikationen in PubMed	Publikationen in PubMed (2005)	Aktualitäts-index[1] Publikationen	Links in Millionen bei Google[2]
Marijuana	10233	617	6,03	15,7
Cocaine	23196	1239	5,34	16,4
Heroin	10976	462	4,21	10,4
Ecstasy	2215	239	10,79	4,72
LSD	2753	79	2,87	1,85
Amphetamine	20319	725	3,57	1,85
Methamphetamine	5990	380	6,34	2,87

Anmerkungen. [1]*Prozentualer Anteil der Publikationen 2005 an den Gesamtpublikationen* [2]*geschätzt durch die Internet-Suchmaschine Google (http://www.google.de) am 05.01.2006.*

Einen Vergleich der publizistischen Aufmerksamkeit bezüglich Cannabis mit anderen verbreiteten illegalen Drogen ermöglicht *Tabelle 2*. „Marijuana" wies zwar am 05.01.2006 unter den Begriffen für illegale Drogen nach „Cocaine" die größte Verbreitung im Internet auf, war jedoch nur im mittleren Bereich hinsichtlich der Gesamtzahl der wissenschaftlichen Publikationen bei PubMed.

2.4 Strategie und Durchführung der Literaturrecherche

Die Literaturrecherche ist die Datenerhebung der vorliegenden Untersuchung, daher ist ihre Qualität für die Qualität der gesamten Expertise wesentlich. Die gewählte Strategie der Literaturrecherche hatte im Sinne einer Operationalisierung der oben genannten erkenntnisleitenden Fragestellungen das Ziel, einen nach Relevanz strukturierten Datenbestand an Publikationen zu schaffen. Das sich aus den Fragestellungen ergebende Verständnis des Begriffes „Relevanz" wird im Verlauf der Beschreibung der Strategie der Literaturrecherche erläutert.

Eine computergestützte Literaturrecherche beginnt mit einer Festlegung der einzusetzenden Datenbanken. Als primäre Datenbanken wurden über einen Internetzugang die nicht öffentlichen Dienste von Medline sowie Psyndex/Psyclit in Anspruch genommen. Als zusätzliche sekundäre Datenbank wurde die öffentliche Datenbank PubMed eingesetzt.

Zunächst wurde experimentell festgestellt, welche Suchbegriffe als optimale Kombination für Datenbankabfragen gelten können. Ergebnisse der Überprüfung der Suchbegriffe wurden bereits im vorigen Kapitel präsentiert. Idealerweise hätte eine durchgehend computergestützte und suchwortbasierte Strategie mit Suchwortkombinationen theoretisch jeweils den kompletten Datensatz an Publikationen für einen thematischen Bereich ergeben.

Am Beispiel der Untersuchungen zum Einfluss des Cannabiskonsums auf die neurokognitiven Leistungen wird verdeutlicht: Eine Kombination der Begriffe für Cannabiskonsum (z.B. „Cannabis OR Marihuana") mit Begriffen für kognitive Leistungen (z.B.: „cognitive", „learning", „attention", „memory", „executive", „motor" etc.) hätte den Datensatz an relevanten Publikationen zu dieser Fragestellung ergeben.

In der Praxis ergaben umfangreiche Experimente mit komplexen logischen Suchwortkombinationen jedoch stets eine unbefriedigende Erfolgsquote an identifizierten relevanten Publikationen. Vermutlich wird die Benennung von Schlüsselbegriffen von den Autoren noch nicht konsistent genug gehandhabt, um eine hinreichend vollständige Erfassung der Publikationen zu ermöglichen.

Eine möglichst vollständige Erfassung relevanter Publikationen hatte allerdings die deutliche Priorität vor der Planung einer ökonomischen Suchstrategie. Eine durchgehend computergestützte und suchwortbasierte Strategie, die zugleich maximal ökonomisch und in idealer Weise standardisiert gewesen wäre, musste aus den oben genannten Gründen zugunsten der im Folgenden zu beschreibenden Suchstrategie aufgegeben werden.

Zunächst wurde ein möglichst großer Datensatz an Publikationen zum Thema Cannabis zusammengestellt, die seit 1996 erschienen waren. Das Kriterium für den Einschluss in diesen Basisdatensatz 1 war allein, dass die Publikation ein Cannabis-bezogenes Schlüsselwort aufwies, welches ihre Identifizierung als Cannabis-bezogene Publikation ermöglichte. Wie bereits weiter oben beschrieben, kann „Cannabis OR Marijuana OR Cannabinoid" als sicherste Kombination zum Auffinden relevanter Publikationen gelten. Weitere Begriffe wie „Marihuana", „Haschisch", „Hashish" oder die Bezeichnungen einzelner Cannabinoide (z.B. „THC") führten nicht zur Erhöhung der Zahl relevanter Studien.

Als erste Datenbankabfragen wurden am 23.08.2005 Recherchen in den Datenbänken Psyndex/Psyclit sowie am 26.08.2005 eine Medline-Recherche für den Zeitraum 01/1996 bis 09/2005 über den Zugang der Ärztlichen Zentralbibliothek des Universitätsklinikums Hamburg-Eppendorf durchgeführt. Die Suchbegriffkombination „Cannabis OR Marijuana OR Cannabinoid" ergab 3265 Einträge in Psyndex/Psyclit sowie 4328 in Medline. Die Einträge wurden jeweils komplett ausgedruckt. Die Medline-Abfrage wurde zusätzlich ohne Abstracts zur späteren Herstellung einer Beschaffungsliste als Word-Textdatei (764 Seiten und 186495 Worte) abgespeichert.

Um die rund 7500 teils redundanten Publikationen nach Relevanz zu sortieren und einen Basisdatensatz 2 relevanter Publikationen für den Beschaffungsprozess herzustellen, wurde ein Expertenteam hinsichtlich der Identifizierung relevanter Publikationen aus den zur Verfügung stehenden Abstracts und Titeln geschult. Zusätzlich wurde eine Relevanzhierarchie definiert, aufgrund derer Publikationen in Kategorien unterschiedlicher Relevanz eingeordnet werden können. Diese „Relevanzklassen" (eine Übersicht gibt *Tabelle 3*) ordnen die Publikationen in für das Systematische Review zentrale Studien (Relevanzklasse R-A) und in Hintergrundmaterial (Relevanzklassen R-B bis R-G).

Für die Zuordnung in die Relevanzklasse R-A wurden folgende Merkmale im Abstract oder Titel festgelegt: Ein in einer wissenschaftlichen Zeitschrift veröffentlichter Artikel berichtet Ergebnisse einer Untersuchung an Menschen (lebend oder post mortem), die im Hinblick auf Zusammenhänge von Cannabiskonsum oder THC-Applikation mit Merkmalen psychischer und körperlicher Gesundheit sowie der psychosozialen Situation oder kognitiven Leistungsfähigkeit interpretiert werden können. Diese Publikationen der Relevanzklasse A bilden nach ihrer Beschaffung und einem weiteren Selektionsprozess, dessen Durchführung inklusive Ein- und Ausschlusskriterien im Kapitel 2.6 beschrieben werden, den „Kerndatensatz": die Publikationen, die im Ergebnisteil dieses Systematischen Reviews untersucht werden.

Das Hintergrundmaterial besteht aus Übersichtsarbeiten, tierexperimentellen oder In-Vitro-Studien sowie aus Studien, die von den Fragestellungen des Systematischen Reviews nicht erfasst werden. Übersichtsarbeiten und Systematische Reviews ermöglichen die Identifizierung möglicherweise im Rahmen der Datenbanksuche nicht ermittelter wichtiger Publikationen der Relevanzklasse A. Gemeinsam mit den wissenschaftlichen Expertisen zum Thema Cannabis bieten sie zudem das Material für die spätere Diskussion der Ergebnisse. Publikationen mit tierexperimentellen oder In-Vitro-Befunden wurden nicht in die Relevanzklasse R-A übernommen, weil ein Systematisches Review dieser Studien nicht Auftrag der vorliegenden Expertise war. Da diese Studien nicht in gleicher systematischer Form gesichtet und bewertet werden konnten, musste ein Zugriff auf diese Studien im Rahmen des Ergebnisteils entfallen.

Tabelle 3. Zur Relevanz von Studien für diese Expertise

Relevanzklasse	Beschreibung
R-A	Humanstudien (inkl. Metaanalysen) zu Zusammenhängen des Cannabiskonsums mit Merkmalen der körperlichen oder psychischen Gesundheit, der psychosozialen Situation und der neurokognitiven Leistungsfähigkeit.
R-B	Tierexperimentelle Studien zu den Themen der Relevanzklasse R-A
R-C	Systematische Reviews (ohne Metaanalysen) oder wissenschaftliche Expertisen zu den Themen der Relevanzklasse R-A
$R-D_1$	Studien zur Prävalenz und zu Mustern des Cannabiskonsums
$R-D_2$	Untersuchungen zur Cannabis-bezogenen Kriminalität und zum Wirkstoffgehalt von Cannabisprodukten
$R-D_3$	Untersuchungen zum toxikologischen Nachweis des Cannabiskonsums
$R-E_1$	Weitere Humanstudien und tierexperimentelle Untersuchungen zum Endocannabinoidsystem, die nicht in R-A oder R-B klassifizierbar sind
$R-E_2$	Untersuchungen zur Geschichte des Cannabisgebrauchs
$R-E_3$	Studien und Reviews zur Botanik der Cannabispflanze

Die Medline-Abfrage wurde durchgesehen und jeder Eintrag auf der Basis des Titels oder des Abstracts durch das Expertenteam auf Relevanz geprüft. Publikationen, die die Kriterien der Relevanzklassen A-E nicht erfüllten, wurden aus der Medline-Basisdatei 1 gelöscht. Ebenso wurden alle Studien, die nicht in den Sprachen Deutsch, Französisch oder Englisch publiziert waren, gelöscht, soweit sie nicht der Relevanzklasse A zuzuordnen waren. Nach Durchsicht reduzierte sich die Datei auf 159 Seiten (39196 Worte): 846 Artikel. Die Überprüfung der Abfrageergebnisse der Datenbanken Psyndex/Psyclit anhand der Medline-Basisdatei ergab nur 12 zusätzliche relevante Artikel. Seit Anfang September 2005 wurde bis zum Stichtag 28.02.2006 (planmäßiges Ende der Literatursuche) die Datenbank PubMed der National Library of Medicine (http://www.ncbi.nlm.nih.gov/entrez/query.fcgi) zweimal wöchentlich online nach den oben angegebenen Stichworten befragt. Jeder dort neu verzeichnete Artikel wurde aufgrund des Abstracts nach Relevanz eingeschätzt und bei vorliegender Übereinstimmung mit den Kriterien beschafft. Zusätzlich wurden mit der Internet-Suchmaschine Google (http://www.google.de) relevante über das Internet zugängliche Publikationen gesucht. Dies betraf vor allem Expertisen, die in der Regel von staatlichen Stellen beauftragt und dann über das Internet publiziert wurden, sowie Abstracts und Poster von Kongressvorträgen. War aus den Abstracts oder Postern zu entnehmen, dass hier relevantes und bisher unpubliziertes Material dargestellt worden war, wurden die Autoren per E-Mail kontaktiert und darum gebeten, von Zeitschriften akzeptierte aber noch nicht veröffentlichte Artikel oder anderes aussagekräftiges Material zur Verfügung zu stellen.

2.5 Dokumentation und Ergebnis der Recherche

Insgesamt konnten 978 Publikationen als relevant identifiziert und beschafft werden, davon 379 Publikationen der Relevanzklasse A. Diese 379 Publikationen werden in einem in Kapitel 2.6 beschriebenen Evaluationsverfahren beurteilt, um in den Kerndatensatz der Expertise aufgenommen zu werden. *Tabelle 4* berichtet die Ergebnisse einer nach Publikationsjahren und Relevanzklassen aufgeteilten Zählung der in den Basisdatensatz 2 inkludierten Publikationen.

Tabelle 4. Zur Anzahl von Publikationen der unterschiedlichen Relevanzklassen

Relevanzklasse	1996	1997	1998	1999	2000	2001	2002	2003	2004	2005	2006
R-A	14	20	20	29	24	44	46	38	63	67	14
R-B	1	2	3	4	7	7	5	5	9	24	8
R-C	2	3	13	12	17	22	36	29	81	92	6
R-D_1	1	3	3	5	15	10	13	15	12	20	4
R-D_2				1		2			1		2
R-D_3			1	2	2	4	1	4		2	10
R-E_1		1	1	2	10	3	10	6	4	20	6
R-E_2						2	2				2
R-E_3					2	2		1	2	2	
Gesamt	18	30	43	54	81	91	116	95	173	237	40

2.6 Selektionsprozess, Inklusions- und Exklusionskriterien, Ergebnisse

379 Studien waren durch das Expertenteam aufgrund der Sichtung von Abstract und Titel für den zu bildenden Kerndatensatz identifiziert worden. Sämtliche Studien konnten erworben werden und wurden durch sorgfältiges Textstudium auf Übereinstimmung mit den im Einzelnen zu benennenden Einschlusskriterien hin überprüft.

Die Einschlusskriterien ergeben sich aus dem durch die Fragestellungen gesetzten übergeordneten Ziel, nur Studien einzuschließen, die Menschen im Hinblick auf Zusammenhänge von Cannabiskonsum oder THC-Applikation mit Merkmalen psychischer und körperlicher Gesundheit sowie der psychosozialen Situation oder kognitiven Leistungsfähigkeit im Hinblick auf eine potenzielle Cannabis- oder THC-induzierte Beeinträchtigung quantitativ empirisch untersucht haben.

Damit sind vor allem Studien einzuschließen, die vom erfassten Cannabiskonsum ausgehend retrospektiv oder prospektiv Beeinträchtigungen untersuchen. Es sind allerdings auch solche Studien einzuschließen, die von Beeinträchtigungen ausgehend den Cannabiskonsum untersuchen, da es für viele Fragestellungen wesentlich zu klären ist, ob Cannabiskonsum ein auslösender Faktor einer Beeinträchtigung ist oder ob nur die Prävalenz der Beeinträchtigung den Cannabiskonsum wahrscheinlicher macht.

Zentrales Einschlusskriterium (+A) ist hier das Vorliegen einer operational definierten und valide und reliabel festgestellten Beeinträchtigung, deren Zusammenhang mit dem Cannabiskonsum oder einer THC-Applikation an einer geeigneten Stichprobe untersucht wird. Aus diesem Einschlusskriterium +A ergeben sich die folgenden Ausschlusskriterien: Eine Studie ist auszuschließen, wenn ...

-A_1 ... keine Beeinträchtigung in potenziellem Zusammenhang mit Cannabiskonsum untersucht wird (z.B. Cannabiskonsum wird aus der familiären Situation oder Persönlichkeitsmerkmalen wie Extraversion oder Sensation Seeking herzuleiten versucht).

-A_2 ... zwar eine Beeinträchtigung untersucht wird, aber die Ergebnisse ausschließlich die Evaluation einer Methode betreffen (z.B. wird ein Vergleich der diagnostischen Kriterien für Cannabisabhängigkeit nach ICD-10 und DSM-IV berichtet).

-A_3 ... die Beeinträchtigung nicht hinreichend valide und reliabel erfasst wird (z.B. werden die Auswirkungen der Intensität des Cannabiskonsums auf die Ergebnisse eines nicht näher beschriebenen, selbstkonstruierten Fragebogen zur Erfassung Cannabis-bezogener Probleme untersucht).

-A_4 ... die untersuchte Stichprobe für Verallgemeinerungen der Effekte auf die Gesamtheit der Cannabiskonsumenten ungeeignet zusammengesetzt ist (z.B. wird die Prävalenz von Cannabisabhängigkeit bei männlichen Alkoholikern berichtet).

-A_5 ... die Studie nur über einzelne Personen berichtet (Fallbericht, Case-Report-Serie), zu der untersuchten Beeinträchtigung im Zusammenhang mit Cannabiskonsum aber bereits mehrere größere Studien vorliegen (z.B. wird die psychotische Störung eines Cannabiskonsumenten in Form eines Fallberichts beschrieben).

Als weiteres Einschlusskriterium (+B) wurde festgelegt, dass im Rahmen der Studienauswertung hinreichend adäquate Methoden der Inferenzstatistik eingesetzt worden sein müssen. Von diesem Kriterium sind solche Studien nicht betroffen, die zu kleine (Fallberichte) oder sehr große (z.B. bevölkerungsrepräsentative) Stichproben untersucht haben. Aus diesem Einschlusskriterium +B ergibt sich das folgende Ausschlusskriterium: Eine Studie ist auszuschließen, wenn ...

-B_1 ... nur deskriptive Daten berichtet wurden, die Stichprobe aber weder als repräsentativ angesehen werden kann noch es sich um Fallberichte oder Serien von Fallberichten handelt.

Als weiteres Einschlusskriterium (+C) wurde von einer einzuschließenden Studie erwartet, dass idealerweise Cannabis die einzige konsumierte Droge der Untersuchungsgruppe war. Bei Vorliegen von multiplem Drogenkonsum innerhalb der Untersuchungsgruppe war mindestens der Effekt des Cannabiskonsums nachvollziehbar herauszuarbeiten. Aus diesem Einschlusskriterium +B ergeben sich die folgenden Ausschlusskriterien: Eine Studie ist auszuschließen, wenn ...

-C_1 ... eine Stichprobe von Personen mit multiplem Substanzkonsum oder dem Vorliegen von Abhängigkeitserkrankungen bezüglich mehrerer Substanzen untersucht wurde und der Cannabiskonsum der Untersuchungsgruppe nicht hinreichend beurteilbar ist.

-C_2 ... eine Stichprobe von Personen mit multiplem Substanzkonsum oder dem Vorliegen von Abhängigkeitserkrankungen bezüglich mehrerer Substanzen untersucht wurde und die relevanten Statistiken für Cannabis-bezogene Effekte nicht präsentiert wurden.

Die Beurteilung hinsichtlich der Inklusions- und Exklusionskriterien wurde durch zwei in der Beurteilung von Forschungsarbeiten erfahrene Personen unabhängig voneinander durchgeführt. Die Entscheidungen erfolgten nach durchgeführter Diskussion im Konsens.

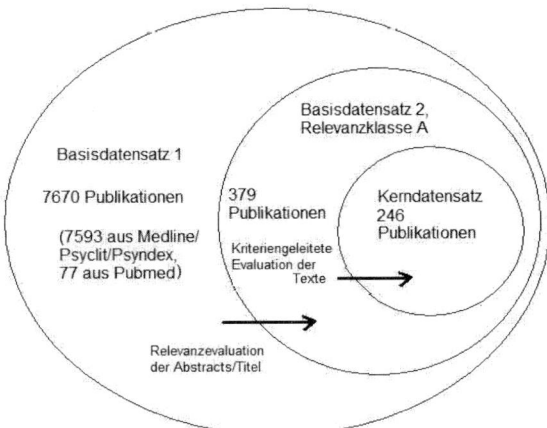

Abbildung 5. Prozess der Bildung des Kerndatensatzes für das Systematische Review.

133 Publikationen wurden aufgrund von festgestellter mangelhafter Übereinstimmung mit den Einschlusskriterien aus dem Basisdatensatz 2 entfernt. Der daraus resultierende Kerndatensatz der in das Systematische Review aufgenommenen Publikationen umfasst daher 246 Studien (vgl. *Abbildung 5).*

2.7 Zur Evaluation der Studien des Kerndatensatzes im Ergebnisteil der Expertise

Die 246 Studien des Kerndatensatzes, die im Ergebnisteil den Themenbereichen „Organmedizinische Effekte des Cannabiskonsums", „Psychische und psychosoziale Effekte des Cannabiskonsums" und „Neurokognitive Effekte des Cannabiskonsums" mit ihren Subkategorien zugeordnet werden, unterscheiden sich hinsichtlich ihrer Aussagekraft. Diese Evidenzunterschiede resultieren aus zwei Quellen: Erstens weisen sie Unterschiede der Studiendesigns auf, zweitens Unterschiede in der methodischen Qualität der Umsetzung des jeweiligen Studiendesigns. Diese beiden Einflussgrößen auf die Aussagekraft von Studien werden im Folgenden nacheinander beschrieben.

Tabelle 5. Definition relevanter Studiendesigns nach DEGAM (2000)

Experimentelle Studien	
Randomisierte kontrollierte Studie (randomized controlled trial, **RCT,** clinical trial)	Einteilung in Interventions- und Kontrollgruppe (ohne Intervention, ev. Placebo) nach Zufallsprinzip Idealerweise placebokontrolliert und doppelblind. Mit mehr als 1000 Patienten „**Megatrial**"
Beobachtungsstudien	
Prospektive **Kohorten-Studie** (propective cohort study, longitudinal study, **Längsschnittstudie**)	Längsschnittstudie mit mehreren Untersuchungen an einer Stichprobe von Fällen (z.B. Cannabiskonsumenten bei fortgesetztem Konsum), idealerweise mit gematchter Kontrollgruppe
Fall-Kontroll-Studie (case-control study)	Untersucht retrospektiv Unterschiede einer Stichprobe von Fällen (z.B. Cannabisabhängige) im Vergleich zu einer idealerweise gematchten Kontrollgruppe
Querschnitts-Studie (cross-sectional study)	Untersucht eine (idealerweise repräsentative) Stichprobe zu einem Zeitpunkt
Fallbericht (case report, case series)	Einzelne Patienten werden beschrieben

Anmerkungen. Die fettgedruckten Begriffe werden im Folgenden als Designbeschreibungen eingesetzt.

Tabelle 5 definiert unterschiedliche Studiendesigns, die zur Realisierung der in den Publikationen des Kerndatensatzes beschriebenen Studien eingesetzt worden sind. Die praktische Umsetzung dieser Studiendesigns ist unterschiedlich aufwändig, allerdings auch der Evidenzgewinn der durch sie gewonnenen Ergebnisse. *Tabelle 6* gibt den Standard der Deutschen Gesellschaft für Allgemeinmedizin und Familienmedizin (DEGAM) der Evidenzeinschätzung von Studiendesigns wieder, wenn sie hinsichtlich von Kausalitätsfragestellungen eingesetzt werden.

Tabelle 6. Evidenzlevel relevanter Studiendesigns bei Kausalitätsfragestellungen nach DEGAM (2000)

Evidenzlevel	DEGAM-Empfehlung	Definition
K I	A	RCT
K II		Kohorten-Studie
K III a	B	Fall-Kontroll-Studie
K III b		Querschnittsstudie, Fallserie/-bericht
K IV	C	Expertenmeinung, Grundlagenforschung

Die Studien des Kerndatensatzes werden nach dem jeweils realisierten Studiendesign in die drei Evidenzklassen E-A, E-B und E-C nach DEGAM-Empfehlung eingeordnet und in danach getrennten Ergebnistabellen berichtet.

Erst in einem zweiten Schritt ist die Qualität der Umsetzung des Studiendesigns zu bewerten. Zur Bewertung der Validität und Aussagekraft der Studienergebnisse haben sich die bereits bei Kleiber und Kovar (1998, S. 92ff.) eingesetzten Kriterien (Variablenvalidität, interne Validität, Populationsvalidität, statistische Validität, vgl. Campbell & Stanley, 1963) bewährt. Publikationen, die nicht im oben beschriebenen kriteriengestützten Selektionsprozess ausgeschlossen wurden, werden hinsichtlich ihrer methodischen Qualität im Rahmen der Ergebnistabellen bewertet. Studien mit deutlichen Mängeln werden in ihrer Aussagekraft als eingeschränkt gesehen und so bezeichnet.

Grundsätzlich sind zwei Kategorien von feststellbaren Mängeln zu unterscheiden: Mängel in der Darstellung sind z.B. das Fehlen einer adäquaten Stichprobenbeschreibung, eine unzureichende Darlegung der eingesetzten statistischen Verfahren oder das Fehlen für die Beurteilung der Effekte wesentlicher statistischer Werte. Derartige Mängel, die zunächst als Schwächen der Publikation und nicht notwendigerweise der Studie selbst anzusehen sind, können allerdings auch auf Schwächen der Studie hinweisen. So kann zum Beispiel das Fehlen einer Beschreibung des Umgangs mit positiven Urinkontrollen bei untersuchten abstinenten Cannabiskonsumenten darauf hindeuten, dass zwar toxikologische Kontrollen zur Sicherung der

Abstinenz eingesetzt worden sind, diese aber aus ungeklärten Gründen nicht zu angemessenen Konsequenzen (zum Ausschluss von Probanden) geführt haben.

Eine zweite Quelle feststellbarer Mängel sind die Mängel der Studien selbst. Aufgrund der Vielfalt der möglichen Abweichungen von einem wünschenswertem optimalen Niveau an Studienqualität werden in der Folge in Form einer Positivliste nur die wichtigsten regelmäßig an die Studien gestellten Anforderungen genannt, die zur Feststellung von hinreichender Qualität oder Mängeln führten:

(1) Ausreichende Stichprobengröße bzw. statistische Power
(2) Repräsentativität und Selektivität der Untersuchungsstichprobe
(3) Geeignete, am besten hinsichtlich relevanter Merkmale gematchte Kontrollgruppe
(4) Experimentelle Verblindung von Untersuchungsleiter und Untersuchungsauswerter
(5) Differenzierte Drogenanamnese zu Cannabis- und sonstigem Substanzkonsum
(6) Toxikologische Absicherung (Blut-, Urin-, Haaranalysen) der Validität der Drogenanamnese
(7) Erfassung, experimentelle bzw. zumindest statistische Kontrolle konfundierender Merkmale
(8) Trennung von akuten und längerfristigen Effekten des Cannabiskonsums
(9) Probandenausfall bzw. Panelmortalität
(10) Statistische Korrekturen bei multipler Testung

Im Ergebnisteil werden die Studien aufgrund ihrer Vielzahl in Tabellenform vorgestellt. Studien der Evidenzklasse E-A (Kohorten-Studien bzw. Längsschnittstudien und randomisierte kontrollierte Studien) und Studien der Evidenzklasse E-B (Fall-Kontroll-Studien, Querschnittsstudien und Fallberichte) werden in getrennten Tabellen gelistet. Die Studien sind innerhalb der Tabellen nach Erscheinungsjahr absteigend sortiert. Von der aktuellsten Studie der Evidenzklasse E-A bis zur ältesten Studie der Evidenzklasse E-B sind die Studien durchnummeriert.

Die methodische Kritik ist jeweils in der Tabellenspalte „Limitationen" zu finden. Bei Vorliegen erheblicher Limitationen, die die Aussagekraft der Studie einschränken, wird dies in einem gewichteten Kommentar zu den tabellarisch aufgeführten Studien vermerkt, der sich jeweils vor den Tabellen befindet. Ein Sonderfall tritt dann ein, wenn unter den darzustellenden Studien eine aktuelle Metaanalyse von hinreichender Qualität vorliegt. Metaanalysen werden grundsätzlich vor dem gewichteten Kommentar etwas detaillierter als die Studien im Text beschrieben. Ihrer quantitativen Beschreibung der Effekte folgt eine qualitative tabellarische Gegenüberstellung der Studienergebnisse des Systematischen Reviews, die die Studien aufzählt, in denen signifikante Beeinträchtigungen im Zusammenhang mit Cannabiskonsum bestätigt bzw. nicht bestätigt werden konnten. Dadurch kann eingeschätzt werden, ob die Ergebnisse der Metaanalyse durch neuere Befunde möglicherweise zu modifizieren sind oder nicht. Dieser Gegenüberstellung folgt dann der gewichtete Kommentar.

Eine rasche Orientierung über die Ergebnisse ermöglicht ein zusammenfassender Abschnitt, der jeweils die drei Ergebniskapitel „Organmedizinische Effekte des Cannabiskonsums", „Psychische und psychosoziale Effekte des Cannabiskonsums" und „Neurokognitive Effekte des Cannabiskonsums" einleitet.

3 Ergebnisse

3.1 Einleitung in den Ergebnisteil

3.1.1 Zum Aufbau des Ergebnisteils

In den Kapiteln 3.2 bis 3.4 werden die Ergebnisse der Expertise präsentiert, die einen nach Evidenzklasse gewichteten Forschungsstand des Untersuchungszeitraumes Frühjahr 1996 bis Frühjahr 2006 bieten, sowie eine Charakteristik des Status quo zum aktuellen Cannabiskonsum.

Der Ergebnisteil ist in drei Kapitel geteilt:

- Epidemiologie des Cannabiskonsums 1997 – 2004 (3.1.2)
- Befunde zu körperlichen Folgewirkungen des Cannabiskonsums (3.2)
- Befunde zu psychischen und psychosozialen Auswirkungen des Cannabiskonsums (3.3)
- Befunde zu neurokognitiven Auswirkungen des Cannabiskonsums (3.4)

Die Studien zu Auswirkungen des Cannabiskonsums auf die Hirnfunktion werden in Kapitel 3.4 abgehandelt, um diese Forschung in einem Abschnitt mit neuropsychologischen Befunden (Hirnleistung) gebündelt zu präsentieren. Die Trennung von Körper, Psyche und Hirnleistung ist eine künstliche, so existieren Studien, die die Themen mehrerer Kapitel berühren.

3.1.2 Epidemiologie des Cannabiskonsums 1997 – 2004

3.1.2.1 Zusammenfassung

Die Ergebnisse dieses Abschnittes werden zunächst in drei Punkten kurz zusammengefasst und in der Folge detailliert vorgestellt.

- Der Konsum der psychotropen Substanz Cannabis verbreitet sich insbesondere unter Jugendlichen und jungen Erwachsenen immer mehr. Das Erstkonsumalter sinkt langsam, die Cannabiserfahrung unter Schülerinnen und Schülern nimmt zu. Simon et al. (2005) stellen fest, dass der Cannabiskonsum zwar bei beiden Geschlechtern zunimmt, bei Frauen aber prozentual stärker ausfällt. „Der Abstand zwischen den Geschlechtern ist damit kleiner geworden. 1995 war die Prävalenz für Männer noch drei Mal so hoch wie für Frauen, 2003 ist sie nur noch doppelt so hoch. Bei den anderen Drogen finden sich bei Frauen wie Männern nur wenig Veränderungen" (Simon et al., 2005[a], S. 103). Die Bewertung des Cannabiskonsums als „riskant" nimmt dagegen ab: So halten z.B. nur noch rund 14% der befragten 15-16-jährigen Schülerinnen und Schüler der ESPAD-Studie (vgl. Kraus et al., 2003, S. 85) den Probierkonsum von Cannabis für riskant. Obwohl Cannabisbesitz illegal ist – was zu wissen auch 89% der im Rahmen der Drogenaffinitätsstudie befragten Jugendlichen und jungen Erwachsenen durchaus bestätigen (BZgA, 2004, S. 20) – scheint diese Tatsache auf viele Jugendliche wenig Einfluss zu haben.

- Die im Zusammenhang mit Cannabis zu verzeichnende Kriminalität nimmt zu; im Jahr 2004 waren bereits 46% aller Rauschgiftdelikte Konsumentendelikte im Zusammenhang mit Cannabis (BKA, 2005, S. 18).

- Ebenfalls zunehmend ist der Anteil Cannabis-bezogener Störungen unter den Diagnosen, die in den ambulanten und stationären Suchthilfeeinrichtungen gestellt werden (Simon et al., 2004).

Im Folgenden werden diese drei Themenbereiche näher untersucht, so dass auf der Basis relevanter Statistiken ein Bild der aktuellen Situation und der Entwicklung dorthin entstehen kann.

3.1.2.2 Zum aktuellen Stand des Cannabiskonsums in Deutschland

Abbildung 6 zeigt die Entwicklung der Erfahrung mit Cannabis, wie sie von den Befragten der Drogenaffinitätsstudie angegeben wurde. Für das Jahr 2004 wurde festgestellt, dass bereits beinahe jeder dritte Jugendliche und junge Erwachsene Cannabis de facto probiert hat (1997 noch etwa einer von fünf).

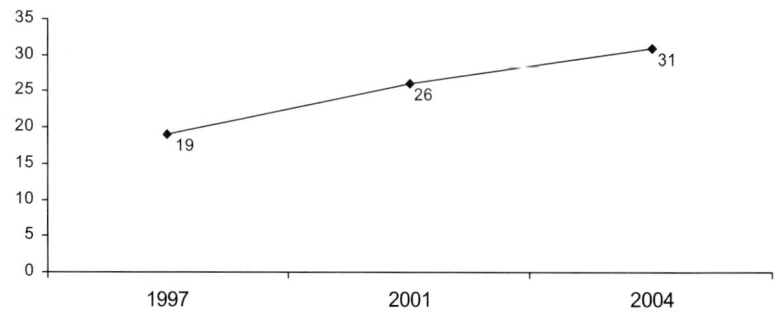

Abbildung 6. Cannabiserfahrung (%) von Jugendlichen und jungen Erwachsenen (12-25 Jährige) anhand der drei repräsentativen Befragungen der BZgA zur Drogenaffinität Jugendlicher im Untersuchungszeitraum (Quelle: BZgA, 1998, 2001, 2004).

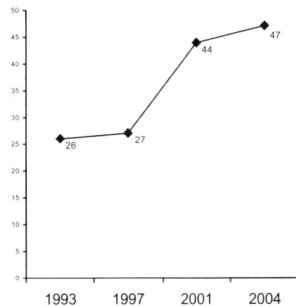 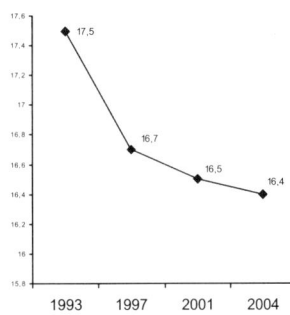

Abbildung 7. Cannabis-Probierbereitschaft (links, %) und mittleres Erstkonsumalter (rechts, in Jahren) von Jugendlichen und jungen Erwachsenen (12-25 Jährige) anhand der vier repräsentativen Befragungen der BZgA zur Drogenaffinität Jugendlicher vor und im Untersuchungszeitraum (Quelle: BZgA, 1998, 2001, 2004).

Noch deutlicher ist die Probierbereitschaft angestiegen, vgl. *Abbildung 7*. „Die Konsumbereitschaft der Befragten hat sich für Cannabis von 21% im Jahr 1989 auf 47% im Jahr 2004 erhöht, während sie für alle anderen Substanzen zwischen 5% und 10% (Amphetamin, Ecstasy, Kokain) bzw. noch darunter (LSD, Heroin) liegt" (Simon et al., 2005, S. 15).

Tabelle 7. Ausgewählte aktuelle Prävalenzdaten des Cannabiskonsums

Befragung		Prävalenz des Cannabiskonsums	
Quelle	Altersgruppe	Lebenszeit	Letzter Monat
Kraus et al., 2005	Bevölkerung, 18-59 Jahre	19.3%	3.3%
Baumgärtner, 2004	14-18-jährige Hamburger Schülerinnen/Schüler	40.3%	17.3%
Baumgärtner, 2004	14-jährige Hamburger Schülerinnen/Schüler	21.8%	9.7%
Kraus et al., 2003	ESPAD, 15-16-jährige Schülerinnen/Schüler	30.6%	13.5%
EORG, 2002	Junge Menschen, 15-24 Jahre	25.6%	8.3%

In *Tabelle 7* sind unter anderem Ergebnisse der internationalen ESPAD-Studie berichtet, an der Deutschland im Jahr 2003 erstmals teilnahm. Für andere EU-Länder liegen auch Umfragen unter 15-16-jährigen Schülerinnen und Schülern von 1995 und 1999 vor. „In über der

Hälfte dieser Länder haben sich die Prävalenzschätzungen seit 1995 verdoppelt oder verdreifacht." (EMCDDA, 2005, S. 38).

Unter den in *Tabelle 7* präsentierten Zahlen fällt die großstädtische Studie des Hamburger Büros für Suchtprävention (Baumgärtner, 2004) besonders auf. In dieser Studie bilden die 18-jährigen Schülerinnen und Schüler mit Cannabiserfahrung bereits eine Mehrheit (50.7%).

Baumgärtner weist darauf hin, „..., dass nur 5% der Tabak abstinenten Jugendlichen Erfahrungen mit Cannabisprodukten haben, und gerade mal 2 von 100 NichtraucherInnen gehen über das Probieren von Haschisch und/oder Marihuana hinaus. Dagegen haben drei Viertel der gewohnheitsmäßigen RaucherInnen (77%) schon einmal Cannabis konsumiert und mehr als ein Drittel von ihnen (38%) kiffen regelmäßig" (Baumgärtner 2004, S. 24). Ähnliche Befunde sind auch im Rahmen der Drogenaffinitätsstudie diskutiert worden (BZgA, 2004, S. 41f.). Cannabiskonsum werde dadurch erleichtert, dass das Rauchen dazu befähige, Rauch ohne Hustenreiz zu inhalieren. Ein besonderer Zusammenhang bestehe allerdings mit Erfahrungen des Alkoholrausches, da dadurch möglicherweise gelernt werde, „... kognitive und emotionale Rauschwirkungen einigermaßen zu beherrschen oder sich zumindest daran zu gewöhnen..." (BZgA, 2004, S. 42).

3.1.2.3 Zum Stand des Cannabiskonsums in anderen europäischen Staaten und weltweit

Mit dem Eurobarometer 2002 wurde in den Mitgliedsländern der Europäischen Union eine repräsentative Befragung der Jugendlichen und jungen Erwachsenen zwischen 15 und 24 Jahren durchgeführt (EORG, 2002). Bezüglich der Erfahrung mit Cannabis lagen die deutschen Befragten (25.6%) knapp unter dem Durchschnitt der Europäischen Union (28.9%), zwischen Griechenland (4.8%) und Dänemark (47%) (EORG, 2002, S. 6). Es schätzten 19% der deutschen Befragten den Cannabiskonsum als „sehr gefährlich" ein, dies ist wiederum unter dem Europäischen Durchschnitt (20.6%), zwischen den Niederlanden (7.2%) bzw. Dänemark (8.7%) und Griechenland (47.8%) (EORG, 2002, S. 28).

Für Österreich wurden in der Eurobarometer-Befragung im Vergleich zu Deutschland deutlich geringere Lebenszeitprävalenzen bezüglich Cannabis berichtet (17.9%; vgl. EORG, 2002, S. 6). Aus Österreich stammt eine Studie, die zusätzlich zu Befragungen auch Urinanalysen einsetzte, und die ebenfalls im Jahre 2002 durchgeführt wurde. Kapusta et al. (2005) untersuchten eine für die männliche 18-jährige Bevölkerung Österreichs repräsentative Stichprobe (N=1902, Geburtskohorte 1984). Jeder 20. Proband wurde bei einem Cut-off-Wert von 100 ng/ml THC positiv getestet.

Die Zahlen des aktuellen World Drug Reports (UNODC, 2005, S. 93) schätzen für Europa eine Zahl von 30.400.000 Cannabiskonsumenten sowie 161 Millionen weltweit und die Autoren bemerken: „Cannabis is far and away the most commonly consumed street drug in the world". Die höchsten Prävalenzen erzielen Ozeanien, gefolgt von Nordamerika und Afrika. In

Asien sei Cannabiskonsum weniger verbreitet, doch aufgrund der hohen Bevölkerungszahlen lebe dort ein Drittel der weltweiten Cannabiskonsumenten. Es berichteten 46% der 101 Staaten, deren Zahlen die UNODC erfasst hat, von wachsendem Konsum, nur 16% von sinkendem Konsum. Insgesamt scheine der Cannabiskonsum weltweit zuzunehmen, und es herrsche Konsens darüber, dass Cannabiskonsum im vergangenen Jahrzehnt stärker gewachsen sei als Opiat- oder Kokainkonsum (UNODC, 2005, S. 93).

3.1.2.4 Cannabis in der Kriminalitätsstatistik in Deutschland und weltweit

Mit einer wachsenden Zahl an Cannabiskonsumenten in Deutschland ist zu erwarten, dass die Menge der polizeilich sichergestellten Cannabisprodukte entsprechend steigt, da bei einer angenommenen größeren konsumierten Menge auch mehr in den Netzen der Fahnder landen müsste. Die Zahlen des Bundeskriminalamtes entsprechen jedoch nicht diesen Erwartungen, vgl. *Abbildung 8*. Die Menge der sichergestellten Cannabisprodukte lässt seit 1996 keinen eindeutigen linearen Trend für Deutschland erkennen.

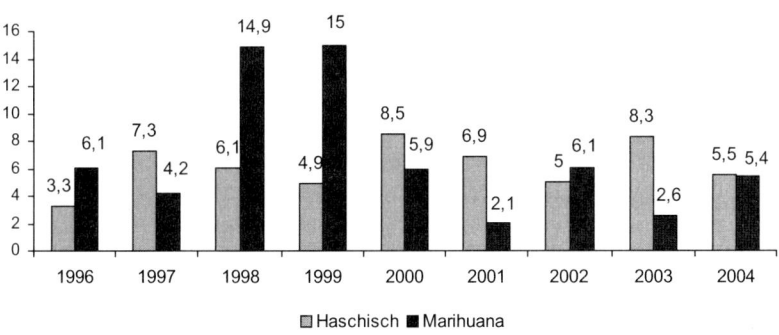

Abbildung 8. Jährliche Menge des sichergestellten Haschisch und Marihuana in 1000 Kg (Zahlen des Bundeskriminalamtes, BKA, 2005, S. 63, http://www.bka.de).

Die Zahlen des World Drug Reports (UNODC, 2005) berichten über eine Verdopplung der weltweit beschlagnahmten Cannabisprodukte in 2003 im Vergleich zu den früher 90er Jahren („... more than twice the seizures reported in the early 1990s and an increase of 46% since 1999", UNODC, 2005, S. 84).

Während der Gehalt des wichtigsten psychotropen Wirkstoffes, des Δ^9-Tetrahydrocannabinols (THC), des in Deutschland sichergestellten Haschisch im Zeitraum zwischen 1996 und 2004 relativ stabil blieb (Median ca. 8%), stieg der THC-Gehalt des Marihuana von einem Median zwischen 4% und 6% zwischen 1996 und 2000 seither bis auf 10% im Jahre 2004 an (BKA, 2005, S. 49). Simon et al. (2005) beschreiben: „Es zeigt sich zwischen 1997 und 2002 ein leichter Anstieg des mittleren THC-Gehalts von 6,3% auf 7,5%, der ausschließlich auf der zunehmenden Qualität von Marihuana beruht. Diese Entwicklung hat sich von 2003 nach 2004 weiter fortgesetzt. Vor allem der THC-Gehalt von Marihuana stieg mit 10,8% gegenüber dem Vorjahr (THC: 8,5%) deutlich an" (S. 99).

Die Zahl der im Zusammenhang mit Cannabis erfassten Straftaten zeigt einen deutlichen Trend der Zunahme seit 1996 (um fast 100%, vgl. *Abbildung 9*).

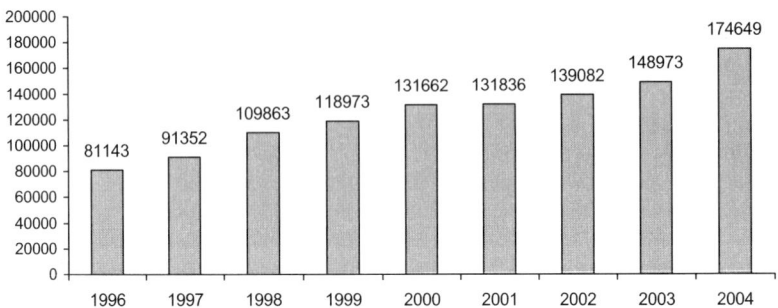

Abbildung 9. Erfasste Drogendelikte im Zusammenhang mit Cannabis (Zahlen des Bundeskriminalamtes, BKA, 2005, S. 63, http://www.bka.de).

Im Jahr 2004 wurden „... etwa 69% der Rauschgifttatverdächtigen im Zusammenhang mit Cannabis (159694) registriert..." (BKA, 2005, S. 36). Von den ermittelten Tatverdächtigen bei Cannabis-bezogenen Delikten ist nur etwa jede zehnte Person weiblich (BKA, 2005, S. 74).

Cannabis trägt also erheblich und zunehmend zu den Gesamtkosten der Strafverfolgung und Rechtsprechung aufgrund von Verstößen gegen das Betäubungsmittelgesetz bei.

3.1.2.5 Cannabiskonsumenten in ambulanter Behandlung

In *Abbildung 10* ist eine fast lineare Zunahme der Neuzugänge von Cannabisklienten im Bereich der ambulanten Suchthilfeeinrichtungen festzustellen. Allerdings bildeten auch im Jahr 2004 die Neuaufnahmen aufgrund von Diagnosen bezüglich Alkohol (95362) und Opiaten (32530) den Schwerpunkt, und auf Cannabis-bezogene Störungen folgten erst auf dem dritten Platz (18209) (Simon et al., 2005, S. 61). An den Diagnosen der ambulanten Suchthilfe bezüglich Alkohol hatten Frauen einen Anteil von 23.9%, bezüglich Opiaten 22.6%, jedoch Cannabis nur 14.6% - von allen beschriebenen Drogen den geringsten Frauenanteil (Simon et al., 2005, S. 106).

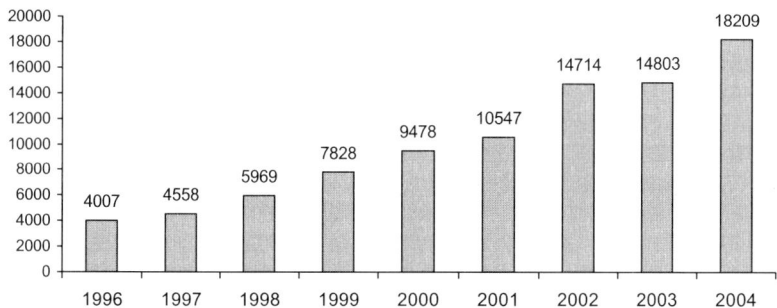

Abbildung 10. Neuzugänge von Cannabisklienten zu ambulanter Betreuung (Quelle: bis 2002 Simon et al., 2004, S. 38; danach Simon et al., 2005, S. 61).

„Der ‚typische' Cannabisklient in ambulanter Suchtbehandlung ist männlich, deutscher Staatsbürger und zwischen 20 und 25 Jahre alt" (Simon et al., 2004, S. 94). „Der ‚typische' Klient mit einer Cannabis-bezogenen Hauptdiagnose ist relativ jung und das erste Mal in Betreuung. Er lebt in vergleichsweise stabilen Lebensverhältnissen und befindet sich noch in einer verlängerten Ausbildungsphase, die ihm einen gewissen ‚geschützten Raum' gewährt" (Welsch, 2001, S. 27).

Simon et al. (2004, S. 52) untersuchten Zusammenhänge der gestiegenen Zahl der Cannabiskonsumenten mit der Zahl der Cannabispatienten. Nach ihren Berechnungen kamen 1995 auf 1000 Konsumentinnen/Konsumenten in ambulanten Einrichtungen noch 1.8 Patientinnen/Patienten. Das Verhältnis stieg 1997 auf 3.4 und 2000 weiter auf 3.8. Offenbar steigt die Zahl der Patienten stärker als die der Konsumierenden: „Die Verbreitung von Cannabis in der Bevölkerung im Alter zwischen 18 und 29 Jahren hat zwischen 1992 und 2000 auf das 2,7fache zugenommen. Die Zunahme der Behandlungsnachfrage geht mit einem Anstieg auf das 3,7fache in die gleiche Richtung, ist jedoch ausgeprägter" (Simon et al., 2004, S. 123). Die steigende Behandlungsnachfrage bezüglich Cannabis-bezogener Störungen ist nicht mit einem generellen massiven Anstieg der Behandlungsnachfrage aufgrund von Störungen durch psychotrope Substanzen erklärbar (Simon et al., 2004, S. 54) oder als Folge eines verbesserten Betreuungsangebotes (Simon et al., 2004, S. 56).

Der World Drug Report (UNODC, 2005) ermöglicht eine europäische Perspektive. *Abbildung 11* führt den Anteil von Cannabis unter den „Primary drugs of abuse among persons treated for drug problems in West European countries, 2003" (UNODC, 2005, S. 369) auf und stellt diesen Zahlen die Cannabiskonsum-Prävalenzen (vergangene 12 Monate) des Jahres 2003 aus dem gleichen Bericht gegenüber.

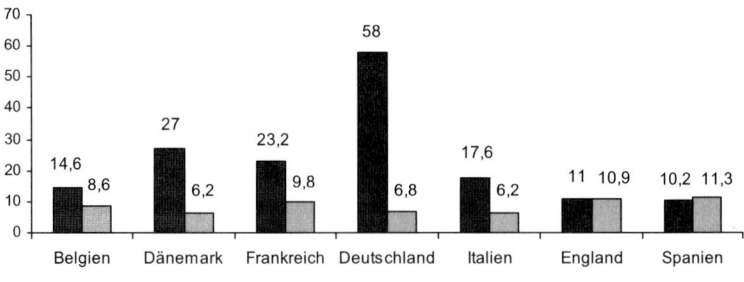

Abbildung 11. Prozentualer Anteil von Cannabis als Hauptdroge bei der Behandlung drogenbezogener Probleme in westeuropäischen Staaten 2003 (UNODC, 2005, S. 369) und Bevölkerungsanteil mit Cannabiskonsum (%) im vergangenen Jahr in westeuropäischen Staaten 2003 (UNODC, 2005, S. 373).

Der Jahresbericht 2005 des European Monitoring Centres for Drug and Drug Addiction (http://www.emcdda.eu.int) sieht Cannabis europaweit auf dem zweiten Platz der Behandlungsnachfragen nach Heroin (EMCDDA, 2005, S. 40). „Im Laufe der acht Jahre von 1996 bis 2003 ist der Anteil der Cannabispatienten an den Erstpatienten, die sich wegen Drogenproblemen in Behandlung begeben, in vielen Ländern um mindestens das Doppelte gestiegen" (EMCDDA, 2005, S. 40). Simon et al. (2005, S. 61) bemerkt allerdings, „..., dass Klienten mit Cannabisproblemen mit relativ geringem Zeitaufwand betreut werden, während speziell Maßnahmen der Begleitung bei Opiatklienten mit erheblichem Zeitaufwand verbunden sind...". Daher sind die Kosten der Suchthilfe trotz des Anstiegs von Kosten im Zusammenhang mit Cannabis-induzierten Störungen nicht nur hinsichtlich der betreuten Fallzahlen, sondern auch hinsichtlich des Aufwandes pro Fall deutlich überwiegend im Zusammenhang mit Alkohol und Opiaten zu sehen.

3.1.2.6 Cannabiskonsumenten in stationärer Behandlung

Ähnliche und deutlichere Ergebnisse liefert auch der Blick auf die stationären Suchtbehandlungen. „Nach Opiaten, die mit knapp 56% aller Hauptdiagnosen den größten Anteil der Fälle in stationärer Behandlung ausmachen, stand im Auswertungsjahr 2004 auch im stationären Behandlungsbereich Cannabis bei den Fallzahlen an zweiter Stelle. Der zahlenmäßige Abstand zu den Opiatfällen ist allerdings deutlich" (Simon et al., 2005, S. 61).

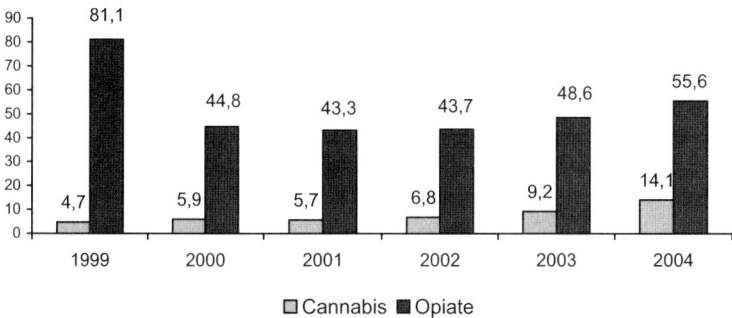

Abbildung 12. Prozentualer Anteil der Hauptdiagnosen „Schädlicher Gebrauch/Abhängigkeit" bezüglich Opiaten und Cannabis an den Hauptdiagnosen im Bereich stationärer Behandlungen (Quelle: Simon et al., 2001, 2002, 2004, 2005; Hoch et al., 2000; Spegel et al., 2003).

Unter den stationären Behandlungen im Zusammenhang mit Hauptdiagnosen, die sich auf illegale psychotrope Substanzen beziehen, scheint der Anteil von Cannabisdiagnosen langsam zu wachsen, vgl. *Abbildung 12*. Bezüglich der stationären Behandlungen in Krankenhäusern sind wie bei den ambulanten Behandlungen „... für Cannabis die stärksten Zuwächse als Einzelsubstanz festzustellen" (Simon et al., 2005, S. 62).

Wie bezüglich des Cannabiskonsums in Prävalenz und Intensität sowie der Cannabisbezogenen Straftaten ist auch bezüglich der Behandlungsnachfrage ein deutlicher Unterschied zwischen Frauen und Männern festzustellen (vgl. *Abbildung 13*).

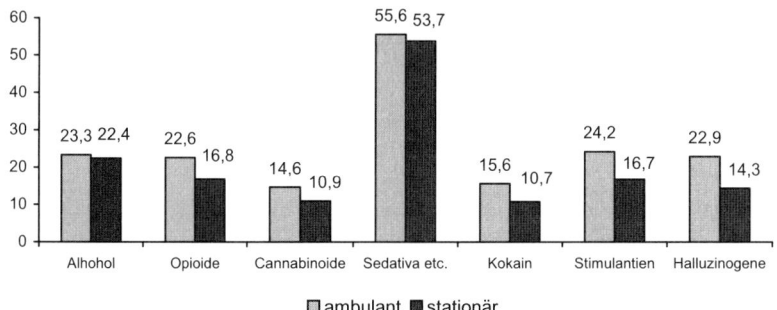

Abbildung 13. Prozentualer Anteil der Frauen an den Klienten ambulanter Beratungsstellen bzw. stationärer Einrichtungen nach Hauptdiagnosesubstanzklasse (Quelle: Simon et al., 2005, S. 106 f.).

Behandlungsbedürftige Probleme im Zusammenhang mit Cannabiskonsum entstehen also überwiegend bei männlichen Jugendlichen und jungen Erwachsenen. Zwar fallen Männer „… insgesamt durch qualitativ und quantitativ riskantere Konsummuster auf" (Simon et al., 2005, S. 102), jedoch lassen sich vergleichbar deutlich ausgeprägte Geschlechtsunterschiede des Konsumverhaltens bisher nicht statistisch belegen.

3.2 Organmedizinische Auswirkungen des Cannabiskonsums

3.2.1 Zusammenfassung

Mit Hinweis auf den Methodenteil ist einleitend festzuhalten, dass das vorliegende Ergebniskapitel sich nicht mit allen organmedizinischen Effekten des Cannabiskonsums auseinandersetzt. Es wurden 48 Studien im Untersuchungszeitraum gezählt, die Indikationen des Einsatzes von Cannabis in der Medizin überprüft haben. Diese Studien wurden gemäß dem Auftrag der Expertise als nicht relevant eingeschätzt, da im Zusammenhang mit THC-Einnahme oder Cannabiskonsum keine Beeinträchtigungen, sondern vielmehr erwünschte symptomlindernde Effekte untersucht wurden.

Nur 46 Studien beschäftigten sich im Untersuchungszeitraum mit organmedizinischen Befunden zu Beeinträchtigungen im Zusammenhang mit Cannabiskonsum. Allein 21 davon setzen ihren Schwerpunkt auf Auswirkungen von Cannabiskonsum in der Schwangerschaft, davon wiederum 15 nicht auf organmedizinische, sondern neurokognitive Folgen für das Kind. Nur 7 der 46 Studien sind der höheren Evidenzklasse E-A zuzuordnen (randomisierte kontrollierte Studien und Längsschnittstudien).

Respiratorische Risiken und karzinogene Effekte des Cannabiskonsums scheinen deutlich mit der Aufnahme von Verbrennungsrückständen über das Rauchen von Marihuana verknüpft zu sein. Ergebnisse von Fall-Kontroll-Studien belegen signifikant erhöhte respiratorische Symptome (u.a. Kurzatmigkeit, Brustenge, Sputumproduktion) sowie ein erhöhtes Risiko für Karzinome des Mund- und Rachenbereichs. Bronchialwandbiopsien von Cannabiskonsumenten zeigten signifikant häufiger histopathologische Veränderungen sowie eine signifikant erhöhte Expression von Krebsmarkern im Vergleich zu nichtrauchenden Kontrollen. Eine Längsschnittstudie konnte kein unterschiedliches Krebsrisiko für Tabak- und Cannabiskonsumenten aufzeigen (mit der Ausnahme des bei Cannabiskonsumenten gehäuften Prostatakarzinoms). Eine weitere Längsschnittstudie konnte keinen Effekt des Marihuanarauchens auf Indikatoren der Entwicklung einer Chronisch-obstruktiven Lungenerkrankung (COPD) belegen.

Der akute Cannabiskonsum stellt eine besondere Belastung des Herz-Kreislauf-Systems dar, wie eine randomisierte kontrollierte Studie demonstrieren konnte. Innerhalb der ersten Stunde der Cannabisintoxikation besteht daher ein erhöhtes Risiko für einen Myokardinfarkt insbesondere bei vorgeschädigten Personen (Ergebnis einer Fall-Kontroll-Studie).

Ein suppressiver Effekt von THC auf das Immunsystem konnte unter therapeutischem Dosisregime in randomisierten kontrollierten Studien an Patientengruppen nicht belegt werden. Eine Fall-Kontroll-Studie an kleineren Stichproben konnte an Marihuanarauchern im Vergleich zu Tabakkonsumenten und Abstinenten eine signifikante Beeinträchtigung der Immunfunktionen der Lungenschleimhaut zeigen. Die untersuchten Alveolarmakrophagen waren in ihrer Effizienz der Bakterien- und Tumorbekämpfung eingeschränkt.

Die Studien zum Effekt des Konsums von Cannabis in der Schwangerschaft auf die körperliche Entwicklung und das Überleben des Fötus und Kindes ergeben einen zum Teil uneinheitlichen Befund. Eine Fall-Kontroll-Studie stellte ein signifikant erhöhtes Risiko für Plötzlichen Kindstod (SIDS) bei Kindern von in der Schwangerschaft Marihuana konsumierender Mütter fest.

Die signifikanten Befunde zu neurokognitiven und psychopathologischen Beeinträchtigungen von Kindern im Zusammenhang mit mütterlichem Cannabiskonsum in der Schwangerschaft sind uneinheitlich und durch methodische Schwächen limitiert. Der Befund schulischer Leistungsdefizite im Alter von 10 Jahren bei schwerem mütterlichem Cannabiskonsum im ersten Schwangerschaftstrimester bedarf weiterer Untersuchungen. Eine Fall-Kontroll-Studie an Föten nach Abort zeigte dosisbezogene Veränderungen im Dopaminsystem von Föten Cannabis konsumierender Mütter.

3.2.2 Respiratorische und pulmonale Auswirkungen

Im Rahmen der Recherchen nach den Expertise-relevanten Publikationen aus dem spezifizierten Untersuchungszeitraum konnten zum Thema 6 Studien gefunden werden. Sie werden zunächst kurz vorgestellt und in den darauf folgenden nach Evidenzklasse aufgeteilten Tabellen (vgl. *Tabelle 8a* und *8b*) beschrieben.

Eine Längsschnittstudie (1) (Evidenzlevel K II) untersuchte über 8 Jahre den Einfluss des Cannabisrauchens auf die Entwicklung einer Chronisch-obstruktiven Lungenerkrankung. Es konnte kein Effekt des Marihuanarauchens auf die Abnahme des forcierten 1-Sekunden-Expirationsvolumens (FEV1) als Indikator einer progressiven Atemwegsverengung festgestellt werden, ebenso kein additiver Effekt von Marihuana und Tabak.

Studie (2) ist eine placebokontrollierte Studie (Evidenzlevel K I), die zeigen konnte, dass bei Konsum von Marihuanazigaretten mit höherer THC-Dosis die körperliche Aufnahme von Teer geringer als beim Konsum von Marihuanazigaretten mit geringerer Dosis ist. Die Kohlenmonoxidaufnahme unterschied sich jedoch nicht.

Die jüngeren Studien (3) bis (5) sind Fallberichte. Darunter sind vier Fälle von Lungenemphysem (5) und ein Fall von Pneumothorax (4). Beide seltenen Komplikationen sind im Zusammenhang mit Marihuanarauchen schon beschrieben worden (vgl. Tashkin, 2005, S. 392f.

und S. 394). Studie (3) (Pneumomediastinum) ist, wie vermutlich auch (4), eher durch die Intensität der Inhalation erklärbar als durch den konsumierten Stoff.

Studie (6) ist eine Fall-Kontroll-Studie (Evidenzlevel K III a), die bei Rauchern sowohl von Tabak als auch Marihuana signifikant erhöhte respiratorische Symptome (Kurzatmigkeit, Brustenge, Sputumproduktion) feststellt.

Tabelle 8a. Untersuchungen zu respiratorischen Risiken des Cannabiskonsums, Evidenzklasse E-A: Randomisierte kontrollierte Studien und Längsschnittstudien

Studie	Methoden/Design	N	Hauptbefunde	Limitationen
(1) Tashkin et al. (1997) *Evidenzlevel K II*	Selbstrekrutierte Probanden (32% Frauen, 27-39 Jahre alt), unterteilt in Cannabisraucher (UG1), Cannabis und Tabakraucher (UG2), Tabakraucher (UG3) und Nichtraucher (KG). Bei Studieneintritt Anwendung von Fragebögen bzgl. der Lungenfunktion und des Drogenkonsums, Messung der FEV1. Bei 255 Probanden weitere Messungen an bis zu 6 Zeitpunkten in Intervallen von ca. 1 Jahr über 8 Jahre. Einfluss des Cannabisrauchens auf die Entwicklung einer Chronisch-obstruktiven Lungenerkrankung (COPD) wird untersucht.	UG1=131 UG2=112 UG3=65 KG=86	Obwohl Männer auf Tabak mit einer Abnahme des FEV1 reagieren, gibt es weder eine Signifikanz bezüglich des Einflusses von Cannabisrauch auf das FEV1, noch bzgl. der additiven Effekte von Cannabis und Tabak, noch einen Zusammenhang mit der Anzahl von Joints pro Tag. Andere Effekte sind jedoch nicht ausgeschlossen.	Probanden der UG3 älter als die der anderen Gruppen, so dass eine Minderung der FEV1 stärker altersbeeinflusst sein kann. Änderung des Konsummusters über die Zeit nicht ausgeschlossen. Keine Urinkontrollen.
(2) Matthias et al. (1997) *Evidenzlevel K I*	Cannabiskonsumenten (23+/-2,3 Jahre) rauchten eine Zigarette mit hohem, geringem oder keinem Marihuanagehalt. Getestet wurden Teer- bzw. THC-Aufnahme und -ablagerung in der Lunge, Carboxyhämoglobinanstieg im Blut (COHb), kumulatives Puffervolumen, Atemanhaltezeit nach Inhalation, Rauchmuster und Herzfrequenz.	N=10	Rauchmuster und COHb-Konzentration im Blut waren nicht abhängig vom Cannabisgehalt. Die THC-Aufnahme und Herzfrequenz waren bei hohem THC-Gehalt deutlich höher, die Teerablagerung jedoch geringer.	Bei nur 10 Probanden ist eine breite Streuung der Ergebnisse zu erwarten.

*Anmerkungen. CK = Cannabiskonsum, UG = Untersuchungsgruppe mit CK, KG = Kontrollgruppe, M = Mittelwert, n.s. = nicht signifikant * $p<0.05$.*

Tabelle 8b. Untersuchungen zu respiratorischen Risiken des Cannabiskonsums, Evidenzklasse E-B: Fall-Kontroll-Studien, Querschnittsstudien und Fallberichte

Studie	Methoden/Design	N	Hauptbefunde	Limitationen
(3) Hazouard et al. (2001) *Evidenzlevel K III b*	Fallbericht: Ein 19-jähriger Mann stellte sich in der Notaufnahme mit Thoraxschmerzen und Atembeschwerden vor. Zuvor rauchte er Cannabis in einer Pfeife. Das Röntgenbild zeigte ein Pneumomediastinum und subkutanes Emphysem. Kausale Erkrankungen wurden ausgeschlossen.	N=1	Inhalation gegen den starken Widerstand der Pfeife erzeugte einen Unterdruck im Brustraum und dadurch ein Pneumomediastinum.	Der dargestellte Fall wurde zwar durch Cannabisrauchen ausgelöst, nicht jedoch ursächlich durch die Wirkungen des Cannabis, vielmehr durch die forcierte Inspiration.
(4) Goodyear et al. (2000) *Evidenzlevel K III b*	Fallbericht: Ein 23-jähriger Mann wurde mit schwerer Dyspnoe in der Notaufnahme vorstellig. Zuvor litt er zwei Wochen lang an Husten. Die Anamnese zeigt keine Besonderheiten. Allerdings rauchte er seit seinem 13. Lebensjahr Cannabis, in letzter Zeit täglich und ohne Tabakbeimengung. Die Atemfrequenz war erhöht, die Sauerstoffsättigung erniedrigt, ebenso wie FEV1 und FCV. Im Röntgen-Thorax bilateraler Pneumothorax sowie Atelektase der linken Lunge. Der Patient wurde mit einer Dekompression und Drainage versorgt.	N=1	Bei Cannabisrauchern werden vermehrt Veränderungen des Respirationstraktes beobachtet. In diesem Fall war wahrscheinlich das Husten während des Atemanhaltens nach Rauchinspiration ursächlich für den Pneumothorax.	Keine Angaben zu weiterem Drogenkonsum, wie z.B Kokain, nach dessen Konsum ebenfalls öfter Pneumothoraces beobachtet werden.
(5) Johnson et al. (2000) *Evidenzlevel K III b*	Fallbericht: Männliche Probanden im Alter von 27, 46, 44, 35 Jahren, letztere sind Brüder, Diagnose: Lungenemphysem. Alle zeigten einen hohen Cannabiskonsum in der Vorgeschichte.	N=4	Tabakrauch begünstigt zwar die Entstehung von Emphysemen, jedoch lässt sich das in diesem Alter nicht allein durch Tabak erklären. Wahrscheinlicher ist der Zusammenhang mit dem jahrelangen inhalativen Cannabiskonsum. Kausale Erkrankungen wurden ausgeschlossen.	Keine Angaben zur familiären Vorgeschichte. Drei Männer hatten Kontakt mit Tuberkulose, zwei waren daran erkrankt. Einer von ihnen hatte zusätzlich Kontakt mit lungenschädigendem Steinstaub und Asbest sowie eine Verdickung der Pleura. Die Ursache der Emphyseme allein dem Cannabis zuzuschreiben, erscheint sehr gewagt.

Studie	Methoden/Design	N	Hauptbefunde	Limitationen
(6) Taylor et al. (2000) *Evidenzlevel K III a*	21-jährige Probanden aus einer Geburtenkohorte, aufgeteilt in Cannabisabhängige (UG1), Raucher (UG2), Nichtraucher (KG). Standardisierte Fragebögen zu Atembeschwerden, Spirometrie und Metacholin-Provokationstest untersuchten den Zusammenhang zwischen Cannabisabhängigkeit und respiratorischen Effekten. Cannabisabhängigkeit nach DSM-III-R-Kriterien verifiziert.	UG1=91 UG2=264 KG=588	Symptome wie Kurzatmigkeit, Brustenge, Sputumproduktion waren bei sowohl Cannabisabhängigen als auch Rauchern signifikant häufiger als bei abstinenten Kontrollen, bei Cannabisabhängigen selbst nach kurzer Konsumdauer. Eine Erniedrigung des FEV1/FCV <80% war bei Cannabisabhängigen häufiger (35%) als bei Kontrollen (20%). Symptome bei Cannabisabhängigen ähnlich wie bei mittelstarken Rauchern. Weder Cannabisbhängigkeit noch Tabakkonsum zeigte einen signifikanten Einfluss auf die Hyperreagibilität (Ausnahme: bei vorbestehendem Asthma).	Keine Berücksichtigung der Passivrauchbelastung bei Objektivierung der Lungenfunktionseinschränkung. 6.7% der CK sind sowohl cannabisabhängig als auch Raucher. 125 Probanden wiesen eine Diagnose von Asthma bronchiale auf. Keine Verifizierung des Cannabiskonsums mit objektiven Methoden, z.B. Urintests.

*Anmerkungen. CK = Cannabiskonsum, UG = Untersuchungsgruppe mit CK, KG = Kontrollgruppe, M = Mittelwert, n.s. = nicht signifikant * $p<0.05$.*

3.2.3 Karzinogene Effekte

Im Rahmen der Recherchen nach den Expertise-relevanten Publikationen aus dem spezifizierten Untersuchungszeitraum konnten zum Thema 6 Studien gefunden werden. Sie werden zunächst kurz vorgestellt und in den darauf folgenden Tabellen (vgl. *Tabelle 9a* und *9b*) beschrieben.

Die Langzeitstudie (1) (Evidenzlevel K II) untersuchte die Auswirkungen des Cannabiskonsums im Vergleich zum Tabakkonsum auf die spätere Entwicklung unterschiedlicher Krebserkrankungen. Nur für Prostatakazinome wurde ein signifikant erhöhtes Risiko festgestellt.

Von höherer Aussagekraft (Evidenzlevel K III a) ist weiter eine Fall-Kontroll-Studie (4), die Fälle von Karzinomen des Mund- und Rachenbereiches mit Kontrollpersonen hinsichtlich des Cannabiskonsums verglichen hat. Das Risiko dieser Krebserkrankungen war auch nach Kontrolle konfundierender Merkmale (z.B. Tabakkonsum) bei Cannabiskonsumenten signifikant erhöht.

Die Studien (5) und (6) wurden zwar im Rahmen einer Längsschnittstudie erhoben, bieten allerdings nur querschnittliche Analysen an, so dass sie als Fall-Kontroll-Studien (Evidenzlevel K III a) eingestuft werden. Studie (6) konnte an Tabak- und Cannabiskonsumenten im Vergleich zu abstinenten Kontrollen signifikant häufiger histopathologische Veränderungen feststellen, die als Vorstufen bronchogener Karzinome angesehen werden können. Studie (5) zeigte mit immunhistopathologischer Methodik eine Überexpression von Präkanzerosemarkern (z.B. Ki-67) in Bronchialbiopsien von Cannabiskonsumenten, Tabakkonsumenten und Konsumenten beider Substanzen im Vergleich zu abstinenten Kontrollen.

Studie (2) ist eine Serie von 5 Fallberichten von Ulcerationen der Mundschleimhaut, die mit Cannabisrauchen assoziiert werden. Studie (3) bietet eine retrospektive Analyse von Alterskohorten seit 1950 in Beziehung auf die Sterblichkeit an Lungenkrebs und Tabak- und Cannabiskonsum. Ein Anstieg der Mortalität nach 1950 und ein Absinken nach 1990 wird mit veränderten Konsumgewohnheiten bezüglich Tabak und Cannabis in Beziehung gebracht. Zu einer vergleichenden Krebsrisikoeinschätzung von Tabak und Cannabis fehlt jeder Beitrag.

Tabelle 9a. Untersuchungen zu karzinogenen Effekten des Cannabiskonsums, Evidenzklasse E-A: Randomisierte kontrollierte Studien und Längsschnittstudien

Studie	Methoden/Design	N	Hauptbefunde	Limitationen
(1) Sidney et al. (1997) *Evidenzlevel K II*	Teilnehmer des Kaiser Permanent Medical Care Program (KPMCP) haben (1979-1985) Fragebögen zu ihren Rauchgewohnheiten und ihrem Alkoholkonsum ausgefüllt. Ein Follow-up wurde durchgeführt bis zum Zeitpunkt der Krebsdiagnose (n=1424), bis zum Tod (n=495), bis zur HIV-Positivdiagnose (n=384), bis zur Kündigung der KPMCP Mitgliedschaft (n=34887) oder, wenn keines der genannten Ereignisse eingetroffen ist, bis 1993 (M Zeit bis Follow-up=8.6 Jahre). Krebsfälle, die ein Jahr vor HIV-Positivdiagnose oder später gefunden wurden, wurden ausgeschlossen.	N=64855	CK ohne Tabakkonsum war signifikant mit dem erhöhten Risiko für Prostatakarzinom (RR=3.1) und tendenziell signifikant mit dem Risiko für Zervixkarzinom (RR=2.4) verbunden. Es konnte keine Erhöhung des Krebsrisikos mit Anstieg der CK-Frequenz beobachtet werden. Das Risiko für mit dem Rauchen verbundene Krebserkrankungen (Krebs der oberen Atemwege, der Lunge, des Pankreas, der Nieren und der Harnblase) war für CK genauso stark erhöht, wie für Tabakkonsumenten. Das Risiko an irgendeiner Form von Krebs zu erkranken, war ebenfalls für Tabakkonsumenten und CK in gleichem Maße erhöht.	Probanden die nur sechs Konsumeinheiten Cannabis konsumiert hatten, wurden als CK eingestuft. Alle Konsumangaben sind Selbstauskünfte, eine toxikologische Überprüfung hat nicht stattgefunden.

Tabelle 9b. Untersuchungen zu karzinogenen Effekten des Cannabiskonsums, Evidenzklasse E-B: Fall-Kontroll-Studien, Querschnittsstudien und Fallberichte

Studie	Methoden/Design	N	Hauptbefunde	Limitationen
(2) Ahrens et al. (2005) *Evidenzlevel K III b*	Fallstudien: 5 Probanden, 3 männl., 2 weibl., in guter sozialer Position, wiesen Ulcerationen an der Mundschleimhaut auf. Alle wurden 2 Wochen lang mit Chlorhexidinspülungen behandelt. Anschließend zeigte die Toluidinblau-Färbung in zwei Fällen ein Plattenepithelkarzinom und blieb in 3 Fällen ohne pathologischen Befund. Ein Proband war Raucher, einer Nichtraucher, die anderen leichte Raucher. Während der Behandlungszeit wurde weder Cannabis noch Tabak konsumiert.	N=5	Da alle Probanden Alkohol und – bis auf einer – Tabak nur gelegentlich genossen, Cannabiskonsum hingegen bei allen Probanden gesichert war, ist eine Cannabisrauchbedingte Veränderung der Mundschleimhaut bis zur Entartung vorstellbar.	Nur 5 Fälle, 4 zeigen auch Zigarettenkonsum, weshalb nicht zwingend das Cannabis für die Entartung verantwortlich gemacht werden kann, zumal diese bekanntermaßen multifaktoriell bedingt ist und besonders durch Rauchen und Alkohol begünstigt wird. Passivrauchbelastung oder andere schädliche Einflüsse wurden nicht quantifiziert. Keine Angaben zur familiären Vorgeschichte und zu Essgewohnheiten.
(3) Jemal et al. (2001) *Evidenzlevel K III b*	Kohortenstudie zur Untersuchung der Lungenkrebsmortalität zwischen 1970 und 1997 von Weißen (24-83 Jahre alt) und Schwarzen (30-83 Jahre alt) in den USA. Die Daten des National Center of Health Statistics wurden anhand der Sterbeurkunden retrospektiv untersucht.	N=?	Die Mortalität bei Weißen, geboren nach 1950, nahm signifikant mit der Zeit zu, bei Schwarzen in geringerem Ausmaß. Gleichzeitig stieg der Cannabis- und Zigarettenkonsum bei Jugendlichen im Alter von 12 bis 17 Jahre zwischen 1965 und 1977. Die Lungenkrebsmortalität bei Menschen über 55 Jahren nahm nach 1990 ab. Diese Ergebnisse spiegeln einen Anstieg der Sterblichkeit bei Personen wieder, die einer höheren Schädigung durch Cannabis und Tabak ausgesetzt waren. Das Sinken der Mortalität nach 1990 wird der Änderung des Rauchverhaltens und der Risikoaufklärung nach 1960 zugeschrieben.	Keine Angabe zur Anzahl der untersuchten Fälle, deren familiärer Vorgeschichte und nur Vermutungen über das gesundheitsschädlichen Verhalten der Verstorbenen. Weitere Einflussfaktoren wie Passivrauchbelastung und Schadstoffbelastung konnten nicht quantifiziert werden.

Studie	Methoden/Design	N	Hauptbefunde	Limitationen
(4) Zhang et al. (1999) Evidenzlevel K III a	Fall-Kontroll-Studie zum Zusammenhang von Cannabis auf die Entwicklung von Krebs im Mund- und Rachenbereich. Unbehandelte Patienten mit Plattenepithelkarzinom (UG) und Kontrollpersonen (KG) beantworteten Fragebögen zu Rauchgewohnheiten (Tabak und Cannabis) sowie Trinkverhalten. Die Mutagensensitivität wurde individuell getestet und berücksichtigt. Weitere Krebsarten wurden ausgeschlossen.	UG=173 KG=176	Das Krebsrisiko wird durch Cannabisrauch (signifikantes Odds Ratio von 2.6) erhöht. Eine Dosisabhängigkeit für Konsumfrequenz und Dauer (Konsumjahre) wurde festgestellt. Dieser Zusammenhang war bei Probanden über 55 Jahren höher.	Die Lebenszeitprävalenz für Cannabiskonsum beträgt nur 13.7% in der UG, 9.7% in der KG.
(5) Barsky et al. (1998) Evidenzlevel K III a	Durchführung einer Bronchoskopie an 104 gesunden Probanden. Aufteilung gemäss Studie (6). Zellproben wurden entnommen und histopathologisch untersucht. Die Bewertung basierte auf 10 histopathologischen Parametern, siehe Studie (6). Es wurden zusätzlich Präkanzerosemarker wie Ki-67 (Zellproliferationsmarker) p53 (Tumorsupressorgen), Her-2/neu (Wachstumsfaktor), EGFR (Membranprotein) G-Actin und abnormale Chromosomensätze bestimmt. Außerdem wurden Lungenfunktionstest/Spirometrie und Befragungen zum Drogenkonsum und zu Atembeschwerden durchgeführt. Anderer Drogenkonsum, HIV-positives Serum und Erkrankungen der Atemwege waren Ausschlusskriterien.	UG1=12 UG2=14 UG3=13 UG4=9 UG5=7 UG6=9 UG7=12 KG=28	Im Vergleich zur KG zeigten alle Gruppen eine signifikante Veränderung der Ki-67-, der EGFR- und der p53-Werte. Eine Ki-67-Expression war signifikant häufiger bei den Konsumenten von Cannabis und Tabak als bei den CK.	Die Kontrollgruppe war signifikant jünger als die Untersuchungsgruppen. UG4 und UG5 bestanden ausschließlich aus männlichen Probanden.
(6) Fligiel et al. (1997) Evidenzlevel K III a	40 CK (UG1), 31 Tabakkonsumenten (UG2) und 14 Crackraucher (UG3) sowie diverse Gruppen von Mischkonsumenten (Tabak und CK, UG4; Crack und CK, UG5; Tabak und Crack, UG6; alle 3 Substanzen, UG7) sowie 53 abstinente Kontrollen wur-	UG1=40 UG2=31 UG3=14 UG4=44 UG5=16 UG6=12 UG7=31 KG=53	Im Vergleich zu den Nichtrauchern waren Atembeschwerden und Husten bei den CK nicht signifikant erhöht; die Tabakkonsumenten gaben jedoch signifikant häufiger Atembeschwerden und Bronchitiden	Der Drogenkonsum wurde nur durch Fragebögen festgestellt. Ungleiche Geschlechterzusammensetzung.

Studie	Methoden/Design	N	Hauptbefunde	Limitationen
	den einer endoskopischen Untersuchung der Atemwege mit Biopsie der Mukosa an der Luftröhrengabelung unterzogen. Anschließend wurde eine histopathologische Beurteilung der Gewebeproben nach 11 Parametern (u.a. Basalzellhyperplasie, Basalmembranverdickung, Kernveränderung, Mitosestadien, erhöhte Kern-Plasma-Relation, epitheliale oder submuköse Entzündungszeichen) vorgenommen. Weiter wurden jeweils ein Lungenfunktionstest/Spirometrie und eine Befragung zum Drogenkonsum und zu Atembeschwerden durchgeführt. Anderer Drogenkonsum und Erkrankungen der Atemwege waren Ausschlusskriterien.		an. In der Spirometrie waren keine signifikanten Veränderungen festzustellen. Die CK (UG1) und die Tabakkonsumenten (UG2) und Mischkonsumenten beider Substanzen (UG4) wiesen im Vergleich zur KG signifikant häufiger hyperplastische, metaplastische und dysplastische Veränderungen auf, wobei die Effekte von Tabak und Cannabis als additiv eingeschätzt werden.	

Anmerkungen. CK = Cannabiskonsum, UG = Untersuchungsgruppe mit CK, KG = Kontrollgruppe, M = Mittelwert, n.s. = nicht signifikant * p<0.05.

3.2.4 Kardiovaskuläre Auswirkungen

Im Rahmen der Recherchen nach den Expertise-relevanten Publikationen aus dem spezifizierten Untersuchungszeitraum konnten zum Thema 8 Studien gefunden werden. Sie werden zunächst kurz vorgestellt und in den darauf folgenden nach Evidenzklasse aufgeteilten Tabellen (vgl. *Tabelle 10a* und *10b*) beschrieben.

In einer randomisierten kontrollierten Studie (1) (Evidenzlevel K I) wurde der Effekt von akutem Cannabiskonsum auf das Herz-Kreislaufsystem untersucht. Ein signifikant erhöhtes subjektives Schwindelgefühl nach Cannabis (48% berichteten schweren Schwindel), verbunden mit mit Puls- und systolischem Blutdruckabfall, stand in keiner Beziehung zur Entwicklung des Plasma-THCs.

In einer Fall-Kontroll-Studie (6) (Evidenzlevel K III a) an Myokardpatienten im Vergleich zu gesunden Kontrollen wurde ein signifikantes, 4.8fach erhöhtes relatives Risiko dafür errechnet, innerhalb der ersten Stunde nach Marihuanarauchen einen Myokardinfarkt zu erleiden.

Für die Zeit nach der ersten Stunde nach Cannabiskonsum bestand kein signifikant erhöhtes Risiko mehr.

Die Studien (2) bis (8) sind Fallberichte und damit von geringer Evidenz. Die Studien (2) bis (4) und (8) befassen sich mit Fällen von Klaudikatio und/oder Nekrosen der unteren Extremitäten. Nikotinabusus (Morbus Bürger) konnte in der Regel als Ursache nicht ausgeschlossen werden, so dass die Rolle des Cannabiskonsums an der Genese ungeklärt bleibt. Ähnliches muss für die zehn Fälle von subakuter distaler Ischämie (bei zwei Personen der oberen Extremitäten, bei acht Personen der unteren) festgestellt werden, die Studie (5) präsentiert. Studie (7) stellt einen Fall von Herzrhythmusstörung nach Cannabiskonsum vor.

Tabelle 10a. Untersuchungen zu kardiovaskulären Risiken des Cannabiskonsums, Evidenzklasse E-A: Randomisierte kontrollierte Studien und Längsschnittstudien

Studie	Methoden/Design	N	Hauptbefunde	Limitationen
(1) Mathew et al. (2003) *Evidenzlevel K I*	Randomisierte placebo-kontrollierte Doppelblindstudie, 29 CK (12 Frauen, M Alter=25.5), 19 Personen zu je einem Zeitpunkt Placebo- und Marihuanazigaretten, 10 Personen zu je einem Zeitpunkt Placebo- und THC-Infusionen. Urinkontrolle. Gemessen wurden cerebraler Blutfluss, Blutdruck, Puls und Hautdurchblutung hinsichtlich des subjektiv empfundenen Schwindels.	UG=29	Signifikant wachsendes Schwindelgefühl nach THC-Konsum. Kein Zusammenhang zwischen Plasma-THC und Stärke des Schwindelgefühls. Zusammenhang von Schwindel mit Puls- und systolischem Blutdruckabfall beobachtet. Kein Unterschied zwischen IV-THC und gerauchtem Marihuana. 14 von 29 (48%) berichteten schweren Schwindel, 8 davon benötigten medizinische Unterstützung. 28% der Teilnehmer hatten subjektiv den höchsten Schwindelgrad empfunden.	Die Stichprobe ist in Bezug auf den früheren Marihuanakonsum nicht beschrieben. Der Konsum von anderen Drogen vor Beginn der Studie ist nicht näher beschrieben. Informationen über Ausschlüsse aufgrund der Einschlusskriterien fehlen.

*Anmerkungen. CK = Cannabiskonsum, UG = Untersuchungsgruppe mit CK, KG = Kontrollgruppe, M = Mittelwert, n.s. = nicht signifikant * p<0.05.*

Tabelle 10b. Untersuchungen zu kardiovaskulären Risiken des Cannabiskonsums, Evidenzklasse E-B: Fall-Kontroll-Studien, Querschnittsstudien und Fallberichte

Studie	Methoden/Design	N	Hauptbefunde	Limitationen
(2) Combemale et al. (2005) *Evidenzlevel K III b*	Fallbericht: Ein 38-jähriger CK (3-5 Joints täglich seit mehr als 20 Jahren, Raucher: 20 Zigaretten/Tag), kein weiterer Drogenkonsum- (Urintestbestätigung) entwickelte schmerzhafte Knötchen in den Beinen. Die Symptomatik verbesserte sich, als der CK für ein halbes Jahr eingestellt wurde. Bei Wiederaufnahme des CK entstand nach einer Verletzung eine trockene Nekrose am linken großen Zeh. Zur Schmerzlinderung verstärkter CK (8 Zigaretten täglich). Doppler-Angiographie und Kontrastangiographie.	UG=1	In der Angiographie linksbetonte, proximale Verengung der Arterien der unteren Extremitäten (bis zu 70% in der linken A. tibialis anterior). Sympatholytica und Hyperbare O2-Therapie führen zu fast kompletter Heilung der Nekrose und der Ulzerationen nach einem Monat. Nach 3 Monaten Rückfall. Cannabis- und Tabakabstinenz (mit psychiatrischer Hilfe) führte zu progressiver Heilung.	Alle Symptome könnten im Rahmen des Morbus Bürger nikotininduziert sein.
(3) Leithäuser et al. (2005) *Evidenzlevel K III b*	Fallbericht: Eine 22-jährige CK mit Klaudikatio seit 2 Jahren und Ulzerationen an beiden Füßen. Starke Raucherin mit weiterem multiplem Drogenkonsum (wöchentlicher Ecstasy-, Methamphetamin- und Amphetaminkonsum seit 6 Jahren), gelegentlicher CK (Urintest positiv für Cannabis). MR-Angiographie und Digitale Subtraktionsangiographie wurden durchgeführt.	UG=1	Die Digitale Subtraktionsangiographie war unauffällig. In der MR-Angiographie waren Stenosen und Okklusionen in den proximalen posterioren Tibialisarterien zu sehen, teilweise mit Kollateralenbildung im Fuß. Die Veränderungen könnten auf den Drogenkonsum oder das Rauchen (M. Bürger) zurückzuführen sein.	Starker Mischkonsum, CK wird als Gelegenheitskonsum beschrieben, möglicher Morbus Bürger.
(4) Ducasse et al. (2004) *Evidenzlevel K III b*	Fallbericht: Ein 19-jähriger CK (10-mal täglicher Konsum in den letzten 4 Jahren) wurde einer MR- und Doppler-Angiographie unterzogen, um die Ursache für die Klaudikatio und die Nekrosen am rechten Fuß zu finden.	UG=1	Es wurden Vaskularisierungsdefizite in allen Extremitäten gefunden. Nach chirurgischer Behandlung der Nekrosen, 21-tägiger ambulanter IV-Vasodilatatorgabe und Cannabisabstinenz wuden einen Monat später keine Läsionen mehr gefunden. Der Hämodynamische Sta-	In der Angiographie wurden Kniehyperextension und keine maximale Plantarflexion durchgeführt. Kein Nachweis für Cannabis- und anderen Drogenkonsum durchgeführt.

3 Ergebnisse • 3.2 Organmedizinische Auswirkungen 39

Studie	Methoden/Design	N	Hauptbefunde	Limitationen
			tus war verbessert, während die distalen Arterien weiter atheromatös bleiben.	
(5) Disdier et al. (2001) *Evidenzlevel K I*	Fallbericht: Zehn männliche CK (M Alter=23.7; alle Raucher (unter 20 Zigaretten/Tag für M=11.7 Jahre); CK 1-5 Joints pro Tag für 1-20 Jahre, mit subakuter distaler Ischämie (bei zwei CK obere Extremitäten, bei acht CK untere) wurden auf Risikofaktoren für arterielle Erkrankungen untersucht und einer Angiographie unterzogen. Bei drei CK auch proximale Läsionen. Morbus-Bürger-ähnliche Symptome.	UG=10	Heparin- und Ilomedinetherapie bei allen, vier arterielle Beipässe und insg. fünf Amputationen bei vier CK. Die Rückfälle standen alle in Zusammenhang mit dem CK. Symptombesserung bei Cannabisabstinenz - trotz fortgesetztem Nikotinkonsums. In einem Scoresystem zur klinischen Diagnose von Morbus Bürger erreichten vier CK eine hohe und sechs CK eine mittlere Wahrscheinlichkeit an M. Bürger erkrankt zu sein.	Wegen Nikotinkonsum kann Morbus Bürger nicht ausgeschlossen werden. Ein CK hat Diabetes mellitus, dies könnte die Symptome hervorrufen. Mischkonsum bei drei CK angegeben. Keine Urinkontrolle des Drogenkonsums.
(6) Mittleman et al. (2001) *Evidenzlevel K III a*	Fall-Kontroll-Studie: Befragung von 3882 Patienten in 64 medizinischen Zentren in einem Median von 4 Tagen nach Myokardinfarkt (MI). 124 (8 Frauen; M Alter=43.7) gaben an im Jahr vor dem MI Marihuana konsumiert zu haben (von täglichem Konsum bis zu weniger als einmal im Monat) 3758 Nichtkonsumenten (1250 Frauen; M Alter=62.0).	UG=124 KG=3758	37 CK hatten innerhalb von 24 Stunden vor dem Myokardinfarkt Marihuana konsumiert, 9 davon innerhalb einer Stunde. In der Studie ergab sich ein 4.8fach erhöhtes relatives MI-Risiko innerhalb der ersten Stunde nach Marihuanarauchen gegenüber der konsumfreien Zeit. Nach mehr als einer Stunde sank das Risiko rapide ab und war dann nicht mehr signifikant erhöht.	Es wurden keine toxikologischen Analysen durchgeführt. Unterschiede im mittleren Alter und im Frauenanteil.
(7) Singh (2000) *Evidenzlevel K III a*	Fallbericht: Ein 14-jähriger Afroamerikaner wurde eine Stunde nach Cannabiskonsum für 24 Stunden in einer Klinik kardiologisch überwacht.	UG=1	1 Stunde nach Marihuanarauchen: Schwindel, Herzpalpitationen und mehrfaches Erbrechen. Später unregelmäßige Herzfrequenz von 55-88/min und Vorhofflimmern im EKG. Serum und Urintest positiv für Cannabis. Nach Digitalisgabe Rückkehr zum norma-	Keine Medikamentenanamnese und keine Angabe über den Konsum anderer Drogen.

Studie	Methoden/Design	N	Hauptbefunde	Limitationen
			len Sinusrhythmus nach 12 Stunden.	
(8) Schneider et al. (1999) *Evidenzlevel K III b*	Fallbericht: Bei einem 38-jährigen CK (1 Unze täglich seit mehr als 10 Jahren), seit 10 Jahren Nichtraucher (Serumkontrolle Diabetes), mit seit 3 Monaten bestehenden Ischämien und Klaudikatio, wurde eine Angiographie durchgeführt.	UG=1	Verschluss der A. tibialis anterior mit Kollateralbildung (Korkenzieherkollateralen). Lumbale Sympathektomie rechts und Amputation des rechten Hallux und der zweiten Zehe. Anschließend Aspirintherapie und Cannabisabstinenz mit Besserung der Symptome.	Die Symptome könnten nikotininduziert sein, Abstinenz nicht nachgewiesen.

Anmerkungen. CK = Cannabiskonsum, UG = Untersuchungsgruppe mit CK, KG = Kontrollgruppe, M = Mittelwert, n.s. = nicht signifikant * p<0.05.

3.2.5 Immunologische Auswirkungen

Im Rahmen der Recherchen nach den Expertise-relevanten Publikationen aus dem spezifizierten Untersuchungszeitraum konnten zum Thema 4 Studien gefunden werden. Sie werden zunächst kurz vorgestellt und in den darauf folgenden Tabellen (vgl. *Tabelle 11a* und *11b*) beschrieben.

Studie (3) (Evidenzlevel K I) untersucht das Immunsystem von Patienten mit Multipler Sklerose unter Gabe von therapeutischen Dosen von THC. Für Patienten mit MS konnte ein proinflammatorisches Potenzial von THC bestätigt werden. Die Bedeutung dieser Studie ist eher im Behandlungskontext von Multipler Sklerose zu suchen. Ebenso ist Studie (2) als Behandlungsstudie zu sehen, die als randomisierte kontrollierte Studie (Evidenzlevel K I) an HIV-Patienten durch Cannabis die HIV-RNA-Last um 15%, durch Dronabinol um 8% gegenüber Placebo senken konnte. Die CD4+ und CD8+ Zellzahlen wurden weder von Cannabis, noch von Dronabinol in irgendeiner Weise beeinflusst, so dass hier kein immunsuppressiver Effekt festzustellen war. Gleichfalls aus dem Kontext der Behandlungsstudien stammt Studie (1), eine randomisierte kontrollierte Studie (Evidenzlevel K I) wiederum an Patienten mit multipler Sklerose. Ein immunsuppressiver Effekt von THC konnte unter therapeutischem Dosisregime nicht belegt werden.

Studie (4) (Evidenzlevel K III a) untersuchte Zellproben von Alveolarmakrophagen, die in vivo aus der Lunge von Cannabiskonsumenten, Tabakkonsumenten, Crackrauchern und abstinenten Kontrollen gewonnen wurden, hinsichtlich ihrer Fähigkeit zur Zelltötung und Phagozytose und Zytokinproduktion. Die Makrophagen der Cannabiskonsumenten zeigten signifikant reduzierte Geschwindigkeiten der Zelltötung und Phagozytose sowie eine signifikant reduzierte Zytokinproduktion im Vergleich zu Tabakkonsumenten und abstinenten Kontrollen.

Tabelle 11a. Untersuchungen zu Risiken des Cannabiskonsums in Bezug auf das Immunsystem, Evidenzklasse E-A: Randomisierte kontrollierte Studien und Längsschnittstudien

Studie	Methoden/Design	N	Hauptbefunde	Limitationen
(1) Katona et al. (2005) Evidenzlevel K I	Die randomisierte Doppelblindstudie untersuchte den Einfluss von Cannabinoiden auf das Zytokinprofil bei Patienten mit multipler Sklerose. Den Probanden wurde synthetisches THC (Marinol, UG1), Cannabisölextrakt (Cannador, UG2) oder Placebo (KG) mit einer Maximaldosis von 0,25mg/kg/d THC verabreicht. Blutproben wurden vor und nach der 13wöchigen Behandlung entnommen, um daraus das C-reaktive Protein und mittels ELISA die Zytokinspiegel zu bestimmen. Periphere mononukleäre Zellen wurden isoliert und nach Mitosestimulation mit auftitriertem THC versetzt. Die Anzahl IFNχ-sezernierender Zellen wurde vorher und nachher durch Zytometrie gemessen. Teilnahmekriterien waren mindestens sechs Monate MS und keine Steroidbehandlung in den letzten 30 Tagen.	UG1=32 UG2=33 KG=35	Es wurde kein Nachweis für einen Einfluss von Cannabinoiden auf die Serumkonzentrationen von IFNχ, IL-10, IL-12 oder CRP gefunden. Nach Mitosestimulation der Zellkulturen konnte ein Abfall von IFNχ-sezernierenden Zellen und CD+ Zellen erst ab einer Konzentration von 40µg/ml THC beobachtet werden. In therapeutischen Dosen war das nicht der Fall.	Die Blutentnahmen konnten nicht bei allen Patienten am selben Tag erfolgen, was die Ergebnisse der Serumspiegel verfälschen kann. Einige Patienten wurden während der Studie wegen schwerer Schübe mit Steroiden behandelt, so dass ihr Immunsystem nicht frei von äußeren Einflüssen war.
(2) Abrams et al. (2003) Evidenzlevel K I	Randomisierte, doppelblinde, 21-tägige Studie untersucht die immunogenen Effekte von Cannabis bei HIV-Infizierten. Dreimal täglich rauchten die Probanden eine Cannabiszigarette mit 3,95% THC (UG1), nahmen eine Kapsel mit 2,5mg Dronabinol (UG2) oder Placebo (KG) ein. Teilnahmekriterien waren Volljährigkeit, pos. HIV-Testung, antiretrovirale Therapie mind. 8 Wochen vor Studienbeginn, Cannabiserfahrung. Häma-	UG1=21 UG2=25 KG=21	Cannabis konnte die HIV-RNA-Last um 15%, Dronabinol um 8% gegenüber Placebo senken. Die CD4+ und CD8+ Zellzahlen wurden weder von Cannabis, noch von Dronabinol in irgendeiner Weise beeinflusst.	Sehr ausführliche, genau dokumentierte und gut kontrollierte Studie. Unter diesen Umständen wäre eine höhere Probandenzahl wünschenswert, um eine größere statistische Power zu erreichen.

Studie	Methoden/Design	N	Hauptbefunde	Limitationen
	tokrit und Leberenzyme durften einen bestimmten Wert nicht unterschreiten. Patienten mit Lungenerkrankungen, opportunistischen Infektionen, Substanzabhängige sowie Schwangere wurden ausgeschlossen. Während der 21 Tage wurden die CD4+ und CD8+ Zellzahlen und die HIV-RNA-Last mehrfach gemessen und der Verlauf evaluiert.			
(3) Killestein et al. (2003) *Evidenzlevel K I*	In-vivo-Studie zur Messung der Immunfunktion bei Patienten mit Multipler Sklerose nach oraler Cannabinoid- oder Placebogabe. Die Cannabinoidgabe erfolgte in Form einer Kapsel mit 2,5mg Dronabinol, Pflanzenextrakt mit 5mg THC, Cannabinol und anderen Cannabinoiden. Während und vier Wochen nach der Behandlung wurde jeweils sechs mal Blut entnommen, das nach Stimulation auf T-Zell-Proliferation untersucht wurde. Die Zytokinproduktion (TNFα, IL-10, IL-12p40, IL-12p70) wurde gemessen und mit Standardkurven verglichen. 10 Probanden litten an der sekundären, sechs an der primär progressiven MS. Das mittlere Alter war 46 Jahre. Ausschlusskriterien waren weitere ernsthafte Erkrankungen, Substanzmissbrauch, psychiatrische Erkrankungen, sowie Steroideinnahme in den letzten zwei Monaten.	UG=16	Für die Probandengruppe wurde bis auf einen diskreten Anstieg des TNFα keine Änderung der Zytokin-Expression oder der T-Zellproliferation gefunden. In einer Subgruppe mit erhöhtem Adverse-effect-score wurde zusätzlich eine Erhöhung der IL-12p40-Produktion beobachtet. Cannabinoide haben demnach ein proinflammatorisches Potenzial bei Patienten mit Multipler Sklerose.	Keine Angabe zur Größe der Subgruppe, keine Urintests oder Blutkontrollen zur Objektivierung des THC-Spiegels.

Anmerkungen. CK = Cannabiskonsum, UG = Untersuchungsgruppe mit CK, KG = Kontrollgruppe, M = Mittelwert, n.s. = nicht signifikant * p<0.05.

Tabelle 11b. Untersuchungen zu Risiken des Cannabiskonsums in Bezug auf das Immunsystem, Evidenzklasse E-B: Fall-Kontroll-Studien, Querschnittsstudien und Fallberichte

Studie	Methoden/Design	N	Hauptbefunde	Limitationen
(4) Baldwin et al. (1997) *Evidenzlevel K III a*	Eine bronchoalveoläre Lavage zur Zellgewinnung aus den rechten Ober- und Mittellappen wurde an 10 CK (UG1, CK mind. 5Tage/Woche für mind. 5 Jahre, 2 Frauen, M Alter=37.0), 11 Tabakkonsumenten (UG2 mind. 10 Zigaretten/d für mind. 5 Jahre, 2 Frauen, M Alter 38.9), 13 Crackrauchern (UG3, 3 Frauen, M Alter=35.9) und einer KG aus lebenslangen Nichtrauchern (9 Frauen, M Alter=30.0). Die gewonnenen Zellen wurden getrennt und die Alveolarmakrophagen (AM) wurden auf ihre Fähigkeit zur Zelltötung/Phagozytose und Zytokinproduktion untersucht. Anderer Drogenkonsum und Schwangerschaft waren Ausschlußkriterien, Überprüfung durch Urinuntersuchung.	UG1=10 UG2=11 UG3=13 KG=24	Alle Alveolarmakrophagen waren in der Lage Staphylococcus aureus zu phagozytieren, die Alveolarmakrophagen der CK waren allerdings um 27% langsamer als die AM der KG. Nach 120 min Inkubationszeit hatten die Alveolarmakrophagen der CK 32% der Bakterien getötet, die Alveolarmakrophagen der KG dagegen 78%. In der Lyse von Tumorzellen waren die Makrophagen der KG zu 50-81% erfolgreich, die der CK nur zu 24-40%. Im Vergleich zu Alveolarmakrophagen von Nichtrauchern und von Tabakkonsumenten produzierten die Alveolarmakrophagen der CK signifikant weniger Zytokine (TNF-α, IL-6 und GM-CSF).	Zu kleine Untersuchungsgruppen für multivariate Analysen.

Anmerkungen. CK = Cannabiskonsum, UG = Untersuchungsgruppe mit CK, KG = Kontrollgruppe, M = Mittelwert, n.s. = nicht signifikant * p<0.05.

3.2.6 Auswirkungen auf Fertilität und Sexualität

Im Rahmen der Recherchen nach den Expertise-relevanten Publikationen aus dem spezifizierten Untersuchungszeitraum konnte zum Thema nur eine Studie gefunden werden. Sie wird zunächst kurz vorgestellt und in der darauf folgenden *Tabelle 12* beschrieben.

Eine Querschnittsstudie (1) belegt schwache, aber signifikant erhöhte Risiken für Orgasmusstörungen und funktionelle Dyspareunie bei Cannabiskonsumenten.

Tabelle 12. Untersuchungen zur Auswirkung des Cannabiskonsums auf die Sexualität, Evidenzklasse E-B: Fall-Kontroll-Studien, Querschnittsstudien und Case-Reports

Studie	Methoden/Design	N	Hauptbefunde	Limitationen
(1) Johnson et al. (2004) *Evidenzlevel* K III b	Eine repräsentative Stichprobe von 3004 Personen (60% Frauen, Alter zwischen 18 und 96 Jahre) wurde mit einem standardisierten psychiatrischen Interview nach DSM-III befragt. Zusammenhänge zwischen soziodemographischen Merkmalen, Drogenkonsum und Psychopathologie mit Diagnosen sexueller Funktionsstörungen wurden untersucht.	N=3004	Nach Kontrolle konfundierender Merkmale waren Orgasmusstörungen signifikant mit Cannabis- und/oder Alkoholkonsum assoziiert. Das Erleben von Schmerzen bei Sexualakten hing signifikant mit dem Konsum von Marihuana und/oder anderen Drogen zusammen. Aus multivariaten logistischen Regressionsmodellen konnte ein signifikanter Odds Ratio von 1.76 für Orgasmusstörungen sowie ein signifikanter Odds Ratio von 1.69 für funktionelle Dyspareunie errechnet werden. Die Effekte sind zwar signifikant, aber von eher geringer Stärke.	Die Stichprobe ist hinsichtlich der Soziodemographie und dem aktuellen Substanzkonsum unzureichend beschrieben. Eine nach Geschlecht getrennte Auswertung fehlt.

3.2.7 Cannabiskonsum in der Schwangerschaft

3.2.7.1 Auswirkungen mütterlichen Cannabiskonsums auf den Schwangerschaftsverlauf und die körperliche Kindesentwicklung

Im Rahmen der Recherchen nach den Expertise-relevanten Publikationen aus dem spezifizierten Untersuchungszeitraum konnten zum Thema sechs Studien gefunden werden. Sie werden zunächst kurz vorgestellt und in den darauf folgenden nach Evidenzklasse aufgeteilten Tabellen (vgl. *Tabelle 13a* und *13b*) beschrieben.

Zwei Studien untersuchen die Sterblichkeit von Kindern Cannabis konsumierender Mütter mit unterschiedlichen Ansätzen. Studie (1) konnte keine Resultate erbringen, da keines der Kinder (auch der Kinder mit toxikologisch nachgewiesenem Cannabiskonsum der Mütter) im zweijährigen Untersuchungszeitraum verstorben war (Kohorten-Studie, Evidenzlevel K II). Bei angesetzter Säuglingssterblichkeit von etwa 7 pro 1000 Geburten (Matthews & McDorman, 2006, S. 1) wären bei der Größe der Zahl der untersuchten Geburten allerdings auch nur etwa 20 Todesfälle zu erwarten gewesen, die Stichprobe war daher trotz der beachtlichen Höhe für die Fragestellung noch zu gering. Studie (6) untersuchte mit einem Fall-Kontroll-Studien-Design (Evidenzlevel K III a) Fälle von Plötzlichem Kindstod (SIDS) im Vergleich zu Kontrollen auf den möglichen Einfluss mütterlichen Cannabiskonsums. Cannabiskonsum und insbesondere regelmäßiger Konsum scheint nach Ergebnissen dieser Studie mit einer Risikoerhöhung für SIDS einherzugehen, die mütterlichem Tabakkonsum vergleichbar ist.

Vier Studien (2), (3), (4), (6) untersuchen die Einflüsse mütterlichen Cannabiskonsums auf das Körpergewicht der Säuglinge, zwei Fall-Kontroll-Studien (2) und (6), (Evidenzlevel K III a) sowie zwei Querschnittsstudien (3) und (4) (Evidenzlevel K III b), letztere mit zum Teil erheblichen methodischen Schwächen. Die Studien (3), (4) und (6) finden keinen Effekt mütterlichen Cannabiskonsums auf Körpergröße oder -gewicht. Nur Studie (2) kann ein signifikant geringeres Körpergewicht und eine geringere Fußlänge berichten, hier wurden im Gegensatz zu den drei anderen Studien Ungeborene mit Sonographie untersucht.

Tabelle 13a. Untersuchungen zur Auswirkung mütterlichen Cannabiskonsums auf die Schwangerschaft und die körperliche Kindesentwicklung, Evidenzklasse E-A: Randomisierte kontrollierte Studien und Längsschnittstudien

Studie	Methoden/Design	N	Hauptbefunde	Limitationen
(1) Ostrea et al. (1997) *Evidenzlevel* *K II*	NG bei Geburt auf Drogen im Mekonium gestestet, 157 nur Cannabis positiv. Sterblichkeit innerhalb von 2 Jahren.	NG=2964	Kein Kind mit reinem Cannabisbefund innerhalb des Untersuchungszeitraums verstorben.	

*Anmerkungen. NG = Neugeborene, CK = Cannabiskonsum, UG = Untersuchungsgruppe mit CK, KG = Kontrollgruppe, M = Mittelwert, n.s. = nicht signifikant * p<0.05.*

Tabelle 13b. Untersuchungen zur Auswirkung mütterlichen Cannabiskonsums auf die Schwangerschaft und die körperliche Kindesentwicklung, Evidenzklasse E-B: Fall-Kontroll-Studien, Querschnittsstudien und Fallberichte

Studie	Methoden/Design	N	Hauptbefunde	Limitationen
(2) Hurd et al. (2005) *Evidenzlevel* *K III a*	Schwangere (Woche 17-22), mit/ohne CK, Sonographiebefund, Körpergewicht und -länge, Fußlänge, Kopfumfang.	UG=44 KG=95	Geringeres Gewicht (im Mittel -14.53g*), geringere Fußlänge (im Mittel -0.08cm*).	Einschluss in die UG nicht nur bei positivem Urinbefund (auch Selbst-auskunft). Nikotin- und Alkoholkonsum unterschiedlich und nur statistische Einflusskontrolle.
(3) Visscher et al. (2003) *Evidenzlevel* *K III b*	NG mit normalem (≥ 2500g) und geringem (< 2500g) Gewicht. Rund 7% CK während der Schwangerschaft.	NG=786	Die NG von Müttern mit CK (im Mittel 139.36g schwerer) unterschieden sich von Müttern ohne CK	Mischkonsum u.a. mit Kokain und Heroin, keine Urinkontrollen.

Studie	Methoden/Design	N	Hauptbefunde	Limitationen
			nicht signifikant.	
(4) Fergusson et al. (2002) *Evidenzlevel K III b*	Schwangere vor und bis zur Entbindung. Körpergewicht und -länge, Kopfumfang der NG, Fehl- und Frühgeburten. 5% CK, 2-3% auch während Schwangerschaft	NG=12129	NG von Müttern mit CK mindestens wöchentlich während der Schwangerschaft: im Mittel -216g* Körpergewicht, nach Adjustierung bezüglich konfundierender Merkmale ebenso wie die weiteren Merkmale n.s.	Effekte von Tabak- und CK schwer trennbar, da 70% der CK Raucher. Keine Urinkontrollen. Unbalanciertes ANOVA-Design, keine post-hoc-Tests.
(5) Scragg et al. (2001) *Evidenzlevel K III a*	Fall-Kontroll-Studie mit 393 Fällen von Plötzlichem Kindstod sowie 1592 gesunden Säuglingen.	NG=1985	71 der Mütter mit Fällen des Plötzlichen Kindstodes (SIDS) und 103 Mütter der Kontrollgruppe waren CK. Das relative Risiko der CK-Mütter für SIDS war dreimal so hoch (3.28). Das signifikant im Vergleich zu den Kontrollen erhöhte SIDS-Risiko bei wöchentlich CK während der Schwangerschaft (Odds Ratio=4.80) war allerdings dem Risiko des Tabakkonsums vergleichbar (OR=4.24).	
(6) Fried et al. (1999) *Evidenzlevel K III b*	Ottawa Prenatal Prospective Study: 564 Kindern von Müttern ohne CK, 79 Kinder von Müttern mit CK bis 5 Joints/Woche und 36 Kindern von Müttern mit CK über 5 Joints pro Woche wurden nach der Geburt hinsichtlich des Gewichtes, der Körpergröße und des Kopfumfanges untersucht. Diese Untersuchung wurde mit sich reduzierender Stichprobe bis ins Alter von 9-12 Jahren fortgesetzt.	N=564	Keine signifikanten Unterschiede.	Unbalanciertes ANOVA-Design

*Anmerkungen. NG = Neugeborene, CK = Cannabiskonsum, UG = Untersuchungsgruppe mit CK, KG = Kontrollgruppe, M = Mittelwert, n.s. = nicht signifikant * $p<0.05$.*

3.2.7.2 Auswirkungen mütterlichen Cannabiskonsums auf die seelische Gesundheit und Leistungsfähigkeit des Kindes

Im Rahmen der Recherchen nach den Expertise-relevanten Publikationen aus dem spezifizierten Untersuchungszeitraum konnten zum Thema 15 Studien gefunden werden. Sie werden zunächst kurz vorgestellt und in der darauf folgenden *Tabelle 14* beschrieben.

Studie (3) untersucht Gehirne von Föten nach Abort (Fall-Kontroll-Design, Evidenzlevel K III a). Föten von Cannabiskonsumentinnen wiesen einen signifikant niedrigeren Dopamin-D2-Rezeptorgen mRNA-Level in der Amygdala auf. Dieser Dopamin-D2-Rezeptorgen mRNA-Level wies einen signifikanten Zusammenhang mit der Intensität des Cannabiskonsums auf.

Den weiteren 14 Publikationen ist gemeinsam, dass sie Langzeitstudien entstammen, die jeweils während der Schwangerschaft oder nach der Geburt den mütterlichen Cannabiskonsum erhoben haben. Die Geburtskohorte wird in der Folge mindestens einmal im Kindesalter untersucht. Die 14 Studien können dennoch nicht als Längsschnittstudien mit der Folge einer erhöhten Evidenz anerkannt werden, da jeweils querschnittliche Analysen zu nur einem Untersuchungszeitpunkt vorgelegt werden.

Obwohl die Zahl von 14 Studien einen deutlichen Befund an einer großen Zahl von Personen suggeriert, muss hier darauf hingewiesen werden, dass der Hauptteil der Publikationen aus zwei großen Längsschnittstudien stammt, die jeweils mehrfach publiziert haben.

Zunächst ist die „Ottawa Prenatal Prospective Study" zu nennen, aus der fast die Hälfte der in der Tabelle erfassten Publikationen stammt: (4), (5), (7), (10), (12), (14), (15). Im Alter von 9-12 Jahren unterschieden sich die Kinder dieser Stichproben von Müttern unterschiedlichen Ausmaßes des Cannabiskonsums in der Schwangerschaft hinsichtlich Lesefähigkeit, Sprache, exekutiver Funktionen und Intelligenz nicht (12), (14), (15). Im Alter von 13-16 Jahren fielen Kinder von Müttern mit schwerem Cannabiskonsum durch verringerte Daueraufmerksamkeit sowie schlechtere Werte in Subtests zum Gedächtnis und zur Worterkennung in den Tests auf, allerdings wurde versäumt, auf frühen aktuellen Cannabiskonsum hin zu untersuchen (7), (10). Im Alter von 18-22 Jahren wurden wiederum keine Unterschiede gefunden, allerdings zeigten die Probanden mit mütterlichem Cannabiskonsum mittlerweile selbst im Mittel fast täglichen Cannabiskonsum, während die Probanden ohne mütterlichen Cannabiskonsum nur wöchentlichen Konsum aufwiesen. Fried selbst fasst die Befunde zusammen: „Die Konsequenzen einer pränatalen Exposition mit Marihuana sind gering" (Fried, 2005, S. 335).

Vier weitere Publikationen stammen aus der "Maternal Health Practices and Child Development Study": (1), (6), (9), (11). Alle vier Studien präsentieren etwa 10-jährige Kinder, die mit dem Ausmaß des Cannabiskonsums während der Schwangerschaft, aufgeteilt nach Schwangerschaftstrimester, in Verbindung gebracht werden. Während die Studien (9) und (11) kaum signifikante Befunde hervorbringen, ändert sich das in Studie (6), vermutlich mit einer Veränderung der Definitionen für schweren, mittleren und keinerlei Cannabiskonsum, der mit einer Veränderung der Teilstichprobengrößen einhergeht. Jetzt zeigten die Kinder mit schwerer Cannabisexposition im ersten Trimester der Schwangerschaft in allen Leistungsparametern inklusive dem Rating durch die Lehrer Leistungsdefizite. Während Cannabiskonsum im zweiten Trimester noch einige leistungsmindernde Effekte zeigte, hatte Cannabiskonsum im dritten Trimester keine Auswirkungen mehr. Diese eindrucksvollen Ergebnisse sind allerdings im Zusammenhang mit methodischen Schwächen der Studie zu sehen. Eine letzte Publikation dieser Forschergruppe (1) berichtete, dass Cannabiskonsum im ersten und dritten Schwangerschaftstrimester ein signifikanter, wenn auch schwacher Prädiktor für eine erhöhte kindliche Depressivität war.

Die Studien (2) und (8) können keine signifikanten Befunde präsentieren und weisen zudem Schwächen auf (Cannabis- und Kokaineffekt nicht zu trennen). Studie (13) sieht mütterlichen Cannabiskonsum im Zusammenhang mit erhöhter Impulsivität und verringerter Aufmerksamkeit der Kinder.

Tabelle 14. Untersuchungen zu Auswirkungen mütterlichen Cannabiskonsums auf die seelische Gesundheit und Leistungsfähigkeit des Kindes, Evidenzklasse E-B: Fall-Kontroll-Studien, Querschnittsstudien und Fallberichte

Studie	Methoden/Design	N	Hauptbefunde	Limitationen
(1) Gray et al. (2005) *Evidenzlevel* *K III b*	Kinder im Alter von 10 Jahren wurden auf Depressivität und Intelligenz untersucht	N=636	Etwa 40% CK während der Schwangerschaft. Schwache, nichtsignifikante Korrelationen zw. Depression und mütterlichem CK. Mütterlicher CK 1. und 3. Trimester signifikanter Prädiktor für kindliche Depression.	21% nicht näher beschriebener Konsum weiterer Drogen.
(2) Noland et al. (2005) *Evidenzlevel* *K III a*	Kinder im Alter von 4 Jahren wurden neuropsychologisch hinsichtlich Aufmerksamkeit untersucht.	UG= 86 DG=216	Nichtsignifikante Zusammenhänge der Schwere des mütterlichen Cannabiskonsums mit Daueraufmerksamkeit.	75% der UG hat auch Kokain konsumiert (36% der DG). Keine Gruppenvergleiche.
(3) Wang et al. (2004) *Evidenzlevel* *K III a*	42 Gehirne von Föten (22 männl./20 weibl.) nach Abort wurden histochemisch untersucht. Die mRNA-Level der CB1- sowie Dopamin D1- und D2-Rezeptorgene der Regionen Putamen, Amygdala und Hippocampus wurden verglichen.	UG= 21 KG= 21	Signifikant (p=.008) niedrigerer Dopamin-D2-Rezeptorgen mRNA-Level (54 ± 6%) in der Amygdala von Föten mit mütterlichem CK, Korrelation (r=-.46, p=.005) mit der Konsumintensität. Ausgeprägter Effekt bei männlichen Föten.	Keine Alpha-Fehler-Adjustierung. Einschluss in die UG nicht nur bei positivem Urinbefund (auch Selbstauskunft).

3 Ergebnisse • 3.2 Organmedizinische Auswirkungen

Studie	Methoden/Design	N	Hauptbefunde	Limitationen
(4) Smith et al. (2004[a]) *Evidenzlevel* *K III a*	Junge Erwachsene mit bekanntem mütterlichen pränatalen CK wurden im Alter von 18-22 mit fMRI unter challenge-Bedingungen (Go/No-Go-Task) untersucht.	UG=16 KG=15	Keine signifikanten Unterschiede bezüglich der Reaktionszeiten, aber mehr Kommissionsfehler der Erwachsenen mit Müttern mit pränatalem CK. Die fMRI-Untersuchung wird im Bildgebungskapitel beschrieben (3.4.2).	Die UG berichtet im Mittel nahezu täglichen, die KG wöchentlichen aktuellen CK der Probanden. 13 Probanden hatten positive Urinbefunde. Effekt nur kovarianzanalytisch kontrolliert.
(5) Smith et al. (2004[b]) *Evidenzlevel* *K III a*	Siehe (4).	UG=16 KG=15	Die fMRI-Untersuchung wird im Bildgebungskapitel beschrieben (3.4.2).	Weitgehend redundante Publikation.
(6) Goldschmidt et al. (2004) *Evidenzlevel* *K III b*	Maternal Health Practices and Child Development study (MHPCD): 636 Kinder um das Alter von 10 (M=10.5, SD=0.5) wurden nach mütterlichem CK und Schwangerschaftstrimester aufgeteilt in schweren CK (1. Trimester n=87, 2. Trimester n=29, 3. Trimester n=30), leichten bis mittleren CK (1. Trimester n=166, 2. Trimester n=98, 3. Trimester n=86), und keinen CK (1. Trimester n=353, 2.Trimester n=421, 3.Tri-mester n=490). Bei den Kindern wurde untersucht: Worterkennung, Aussprache und Mathematik (WRAT); Leseverständnis (PIAT), Leistungseinschätzung durch den Lehrer.	N=636	Wurde nach CK im ersten Schwangerschaftstrimester unterschieden, zeigte die Gruppe mit schwerem mütterlichen CK signifikant schlechtere Leistungen als beide weiteren Gruppen in allen untersuchten Merkmalen. Bei CK im zweiten Trimester reduzierte sich dieser Befund auf die Einschätzung durch den Lehrer. Andere Merkmale waren n.s., im Leseverständnis waren beide CK-Gruppen signifikant schlechter als die Kontrollen. Bei Aufteilung nach CK im dritten Trimester verfehlten alle Unterschiede die Signifikanz. Eine gleichartige Aufteilung nach mütterlichem Alkoholkonsum ergab nur einen signifikanten Befund bei 18 Tests.	Die Kinderstichprobe ist kaum beschrieben. Die Daten bezüglich CK beruhen nur auf Selbstauskünften. Wenig Kontrolle konfundierender Variablen. Je unbalancierter das Varianzanalysedesign wurde, desto weniger signifikante Ergebnisse wurden gefunden. Obwohl Goldschmidt et al. (2000) die gleiche Gesamtstichprobe untersuchten, unterscheiden sich die Größen der Teilstichproben.
(7) Fried et al. (2003)	Ottawa Prenatal Prospective Study: 145 Jugendli-	N=145	120 Kinder mit keinem oder leichtem	Unbalanciertes ANOVA-Design.

Studie	Methoden/Design	N	Hauptbefunde	Limitationen
Evidenzlevel K III b	che im Alter von 13-16 wurden neuropsychologisch hinsichtlich Lese- und Sprachfähigkeiten (WRAT, PIAT, Spelling Recognition Subtest), auditivem und visuellem Gedächtnis (Missing Numbers, Abstract Designs, Sentence Memory Test, Knox Cube Test), allgemeiner Intelligenz (WISC-III) sowie Exekutivfunktionen (WCST, Stroop-Test) untersucht.		mütterlichem CK (<6 Joints/Woche) wurden mit 25 Kindern von Müttern mit schwerem CK (≥6 Joints/Woche) verglichen. Ein Gedächtnisparameter (Abstract Designs, Latency) und der Spelling Recognition-Subtest des PIAT erreichen möglicherweise knapp die Signifikanz (die Autoren geben ein p≤0.05 an).	
(8) Noland et al. (2003) *Evidenzlevel* K III a	Kinder im Alter von 4 Jahren wurden neuropsychologisch hinsichtlich exekutiver Funktionen untersucht.	UG= 86 DG=216	Es werden keine signifikanten Effekte des mütterlichen Cannabiskonsums berichtet.	75% der UG hat auch Kokain konsumiert (36% der DG).
(9) Richardson et al. (2002) *Evidenzlevel* K III b	Maternal Health Practices and Child Development study (MHPCD): 593 Kinder, deren mütterlicher CK/Nicht-CK erfasst war, wurden im Alter von 10 neuropsychologisch hinsichtlich Problemlösung/Abstraktes Denken (WCST), Lernen und Gedächtnis (WRAML), mentaler Flexibilität (TMT, Stroop-Test), Psychomotorischer Geschwindigkeit (Grooved Pegboard) und Aufmerksamkeit (CPT-2) getestet.	N=539	Ein Mittelwertsvergleich in der Aufteilung von (6) und (11) wird nicht vorgestellt, stattdessen werden Serien multipler Regressionen berichtet. Von 6 CK-Merkmalen (1.-3.-Trimester CK, 1.-3.-Trimester schwerer CK) zeigen sich nur schwerer CK im ersten Trimester (Design-Memory-Subtest und Screening Index des WRAML) sowie CK im zweiten Trimester (CPT, Trial 3, commission errors) als signifikante Prädiktoren bei schwachen 2% Varianzerklärung oder weniger.	Die Kinderstichprobe ist kaum beschrieben. Die Daten bezüglich CK beruhen nur auf Selbstauskünften.
(10) Fried und Watkinson (2001) *Evidenzlevel* K III a	Ottawa Prenatal Prospective Study: Jugendliche im Alter von 13-16 Jahren wurden hinsichtlich Aufmerksamkeit (u.a. CPT, WCST) untersucht.	UG=51 KG=101	5 theoretisch begründete Faktoren werden faktorenanalytisch gewonnen. Kinder von Müttern mit schwerem, mittleren bzw. keinem pränatalen CK unterscheiden sich nach Einbeziehung von Kovariaten hinsichtlich des Faktors „Stability" (Substan-	Der Urin der Jugendlichen wurde zwar hinsichtlich Nikotin-Metaboliten, nicht jedoch Cannabis-Metaboliten untersucht.

3 Ergebnisse • 3.2 Organmedizinische Auswirkungen 51

Studie	Methoden/Design	N	Hauptbefunde	Limitationen
			zielle Ladungen: CPT reaction time variability, CPT omissions) signifikant (p<.01). Kinder von Müttern mit schwerem CK zeigten schlechtere Daueraufmerksamkeit im Vergleich Kindern von Müttern ohne CK (sign. Scheffé-Test)	
(11) Goldschmidt et al. (2000) Evidenzlevel K III b	Maternal Health Practices and Child Development study (MHPCD): 635 Kinder um das Alter von 10 (M=10.5, SD=0.5) wurden nach mütterlichem CK und Schwangerschaftstrimester aufgeteilt in schweren CK (1. Trimester n=86, 2. Trimester n=49, 3. Trimester n=50), leichten bis mittleren CK (1. Trimester n=175, 2. Trimester n=81, 3. Trimester n=68), und keinen CK (1. Trimester n=374, 2. Trimester n=445, 3. Trimester n=517). Kindliche Verhaltensprobleme wurden in zwei Fragebögen durch die Mütter (SNAP, CBCL) sowie einem durch den Lehrer (TRF) erfasst.	N=635	Die Prävalenz von Kindern über dem klinischen Cut-off-Wert war bezüglich der Skala „delinquentes Verhalten" (CBCL, TRF) bei den Kindern schwer Cannabis konsumierender Mütter zum Teil signifikant erhöht. Die Befunde sind uneinheitlich.	Die Kinderstichprobe ist kaum beschrieben. Die Daten bezüglich CK beruhen nur auf Selbstauskünften. Keine Kontrolle konfundierender Variablen.
(12) Fried und Watkinson (2000) Evidenzlevel K III a	Ottawa Prenatal Prospective Study: Kinder im Alter von 9-12 Jahren wurden hinsichtlich visueller Wahrnehmungsfunktionen und Intelligenz (WISC-III) untersucht.	UG=44 KG=102	Kinder von Müttern mit schwerem, mittleren bzw. keinem pränatalem CK unterscheiden sich nach Einbeziehung von Kovariaten hinsichtlich der Subskalen „Perceptual Organization Index" und „Objekt assembly" (jeweils p<.05) des WISC-III.	Nach Stichprobenerhöhung werden die bei Fried et al. (1998) bereits berichteten Mittelwertsunterschiede bei weitgehend gleichen Mittelwerten jetzt signifikant. Keine Alpha-Fehler-Adjustierung.

Studie	Methoden/Design	N	Hauptbefunde	Limitationen
(13) Leech et al. (1999) *Evidenzlevel* K III b	6-jährige Kinder wurden hinsichtlich Aufmerksamkeit und Impulsivität (CPT) und Intelligenz (SBIS) untersucht.	UG=608	Pränataler mütterlicher CK war signifikanter positiver Prädiktor der Kommissionsfehler (im Sinne erhöhter Impulsivität) und signifikanter negativer Prädiktor der Omissionsfehler (im Sinne erhöhter Aufmerksamkeit).	Drogenkonsum basiert auf Selbstauskünften. 3% Kokainkonsumenten). CK sank im Verlauf der Schwangerschaften, Nikotinkonsum blieb stabil (M=8-9 Zigaretten/Tag).
(14) Fried et al. (1998) *Evidenzlevel* K III b	Ottawa Prenatal Prospective Study: 131 Kinder wurden im Alter von 9-12 Jahren hinsichtlich Intelligenz (WISC-III) sowie exekutiver Funktionen untersucht.	N=131	Kinder von Müttern mit schwerem, mittleren bzw. keinem pränatalem CK unterscheiden sich nach Einbeziehung von Kovariaten hinsichtlich des IQ bzw. exekutiver Funktionen nicht.	Drogenkonsum basiert auf Selbstauskünften. Teils redundant zu (13).
(15) Fried et al. (1997) *Evidenzlevel* K III b	Ottawa Prenatal Prospective Study: 131 Kinder wurden im Alter von 9-12 Jahren hinsichtlich Lesefähigkeit, Sprache und Intelligenz (WISC-III) untersucht.	N=131	Kinder von Müttern mit schwerem, mittleren bzw. keinem pränatalem CK unterscheiden sich nach Ein-beziehung von Kovariaten hinsichtlich des IQ bzw. exekutiver Funktionen nicht.	Drogenkonsum basiert auf Selbstauskünften.

*Anmerkungen. NG = Neugeborene, CK = Cannabiskonsum, UG = Foeten oder Kinder/Jugendliche mit mütterlichem pränatalem Cannabiskonsum, KG = Kontrollgruppe, DG = Drogen konsumierende Kontrollgruppe, M = Mittelwert, n.s. = nicht signifikant * p<0.05.*

3.3 Psychische und psychosoziale Auswirkungen des Cannabiskonsums

3.3.1 Zusammenfassung

Im folgenden Abschnitt wird der Einfluss des Cannabiskonsums auf spätere Drogenaffinität (13 Studien), auf die Entwicklung einer Cannabisabhängigkeit (20 Studien), auf psychotische Störungen (23 Studien), auf Symptome von Angst, Depression und Suizidalität (40 Studien, eine Metaanalyse) sowie auf die Motivation und den schulischen bzw. beruflichen Erfolg (9 Studien) untersucht.

Nach den Ergebnissen dieser Studien erhöht Cannabiskonsum das Risiko für den späteren Konsum weiterer illegaler Drogen, für die Entwicklung von psychotischen und depressiven Symptomen bzw. für Suizidalität sowie für den vorzeitigen Schulabbruch. Hierbei ist zu bedenken, dass das Ausmaß der Risikoerhöhung relativ zur Inzidenz in der Grundgesamtheit zu sehen ist. Da psychotische Störungen deutlich seltener als depressive sind, ist die relativ deutliche Risikoerhöhung bei psychotischen Störungen klinisch möglicherweise weniger bedeutsam als die numerisch geringfügige Risikoerhöhung bei depressiven Störungen.

Auf der Basis der Systematischen Reviews ist der Befund festzuhalten, dass unter regelmäßigen Cannabiskonsumenten Abhängigkeitssyndrome entstehen, die keineswegs selten auch die körperlichen Leitsymptome der Toleranzentwicklung und der Entzugssymptome umfassen. Das Cannabis-Entzugssyndrom wurde auch unter experimentellen Bedingungen herausgearbeitet und beschrieben.

Als den Ergebnissen zu unterschiedlichen psychischen und psychosozialen Auswirkungen des Cannabiskonsums in diesem Abschnitt gemeinsam ist die besondere Bedeutung frühen Cannabiskonsums zu betonen. Unter „frühem Cannabiskonsum" wird in der Regel ein Konsum vor dem 16. Lebensjahr verstanden. Der Effekt von Cannabiskonsum auf späteren Konsum anderer illegaler Drogen scheint zu großen Teilen durch frühen Cannabiskonsum bestimmt. Weiter erhöht früher Cannabiskonsum das Risiko für eine besonders schnelle Entwicklung einer Cannabisabhängigkeit. Die Stärke des Effekts der Risikoerhöhung für die Entwicklung psychotischer Störungen scheint bei frühem Cannabiskonsum erheblicher, in diesem Zusammenhang wird auch der Beitrag eines Polymorphismus des Katechol-O-Methyltransferase-Gens weiter zu untersuchen sein. Die inkludierten Studien, die den Zusammenhang von Cannabiskonsum und späterer Suizidalität untersuchen, finden überwiegend statistisch bedeutsame Effekte nur unter Bedingungen frühen Cannabiskonsums. Die Wahrscheinlichkeit für Schulabbrüche scheint sich mit früherem Konsumbeginn zu erhöhen. Insgesamt scheinen die Jugendlichen und Erwachsenen, bei denen im Zusammenhang mit dem Cannabiskonsum psychische und psychosoziale Beeinträchtigungen aufgetreten sind, mit großer Wahrscheinlichkeit vor dem 16. Lebensjahr mit dem Cannabiskonsum begonnen zu haben.

3.3.2 Schrittmacherfunktion und Abhängigkeit

3.3.2.1 Cannabiskonsum und spätere Drogenaffinität

Im Rahmen der Recherchen nach den Expertise-relevanten Publikationen aus dem spezifizierten Untersuchungszeitraum konnten zum Thema 13 Studien gefunden werden. Sie werden zunächst kurz vorgestellt und in den darauf folgenden *Tabellen 15a* und *15b* beschrieben.

Sechs Longitudinalstudien (1), (2), (3) und (6), (7), (8) (Evidenzlevel K II) und die Querschnittsstudien (10) und (13) (Evidenzlevel K III b) belegen unter Kontrolle einer Vielzahl genetischer und umweltbedingter Einflussfaktoren eindrucksvoll den Zusammenhang zwischen Cannabiskonsum und späterem Konsum anderer illegaler Drogen. Insbesondere scheint ein frühes Erstkonsumalter von Cannabis von Bedeutung zu sein, wie die Studien (1), (3), (6) und (7) nahe legen. Die Ergebnisse der Studien (1) und (7) am Datensatz der Christchurch

Health and Development Study, die sehr differenziert nach Erstkonsumalter und Konsumintensität untersucht haben, legen nahe, dass sich der Effekt von Cannabiskonsum auf den Konsum anderer Drogen mit zunehmendem Erstkonsumalter von Cannabis und abnehmender Cannabiskonsumintensität deutlich abschwächt.

Studie (5) (Evidenzlevel K III b) überprüfte und verwarf ein Strukturgleichungsmodell eines direkten Effektes des Cannabiskonsums auf den späteren Konsum weiterer Drogen zugunsten eines Modells, dass gemeinsame genetische und umweltbedingte Faktoren des Cannabis- und Substanzkonsums als Ursache der Komorbidität von Cannabismissbrauch und dem Missbrauch anderer Substanzen operationalisiert. Hier ist allerdings als Limitation das nicht einbezogene Cannabis-Erstkonsumalter zu benennen, das sich hinsichtlich des Zusammenhangs von Cannabiskonsum und späterem Konsum anderer Drogen als von Bedeutung gezeigt hat. Studie (9) (Evidenzlevel K III b) belegt zwar retrospektiv einen Einfluss eines frühen Erstkonsumalters (< 16 Jahre) auf den späteren schweren Marihuanakonsum, nicht jedoch auf den schweren Konsum von Partydrogen. Studie (12) (Evidenzlevel K III b) konnte keinen signifikanten Zusammenhang zwischen Cannabiskonsum und Kokainkonsum feststellen, weist allerdings auch Limitationen in der Methodik auf.

Studie (4) (Evidenzlevel K III b) stellte bei wegen Substanzabhängigkeit behandelten Patienten fest, dass Cannabiskonsum die stabile Remission von Alkohol- und Kokain-bezogenen Störungen beeinträchtigt. Studie (11) (Evidenzlevel K III b) betont besonders den Einfluss von konkomitantem Cannabis- und Inhalantienkonsum auf die Entwicklung multiplen Drogenkonsums und substanzbezogener Störungen. Diese in Studie (4) und (11) berichteten Befunde bedürfen weiterer Untersuchungen.

Insgesamt kann ein Einfluss des Cannabiskonsums auf späteren Konsum anderer Drogen als Befund festgehalten werden. Dieser statistische Einfluss kann auf der Basis des vorliegenden Forschungstandes noch nicht im Hinblick auf seine Kausalität beurteilt werden, da unter anderem noch vertieft zu untersuchen ist, ob sich dieser Einfluss möglicherweise (wie Studie 1 nahe legt) nur unter den Bedingungen eines frühen Erstkonsumalters zeigt und sich möglicherweise die pharmakologischen Cannabiseffekte bei Jugendlichen und Erwachsenen unterscheiden.

Tabelle 15a. Untersuchungen zur Auswirkung des Cannabiskonsums auf die spätere Drogenaffinität, Evidenzklasse E-A: Randomisierte kontrollierte Studien und Längsschnittstudien

Studie	Methoden/Design	N	Hauptbefunde	Limitationen
(1) Fergusson et al. (2006) *Evidenzlevel K II*	Daten einer Langzeitstudie an einer Geburtskohorte von 1265 Australiern (Christchurch Health and Development Study, CHDS) bis ins 25. Lebensjahr werden genutzt, um die Drogenkonsumentwicklung zu analysieren.	N=1265	Im Vergleich zu Nichtkonsumenten von Cannabis erhöht sich im Alter von 14-15 Jahren das für konfundierende Merkmale adjustierte Risiko für den Konsum weiterer illegaler Dro-	

Studie	Methoden/Design	N	Hauptbefunde	Limitationen
			gen in Abhängigkeit zur Konsumhäufigkeit (Odds Ratio=4.1 bei Konsum weniger als monatlich, OR=16.4 bei wenigsten monatlichem Konsum und OR=66.7 bei wenigstens wöchentlichem Konsum).	
			OR=28.5 für 17-18-Jährige, OR=12.2 für 20-21-Jährige, OR=3.9 für 24-25-Jährige, jeweils wöchentlicher CK.	
(2) Lessem et al. (2006) Evidenzlevel K II	Die Longitudinal Study of Adolescent Health untersuchte 18286 Personen während der Adoleszenz (M Alter=16) und 5 Jahre danach (M Alter=22.45). An dieser Stichprobe wurde der Einfluss adoleszenten CK auf späteren Drogenkonsum analysiert. Zusätzliche Untersuchungen wurden an 2423 Zwillingspaaren aus dieser Studie sowie an 360 Zwillingspaaren, von denen nur eine Person Cannabis konsumiert, durchgeführt.	N=18286	Unter Berücksichtigung konfundierender Merkmale hatten adoleszente Marihuanakonsumenten ein signifikant erhöhtes Risiko (Odds Ratio=1.83) für späteren Konsum illegaler Drogen. Diese Beziehung konnte auch in für Marihuanakonsum diskordanten Zwillingspaaren bestätigt werden. Durch ein Cholesky-Modell konnte gezeigt werden, dass die Beziehung zwischen adoleszentem CK und erwachsenem Drogenkonsum am besten wohl durch gemeinsame Umweltfaktoren (und weniger durch gemeinsame genetische Faktoren) erklärt werden können.	
(3) Lynskey et al. (2006) Evidenzlevel K II	Aus den Daten des Nederlands Twin Register wurden 219 Zwillingspaare mit gleichem Geschlecht ausgewählt, von denen jeweils nur eine Person vor dem Alter von 18 Cannabis konsumiert hat: 45 männliche und 65 weibliche monozygote Zwillingspaare	N=438	Die frühen CK zeigten eine höhere Prävalenz des Konsums von „party drugs", „hard drugs" und regelmäßigem CK im Vergleich zu ihren Mitzwillingen (party drugs: 16.2%/ 3.8%; hard drugs: 12.8%/1.7%;	Es fehlt eine exakte Definition, was die Begriffe „party drug" und „hard drug" genau meinen.

Studie	Methoden/Design	N	Hauptbefunde	Limitationen
	sowie 63 männliche und 46 weibliche dizygote Zwillingspaare (M Alter=26.75 Jahre). Der Einfluss des frühen CK im Zwillingspaar auf späteren Drogenkonsum wurde untersucht.		regelmäßiger CK: 16.2%/5.1%). Logistische Regressionen unter Berücksichtigung konfundierender Merkmale ergeben bei CK unter dem Alter von 18 ein signifikant erhöhtes Risiko für den Konsum von party drugs (Odds Ratio=7.4) und hard drugs (OR=16.5). Der regelmäßige CK ist unadjustiert signifikant, verfehlt aber nach Adjustierung (Kovariate: früher regelmäßiger Tabakkonsum, Regeln brechendes Verhalten) die Signifikanz deutlich.	
(4) Aharonovich et al. (2005) *Evidenzlevel K II*	250 Patienten mit Abhängigkeit bezüglich Alkohol, Kokain und/oder Heroin einer Suchthilfeeinrichtung (85 Frauen, M Alter=36.9) wurden in follow-up-Untersuchungen 6, 12 und 18 Monate nach der Behandlung mit standardisierten psychiatrischen Interviews untersucht.	N=250	73 Patienten konsumierten nach Abschluss der Behandlung Marihuana. Marihuanakonsum erhöhte das Risiko für erstmaligen Konsum einer weiteren Substanz und senkte für Alkohol und Kokain die Wahrscheinlichkeit einer stabilen Remission signifikant, nicht jedoch für Heroin.	Nur Selbstauskunftdaten, keine Urinanalysen sichern die Feststellung der Remission.
(5) Agrawal et al. (2004) *Evidenzlevel K II*	Aus den Daten des Mid-Atlantic Twin Registry der USA wurden 2125 Zwillingspaare mit gleichem Geschlecht ausgewählt: 702 männliche und 556 weibliche monozygote Zwillingspaare sowie 489 männliche und 376 weibliche dizygote Zwillingspaare (mittleres Alter der männlichen Zwillingspaare 35.5 und der weiblichen 35.8 Jahre). Sie wurden mit standardisierten psychiatrischen Interviews nach DSM-III-R befragt.	N=4250	Analyse von 13 Strukturgleichungsmodellen (incl. der Gateway-Theorie) bezüglich der Zusammenhänge zwischen Cannabiskonsum und dem Konsum anderer Drogen werden vorgestellt. Die beste Anpassungsgüte erzielte ein Modell, dass gemeinsame genetische und umweltbedingte Faktoren des Cannabis- und Substanzkonsums als Ursache der Komorbidität von Cannabismissbrauch und dem	Nur Akaike's Information Criterion dient zur statistischen Entscheidung zwischen den Modellen. Die Einbeziehung weiterer Kriterien wäre sinnvoll gewesen. Die Variablenebene der Strukturgleichungsmodelle ist nicht nachzuvollziehen. Früher Cannabiserstkonsum wurde als Einflussmerkmal nicht berücksichtigt.

3 Ergebnisse • 3.3 Psychische und psychosoziale Auswirkungen

Studie	Methoden/Design	N	Hauptbefunde	Limitationen
			Missbrauch anderer Substanzen operationalisiert.	
(6) Lynskey et al. (2003) *Evidenzlevel K II*	Aus den Daten des Australian Twin Register wurden 311 Zwillingspaare mit gleichem Geschlecht ausgewählt (geboren zwischen 1964 und 1971), von denen jeweils nur eine Person vor dem Alter von 17 Cannabis konsumiert hat: 62 männliche und 74 weibliche monozygote Zwillingspaare sowie 91 männliche und 84 weibliche dizygote Zwillingspaare (Median Alter=30 Jahre). Der Einfluss des frühen CK im Zwillingspaar auf späteren Drogenkonsum wurde untersucht.	N=622	In monozygoten Zwillingspaaren war der CK vor dem Alter von 17 signifikant häufiger in beiden Zwillingen als in dizygoten Zwillingspaaren. Nach Adjustierung auf konfundierende Variablen hatten die Zwillinge mit CK vor dem Alter von 17 signifikant erhöhte Wahrscheinlichkeiten für den Konsum anderer Drogen (Odds Ratios: für Sedativa OR=2.28, für Halluzinogene OR=5.15, Kokain/Stimulanzien OR=4.06, Opiate OR=2.34) sowie für Missbrauch/-Abhängigkeit gegenüber irgendeiner Substanz (OR=1.98) außer Alkohol (OR=1.85).	
(7) Fergusson et al. (2002) *Evidenzlevel K II*	Daten einer Langzeitstudie an einer Geburtskohorte von 1265 Australiern (630 Frauen, Christchurch Health and Development Study, CHDS) bis ins 21. Lebensjahr werden genutzt, um die Häufigkeit des CK zwischen 14 und 21 in Beziehung auf den Konsum weiterer illegaler Drogen zu untersuchen.	N=1265	Bei mindestens wöchentlichem CK im Alter von 14-15 bestand ein signifikantes, stark erhöhtes Risiko für den Konsum weiterer illegaler Drogen (Odds Ratio=234.4) im Vergleich zu Nichtkonsumenten. Das Risiko für den Konsum weiterer illegaler Drogen sank deutlich bei wöchentlichem CK im Alter von 17-18 (OR=53.9) und weiter im Alter von 20-21 (OR=12.0).	Die Stichprobe ist mangelhaft beschrieben.
(8) Fergusson et al. (2000) *Evidenzlevel K II*	Daten einer Langzeitstudie an einer Geburtskohorte von 1265 Australiern (630 Frauen, Christchurch Health and Development Study, CHDS) bis ins 21. Lebensjahr werden ge-	N=1265	Im Alter von 21 hatte 70% der Kohorte Cannabiserfahrung, 26% auch weitere illegale Drogen konsumiert. Mit Ausnahme von 3 Personen	Die Stichprobe ist mangelhaft beschrieben.

Studie	Methoden/Design	N	Hauptbefunde	Limitationen
	nutzt, um die Häufigkeit des CK zwischen 14 und 21 in Beziehung auf den Konsum weiterer illegaler Drogen zu untersuchen.		war Cannabis stets die erste konsumierte illegale Substanz. Nach Kontrolle von konfundierenden Variablen hatten Personen mit mehr als 50 Konsumgelegenheiten bezüglich Cannabis pro Jahr ein 59.2fach erhöhtes relatives Risiko des Konsums weiterer illegaler Drogen.	

Anmerkungen. LS = Longitudinalstudie, CK = Cannabiskonsum bzw. Cannabis konsumierende Personen, UG = Untersuchungsgruppe mit CK, KG = Kontrollgruppe, M = Mittelwert, n.s. = nicht signifikant.

Tabelle 15b. Untersuchungen zur Auswirkung des Cannabiskonsums auf die spätere Drogenaffinität, Evidenzklasse E-B: Fall-Kontroll-Studien, Querschnittsstudien und Fallberichte

Studie	Methoden/Design	N	Hauptbefunde	Limitationen
(9) Baumeister und Tossmann (2005) *Evidenzlevel K III b*	3503 Personen (38.2% Frauen, M Alter=21.6) der Techno-Szene in 7 europäischen Hauptstädten wurden hinsichtlich ihres Drogenkonsums befragt.	N=3503	Früher Cannabiserstkonsum (Alter= <16 Jahre) war signifikanter Prädiktor von schwerem Cannabiskonsum (Odds Ratio=1.57), allerdings nicht bezüglich des schweren Konsums von „dance drugs".	
(10) Best et al. (2005) *Evidenzlevel K III b*	2078 Schülerinnen und Schüler (1164 Frauen, M Alter=15.1) aus London wurden in ihren Schulklassen bei Anwesenheit der Lehrer mit Fragebögen hinsichtlich soziodemographischer Merkmale und Substanzkonsum befragt (Briefumschläge zur Sicherung der Anonymität).	N=2078	493 Personen hatten Cannabiserfahrung (mittleres Erstkonsumalter 13.4), davon 306 Konsum im Monat vor der Untersuchung und 46 täglichen Konsum. Signifikante Prädiktoren der Intensität des CK im Monat vor der Untersuchung waren das Erstkonsumalter von Tabak und Cannabis, nicht jedoch Alkohol. Cannabiserfahrene hatten signifikant häufiger Erfahrung mit anderen Substanzen	Der Zusammenhang zwischen Cannabiskonsum und dem Konsum anderer Drogen zwar statistisch signifikant, würde aber durch die Angaben von Effektstärken aussagekräftiger.

3 Ergebnisse • 3.3 Psychische und psychosoziale Auswirkungen

Studie	Methoden/Design	N	Hauptbefunde	Limitationen
			im Vergleich zu Unerfahrenen (Alkohol: 95.1%/66.6%; Tabak: 89.7%/31.2%; Lösungsmittel: 16.6%/2.8%; Kokainpulver: 15.6%/0.6%; Ecstasy: 10.3%/0.4%; Crack: 7.9%/0.1%; Heroin: 5.5%/0.3%).	
(11) Wu et al. (2005) *Evidenzlevel K III b*	Aus den Daten des National Household Surveys on Drug Abuse (NHSDA), repräsentativ für die US-Bevölkerung ab 12 Jahren, wurden 36854 Jugendliche im Alter von 12-17 Jahren (49% Frauen, 33% 12 oder 13) ausgewählt. Aus dieser Stichprobe wurden 10180 Personen mit Drogenerfahrung in 4 Gruppen eingeteilt: Marihuanakonsumenten (53%), Konsumenten von Inhalantien (16%), Konsumenten von Marihuana und Inhalantien (16%) und Konsumenten anderer Drogen (15%). Die Prädiktoren einer Alkohol- oder Drogenabhängigkeit wurden untersucht.	N=10180	31% der untersuchten Jugendlichen mit Drogenerfahrung gab an, Cannabis noch nicht probiert zu haben. Jugendliche, die Marihuana und Inhalantien konsumieren, zeigen erhöhte Risiken für multiplen Drogenkonsum und substanzbezogene Störungen.	
(12) Diego et al. (2003) *Evidenzlevel K III b*	98 Schüler aus Florida (52 Frauen) wurden während ihrer Schulzeit mit Fragebögen hinsichtlich des Substanzkonsums und anderer Merkmale befragt.	N=98	Eine Serie von multiplen linearen Regressionsanalysen wurden gerechnet. Der CK wird signifikant durch den Zigaretten- und Alkoholkonsum vorhergesagt, Alkohol- und Zigarettenkonsum allerdings nur durch den CK. Kokainkonsum wird nur tendenziell signifikant (p<.06) durch den CK vorhergesagt.	Stichprobe unzureichend beschrieben. Die Vorraussetzungen linearer Regressionen sind mit großer Wahrscheinlichkeit verletzt: Die abhängige Variable des Substanzkonsums (Einschätzung von „niemals" bis „regelmäßig") ist eher ordinalskaliert. Die Prädiktoren sind hoch interkorreliert.
(13) Degenhardt et al. (2001) *Evidenzlevel K III b*	National Survey of Mental Health and Well-Being (NSMHWB): Eine für Australien bevölkerungsrepräsentative Stichprobe wurde mit strukturierten psychiatrischen Interviews nach ICD-10- sowie DSM-	N=10641	Nach Adjustierung bezüglich konfundierender soziodemographischer Merkmale wiesen die drei untersuchten Merkmale Cannabiskonsum (CK), Cannabismiss-	

Studie	Methoden/Design	N	Hauptbefunde	Limitationen
	IV-Kriterien befragt.		brauch (CM) und Cannabis-Abhängigkeit (CA) signifikant erhöhte Risiken des Konsums anderer psychotroper Substanzen auf: regelmäßiger Tabakkonsum (CK Odds Ratio=3.45, CM OR=3.56, CA OR=5.69), Alkoholkonsum (CK OR=4.62, CM OR=3.57, CA OR=1.86), Konsum anderer illegaler Substanzen (CK OR=5.91, CM OR=5.94, CA OR=11.54).	

Anmerkungen. LS = Longitudinalstudie, CK = Cannabiskonsum bzw. Cannabis konsumierende Personen, UG = Untersuchungsgruppe mit CK, KG = Kontrollgruppe, M = Mittelwert, n.s. = nicht signifikant.

3.3.2.2 Cannabisabhängigkeit

Im Rahmen der Recherchen nach den Expertise-relevanten Publikationen aus dem spezifizierten Untersuchungszeitraum konnten zum Thema 20 Studien gefunden werden. Sie werden zunächst kurz vorgestellt und in den darauf folgenden *Tabellen 16a* und *16b* beschrieben.

In Kapitel 3.1.2.4 und 3.1.2.5 wurde anhand der Zahlen Cannabis-bezogener Behandlungen in deutschen Suchteinrichtungen die quantitative Bedeutsamkeit der behandlungsbedürftigen Cannabis-bezogenen Störungen demonstriert. Die in Studie (10) (Evidenzlevel K III b) berichteten Zahlen aus Kanada weisen auf einen deutlich geringeren, wenn auch immer noch quantitativ erheblichen Anteil an Cannabis-bezogenen Primärdiagnosen. Wie in Deutschland gehören auch in Kanada junge Männer überproportional häufig zu den Betroffenen.

Die Studien (12), (14) und (16) (Evidenzlevel K III b) beschäftigen sich auf der Basis repräsentativer Stichproben mit Schätzungen der Bevölkerungsprävalenz der Cannabisabhängigkeit: 7% (12), 1.5% (14), 9% (16). Studie (5) (Evidenzlevel K II) identifizierte in einer repräsentativen Stichprobe 599 Cannabiskonsumenten, von denen nur 37 (6.3%) in einer Wiederholungsbefragung nach 12 Jahren die Diagnose „Cannabisabhängigkeit" erhielten.

Studie (17) (Evidenzlevel K III b) fand an einer großen Stichprobe von Cannabisabhängigen eine Prävalenz körperlicher Abhängigkeitssymptome von 70.2% (ausschließlich Toleranzbildung 29.3%, Entzugssymptome mit/ohne Toleranzbildung 40.9%). Studie (12) fand Entzugssymptome bei 74% und Toleranzentwicklung 21% der untersuchten Cannabisabhängigen.

Unter den dokumentierten Studien waren fünf kontrollierte, nicht randomisierte Untersuchungen (K I) unter experimentellen Entzugsbedingungen bezüglich Cannabis: (2), (4), (7), (8), (9). Die Studien (2), (4) und (9) untersuchten jeweils viertägigen Entzug im Wechsel mit viertägigem Konsum. Studie (9) fand unter experimenteller Verabreichung von THC oder Placebo im stationären Kontext statt, (2) und (4) unter Bedingungen heimischen Konsums in privatem Kontext. In allen drei Studien wurden nach viertägigen Abstinenzzeiten erhöhte Irritierbarkeit und reduzierter Appetit gefunden (Studie 4 belegt sogar eine Abnahme des Körpergewichts). Zwei Studien berichteten vermehrte Magenschmerzen (2), (9) sowie Craving, vermehrte Aggression und Schlafstörungen (2), (4).

Die Studien (7) und (8) sind Publikationen einer Arbeitsgruppe, die eine 28-tägige Abstinenz schwerer Cannabiskonsumenten und Kontrollen im stationären Kontext untersucht hat. Studie (7) belegt die erhöhte Irritabilität der Cannabiskonsumenten im Entzug – in dieser Studie war diese nur am ersten und am letzten Untersuchungstag nicht signifikant erhöht. Veränderungen des Appetits wurden nicht beobachtet, dagegen berichtet Studie (8) auch über vermehrte Aggression.

Die Querschnittsstudie (11) (Evidenzlevel K III b) beschäftigt sich retrospektiv mit erlebten Entzügen und nennt als häufigste Symptome Craving, Irritierbarkeit und Schlafstörungen. Hinsichtlich der Beschreibung eines Cannabis-Entzugssyndroms kann also eine relative Übereinstimmung festgestellt werden.

Studie (1) (Evidenzlevel K II) konnte einen deutlichen Einfluss des frühen Erstkonsumalters bei Jugendlichen zwischen 12 und 20 auf die Entwicklung einer Cannabisabhängigkeit innerhalb von 24 Monaten nach dem Erstkonsum zeigen. Studie (3) (Evidenzlevel K II) sieht insbesondere ungünstige sozioökonomische Bedingungen als prädiktiv für die Entwicklung einer Cannabisabhängigkeit, hier beruhen die Daten allerdings nur auf 12 Cannabisabhängigen innerhalb der Stichprobe. Studie (6) (Evidenzlevel K II) fand retrospektiv nur die Konsumintensität, nicht aber das Erstkonsumalter als prädiktiv für die Entwicklung einer Cannabisabhängigkeit. Allerdings hatten Personen mit Erstkonsumalter ab 17 eine doppelt so hohe Wahrscheinlichkeit, den Cannabiskonsum zu beenden.

Zusammenfassend kann festgestellt werden, dass durch Cannabiskonsum ein Abhängigkeitssyndrom entstehen kann, und dass im Zusammenhang mit der Entwicklung einer Cannabisabhängigkeit regelmäßig und keinesfalls selten auch Symptome einer körperlichen Abhängigkeit (Toleranzbildung, Entzugssymptome) ausgebildet werden. Im Gegensatz zu dem aktuellen Review von Budney und Hughes (2006), die das Entzugssyndrom als mittelgradig bis schwer (S. 235) charakterisieren, wirkt auf der Basis der dieser Expertise zugrundeliegenden Studien die Abgegrenztheit, Intensität und der zeitliche Verlauf des Cannabisentzugssyndroms noch unzureichend beschrieben. Die Bedeutung des Erstkonsumalters im Hinblick auf die Entwicklung von Abhängigkeitssymptomen ist weiter zu untersuchen.

Tabelle 16a. Untersuchungen zur Cannabisabhängigkeit, Evidenzklasse E-A: Randomisierte kontrollierte Studien und Längsschnittstudien

Studie	Methoden/Design	N	Hauptbefunde	Limitationen
(1) Chen et al. (2005) *Evidenzlevel* *K II*	In der für die US-Bevölkerung ab 12 Jahren repräsentativen Stichprobe des National Household Survey on Drug Abuse (NHSDA) der Jahre 2000-2001 wurden 3352 Personen (1743 Frauen, 82.5% Alter zwischen 12 und 20, 30% 15 und jünger) identifiziert, die innerhalb von 24 Monaten vor der Untersuchung den erstmaligen CK angaben. Von ihnen entwickelten 3.9% bis zur Untersuchung eine Cannabisabhängigkeit. Die Studie untersucht die Prädiktoren dieser sehr schnellen Abhängigkeitsentwicklung.	N=114241	Die Studie präsentiert relative Risiken, die auf konfundierende Variablen hin adjustiert wurde. Signifikant erhöhte relative Risiken wurden nahezu ausschließlich für das Erstkonsumalter gefunden (Ausnahmen: familiäres Jahreseinkommen unter 20000 Dollar, leicht erhöhtes Risiko von 1.8; Erfahrung mit 3 oder mehr psychotropen Substanzen, leicht erhöhtes Risiko von 2.2). Das Risiko für eine schnelle Abhängigkeitsentwicklung war 11.6fach erhöht, wenn der Erstkonsum zwischen 11 und 13 lag, 13.2fach sogar erhöht, wenn der Erstkonsum zwischen 14 und 15 lag und immerhin noch 9.4fach erhöht, wenn der Erstkonsum zwischen 16 und 17 lag. Darüber liegende Erstkonsumalter ergaben kein signifikant erhöhtes Risiko für eine Abhängigkeitsentwicklung kurz nach dem Erstkonsum mehr.	
(2) Budney et al. (2003) *Evidenzlevel* *K I*	18 aktuelle CK (7 Frauen, M Alter=30.9, mittlerer täglicher CK=3.6 Joints) und Ex-CK=12 (3 Frauen, M Alter=36.6, mittlerer früherer täglicher CK=3.1 Joints) wurden für 31 Abstinenztage untersucht. Dabei fanden Untersuchungen an den Tagen 1-4 der Abstinenzzeit, danach zweimal wöchentlich statt. Methoden: die Marihuana-	UG=18 KG=12	Die CK zeigten bis Tag 18 signifikant zu ihrer Baseline erhöhtes entzugsbedingtes Unbehagen, bis Tag 9 erhöhte Irritierbarkeit und Ruhelosigkeit und bis Tag 6 erhöhte Schlafschwierigkeiten, Schwitzen und verminderten Appetit. Ab Tag 30 war das Craving signifikant ver-	31 aktuelle CK hätten für 45 Tage abstinent bleiben sollen, nur 18 haben es für nur 31 Tage geschafft. Allerdings war das Kriterium für eingehaltene Ab-stinenz bei den zweimal wöchentlich durchgeführten Urinanalysen zu liberal: Der am Kreatinin

Studie	Methoden/Design	N	Hauptbefunde	Limitationen
	Withdrawal-Checklist und das Marihuana Craving Inventory der Autoren, BSI, POMS, 3 Items zum Schlaf. Wiederholte Urinanalysen		mindert. Signifikant erhöhte Werte für Magenschmerzen und Schüttelfrost zeigten sich nur nach den ersten drei Abstinenztagen. Ärger und Aggression waren zeitweilig in der ersten Hälfte signifikant erhöht, depressive Stimmung zu keinem Zeitpunkt. Die Kontrollgruppe zeigte keine signifikanten Veränderungen.	normalisierte Wert für THC-Metabolite durfte nicht mehr als 50% im Vergleich zur Vortestung wachsen. Die Untersuchungsgruppe wurde nur mit dem Baseline-Wert, nicht jedoch mit der Kontrollgruppe verglichen.
(3) von Sydow et al. (2002) *Evidenzlevel K II*	Aus den Daten der Early Developmental Stages of Psychopathology Study (EDSP), einer Langzeitstudie an einer für die Münchner Bevölkerung repräsentativen Stichprobe, die eine standardisierte psychiatrische Diagnostik nach DSM-IV sowie diverse standardisierte Fragebögen eingesetzt hatte, wurden 632 Personen, die zum zweiten Untersuchungszeitpunkt (t1) 1996-1997 ohne Missbrauchs- oder Abhängigkeitsdiagnose Cannabis konsumierten, in Bezug auf die Entwicklung dieser substanzbezogenen Störungen zum dritten Zeitpunkt (t2) 1998-1999 hin untersucht.	N=632	Von den 632 CK wiesen 53 zu t2 eine Missbrauchsdiagnose bezüglich Cannabis und 12 eine Abhängigkeitsdiagnose auf. Die multiplen Regressionsmodelle wurden getrennt nach kategoriellen und dimensionalen Variablen unter Berücksichtigung von Alter und Geschlecht gerechnet. Das Risiko für Cannabisabhängigkeit ist signifikant erhöht unter den folgenden Bedingungen: schlechter sozioökonomischer Status (Bildung/sozialer Status/Einkommen, Odds Ratio=21.9), schlechte finanzielle Situation (OR=9.4), Tod der Eltern vor dem Alter von 15 (OR=13.2) sowie Kon-um anderer Drogen (OR=4.2). Unter den dimensionalen Prädiktoren waren die Skalen zur Verhaltensinhibition in der Kindheit (social OR=1.7, fear OR=1.8), der Global Severity Index der SCL-90 (OR=1.6), die Selbstwertschätzung (OR=2.0) und das	Letztlich beruhen die Resultate auf nur 12 Personen und ihren Besonderheiten.

Studie	Methoden/Design	N	Hauptbefunde	Limitationen
			Alter (OR=0.6) von prädiktiver Bedeutung.	
(4) Budney et al. (2001) *Evidenzlevel K I*	12 tägliche CK (5 Frauen, M Alter=30.1, 11 nach DSM-IV-Diagnosen mit Missbrauch oder Abhängigkeit bezüglich Cannabis) wurden untersucht. Die Untersuchungen wurden im ABAB-Design durchgeführt (A=4 Tage CK, B=4 Tage Abstinenz). Urinkontrollen alle 4 Tage. Methoden: die Marihuana-Withdrawal-Checklist und das Marihuana Craving Inventory der Autoren, BSI, POMS, 3 Items zum Schlaf.	UG=12	Zwischen Baseline (nach Konsumzeit) 1 und nach Abstinenzzeit 1 wurden signifikante Erhöhungen der Symptome Aggression, Ärger, Craving, Irritierbarkeit und Schlafschwierigkeiten sowie signifikant verminderter Appetit gefunden. Alle sechs genannten Symptome bildeten sich zwischen Abstinenzzeit 1 und Baseline 2 (=erneuter Konsum) signifikant zurück. Nach der zweiten Abstinenzzeit (Vergleich Baseline 2/Abstinenz 2) traten drei der obigen Symptome (Craving, verminderter Appetit, Schlafschwierigkeiten) signifikant vermehrt auf. Das mittlere Körpergewicht sank signifikant nach der ersten Abstinenzzeit, stieg in der zweiten Konsumphase signifikant an und sank, wiederum signifikant, in der zweiten Abstinenzzeit.	Das Kriterium für eingehaltene Abstinenz bei den zweimal wöchentlich durchgeführten Urinanalysen ist zu liberal: Der am Kreatinin normalisierte Wert für THC-Metabolite durfte nicht mehr als 50% im Vergleich zur Vortestung wachsen.
(5) Rosenberg und Anthony (2001) *Evidenzlevel K II*	Von einer für die erwachsene Bevölkerung repräsentativen Studie des Jahres 1981 wurden 1920 Personen 1993-1996 mit dem UM-CIDI diagnostisch befragt.	N=1920	Von 599 CK im Jahre 1982 erhielten in der Wiederholungsbefragung 37 die Diagnose Cannabisabhängigkeit (16 Frauen, Alter zwischen 30 und 60, Anteil 30-39: 65%), 41 die Diagnose Cannabismissbrauch (9 Frauen, Alter zwischen 30 und 60, Anteil 30-39: 63%) sowie 521 keine Cannabisdiagnose (278 Frauen, Alter zwischen 30 und über 60, Anteil 30-39:	Es bleibt unklar, wie viel Personen bereits 1982 abhängig waren und sich von der Abhängigkeit befreien konnten. Die erste Befragung dieser Längsschnittstudie setzt im Alter wesentlich zu spät ein. Die Stichprobe ist auch zu altersinhomogen.

Studie	Methoden/Design	N	Hauptbefunde	Limitationen
			48%).	
(6) De Wit et al. (2000) Evidenzlevel K II	Aus den Daten der für die Bevölkerung Ontarios ab 15 repräsentativen Ontario Mental Health Supplement (OHSSUP), die strukturierte psychiatrische Interviews nach DSM-III-R eingesetzt hatte, wurden 2729 Personen mit Cannabiserfahrung ausgewählt und hinsichtlich prädiktiver Faktoren der Konsumbeendigung bzw. der Entwicklung substanzbezogener Störungen untersucht.	UG=2729	Im Vergleich zu denen, die im Alter von 14 und darunter den CK begonnen hatten, hatten Personen mit Erstkonsum ab 17 eine doppelt so hohe Wahrscheinlichkeit, den Konsum zu beenden. Für die Entwicklung einer Abhängigkeit von Cannabis war allerdings nur die Lebenszeit-Konsummenge signifikanter Prädiktor.	Die Stichprobe ist mangelhaft beschrieben.
(7) Kouri und Pope (2000) Evidenzlevel K II	30 aktuelle CK (4 Frauen, M Alter=39, 11-33 Jahre CK), 16 ehemalige CK (6 Frauen, M Alter=41, 9-26 Jahre CK) und 14 abstinente Kontrollen (1 Frau, M Alter=41.5) wurden 28 Tage stationär aufgenommen und täglich mit einem Fragebogen hinsichtlich möglicher mit Enzugserscheinungen zusammenhängender Merkmale befragt. An den Tagen 0, 1, 7 und 28 wurde zusätzlich Ängstlichkeit (HAS) und Depressivität (HDS) untersucht. Wiederholte Urinkontrollen.	UG1=30 KG1=16 KG2=14	Die 30 aktuellen CK und die 30 Kontrollen wurden verglichen. Über den gesamten Zeitraum mit Ausnahme des ersten und letzten Untersuchungstages zeigten die CK eine signifikant erhöhte Irritabilität. Die selbsteingeschätzte Ängstlichkeit war bis Tag 11 signifikant erhöht, dann Tag 15-16 und noch einmal Tag 22. Die Stimmung war bis Tag 19 signifikant erniedrigt (Ausnahmen: Tage 8,12-14 und 16-17). Die physische Anspannung war bis zum Untersuchungsende signifikant erhöht. Hinsichtlich der Zahl körperlicher Symptome zeigten sich nur an den Tagen 2, 3, 5, 7, 13, 15-17 und 27 signifikante Erhöhungen. Der Appetit in beiden Gruppen unterschied sich zu keinem Zeitpunkt signifikant. Zu Beginn zeigten die CK signifikant erhöhte Ängstlichkeit (HAS). An den Tagen 1 und 7 war zusätzlich auch die Depressivität sig-	

Studie	Methoden/Design	N	Hauptbefunde	Limitationen
			nifikant erhöht. Keine Unterschiede diesbezüglich mehr an Tag 28.	
(8) Kouri et al. (1999) *Evidenzlevel K II*	17 aktuelle CK mit Cannabis-positivem Urin (4 Frauen, M Alter=35.4) und 20 abstinente Kontrollen (3 Frauen, M Alter=39.3) wurden 28 Tage stationär aufgenommen, tägliche Urinkontrollen. An den Tagen 0, 1, 3, 7 und 28 wurden Skalen zur Depressivität (HDS) und Ängstlichkeit (HAS) ausgefüllt, sowie jeweils Experimente zur Erzeugung aggressiver Reaktionen durchgeführt (PSAP, in einer vorgetäuschten neuropsychologischen Untersuchung im Wettkampf gegen einen vorgetäuschten Konkurrenten konnte auf Provokationen (der Scheingegner zieht Punkte ab) mit Punktabzug beim Gegner reagiert werden).	UG=17 KG=20	Die CK zeigten über alle 5 Messzeitpunkte signifikant erhöhte Werte der Depressivität und Ängstlichkeit im Vergleich zu den Kontrollen (kein signifikanter Zeiteffekt). Hinsichtlich der Häufigkeit aggressiver Reaktionen zeigten sich die CK nur an den Tagen 3 und 7 signifikant aggressiver als die Kontrollen.	
(9) Haney et al. (1998) *Evidenzlevel K I*	12 männliche CK (M Alter=28, mittlerer CK=6.7 Joints/Tag) wurden 21 Tage stationär aufgenommen. Jeweils 10, 14, 18 und 22 Uhr erhielten die CK Marihuana oder Placebo: Die ersten 4 Tage nur Placebo, dann jeweils bis zum Untersuchungsende abwechselnd 4 Tage Marihuana, 4 Tage Placebo. Untersuchungsmethoden: Neuropsychologische Tests, Visuelle Analogskalen zum Befinden.	UG=12	Placebo-Zeiten waren verbunden mit signifikant erhöhter Ängstlichkeit, Irritabilität und Magenschmerzen sowie geringerer Essenshäufigkeit und -menge.	

Anmerkungen. LS = Longitudinalstudie, CK = Cannabiskonsum bzw. Cannabis konsumierende Personen, UG = Untersuchungsgruppe mit CK, KG = Kontrollgruppe, M = Mittelwert, n.s. = nicht signifikant.

Tabelle 16b. Untersuchungen zur Cannabisabhängigkeit, Evidenzklasse E-B: Fall-Kontroll-Studien, Querschnittsstudien und Fallberichte

Studie	Methoden/Design	N	Hauptbefunde	Limitationen
(10) Urbanoski et al. (2005) *Evidenzlevel K III b*	Die Daten von 47995 kanadischen Patientinnen und Patienten der Suchthilfe des Jahres 2000 werden hinsichtlich ihrer primären Problemsubstanz untersucht.	N=47995	6219 (14%) Patienten mit primären Cannabisproblemen wurden behandelt. Cannabis ist bei 42.6% der Behandelten nicht nur die primäre, sondern auch die alleinige Problemsubstanz. Die Patienten sind zu ¾ männlich (73.8%), vergleichbar der Geschlechterverteilung aller Diagnosen (69.9% Männer). Allerdings sind 56.3% unter 20 Jahren (Gesamtstichprobe: 15.3%). Während mehr als ¾ der primären Cannabispatienten unter 30 sind, sind mehr als ¾ der Personen der größten Teilgruppe der alkoholbezogenen Problempatienten älter als 30.	
(11) Vandrey et al. (2004) *Evidenzlevel K III b*	72 wegen Substanzmissbrauch Behandlungssuchende (90% Männer, M Alter=16.2) wurden hinsichtlich ihrer Erfahrung mit Entzugssymptomen befragt.	N=72	Die am häufigsten (von mehr als ⅓ der Stichprobe) als zumindest mittelgradig schwer erlebten Symptome sind Craving (74%), Irritierbarkeit (50%), depressive Stimmung (44%), Schlafschwierigkeiten (44%) und Ruhelosigkeit (36%).	In Table 2 berichtet die gesamte Stichprobe („102 %") zumindest die Erfahrung einer milden depressiven Stimmung als Entzugssymptomatik. Die Stichprobe ist inhomogen und die Ergebnisse sind retrospektiv gewonnen.
(12) Coffey et al. (2002) *Evidenzlevel K III b*	Im Rahmen einer Langzeitstudie wurden 1601 Personen (M Alter=20.7) im Jahr 1998 befragt, die seit 1992 (52% Frauen, M Alter=14.9) mehrfach (7 Untersuchungswellen) untersucht worden waren.	N=1601	59% berichten Cannabiserfahrung, 17% mindestens wöchentlichen Konsum, 7% erfüllten die DSM-IV-Kriterien für Cannabisabhängigkeit (11% Männer, 4% Frauen). Entzugssymptome wurden bei 74% und Toleranzentwicklung bei 21% diagnostiziert.	Die Interviews wurden per Telefon durchgeführt.

Studie	Methoden/Design	N	Hauptbefunde	Limitationen
(13) Green-Hennessy (2002) Evidenzlevel K III b	1893 Personen (712 Frauen, M Alter=28.4), die aus dem National Household Survey on Drug Abuse (NHSDA) 1995/96 als substanzabhängig nach DSM-IV-Kriterien identifiziert wurden, wurden hinsichtlich ihrer Nutzung von substanzbezogenen oder anderen psychotherapeutischen Interventionen untersucht.	N=1893	Die Stichprobe umfasste 166 Cannabisabhängige (8.8%). Von ihnen hatten im Jahr vor der Untersuchung nur 14 (11.9%) eine allgemeine psychologische Behandlung und 10 (4.4%) eine substanzbezogene Behandlung.	
(14) Degenhardt et al. (2001[a]) Evidenzlevel K III b	National Survey of Mental Health and Well-Being (NSMHWB): Eine für Australien bevölkerungsrepräsentative Stichprobe wurde mit strukturierten psychiatrischen Interviews nach ICD-10- sowie DSM-IV-Kriterien befragt.	N=10641	Eine von 20 Personen wiesen CK im letzten Jahr auf (4.8%) ohne die DSM-IV-Kriterien für Abhängigkeit oder Missbrauch zu erfüllen. Weitere 0.8% erfüllten die DSM-IV-Kriterien für Cannabismissbrauch. 1.5% waren nach diesen Kriterien Cannabisabhängig.	
(15) Swift et al. (2001) Evidenzlevel K III b	National Survey of Mental Health and Well-Being (NSMHWB): Eine für Australien bevölkerungsrepräsentative Stichprobe wurde mit strukturierten psychiatrischen Interviews nach ICD-10- sowie DSM-IV-Kriterien befragt.	N=10641	Die Abhängigkeitsdiagnosen nach DSM-IV und ICD-10 zeigten gute Übereinstimmungen.	
(16) Fergusson und Horwood (2000) Evidenzlevel K III b	Daten einer Geburtskohorte (Christchurch Health and Development Study) in Neuseeland wurden bis ins Alter von 21 mit standardisierten psychiatrischen Interviews untersucht.	N=1265	69% der Kohorte hatte bis zum Alter von 21 Cannabiserfahrung, 9% der Kohorte (13.1% der Männer, 5% der Frauen) erfüllten die Kriterien einer Cannabisabhängigkeit.	
(17) Hall et al. (1999) Evidenzlevel K III b	National Survey of Mental Health and Well-Being (NSMHWB): Eine für Australien bevölkerungsrepräsentative Stichprobe wurde mit einem strukturierten psychiatrischen Interview nach ICD-10-Kriterien befragt.	N=10641	7.2% (6.9% der Frauen, 10.2% der Männer) der Stichprobe konsumierten Cannabis in den 12 Monaten vor der Erhebung. 0.1% der Stichprobe erhielten die Diagnose Cannabismissbrauch (0.0% der Frauen, 0.1% der Männer) und 1.6% die	

Studie	Methoden/Design	N	Hauptbefunde	Limitationen
			Diagnose Cannabisabhängigkeit (0.7% der Frauen, 2.4% der Männer).	
(18) Schuckit et al. (1999) *Evidenzlevel K III b*	1457 Personen mit einer Lifetimediagnose einer Cannabisabhängigkeit wurden mit strukturierten Interviews nach DSM-III-R untersucht.	N=1457	Bei 434 Personen (29.8%, 140 Frauen, M Alter=33.3) wurden keine Symptome körperlicher Abhängigkeit festgestellt, bei weiteren 427 Personen (29,3%, 117 Frauen, M Alter=32.1) Toleranzbildung, sowie bei 596 Personen (40.9%, 202 Frauen, M Alter=32) Entzugssymptome mit oder ohne Toleranzbildung. Als Beginn der Abhängigkeit wurde in allen drei Gruppen ein mittleres Alter von 15 eruiert.	Der Anteil an Lebenszeitdiagnosen von Abhängigkeit bezüglich anderer Drogen wird nicht genau spezifiziert.
(19) Swift et al. (1998[a]) *Evidenzlevel K III b*	200 CK (42% Frauen, M Alter=28, regelmäßiger CK wenigstens wöchentlich für im Mittel 11 Jahre, 56% tägliche CK) wurden mit einem standardisierten psychiatrischen Interview nach DSM-III-R und ICD-10-Kriterien befragt, zusätzlich die Severity of Dependence Scale.	N=200	Die ermittelte Prävalenz von Cannabisabhängigkeit war 77% nach DSM-III-R-Diagnostik, 72% nach ICD-10-Diagnostik und 62% nach der Severity of Dependence Scale.	
(20) Swift et al. (1998[b]) *Evidenzlevel K III b*	343 CK (42% Frauen, M Alter=36, regelmäßiger CK von im Mittel 3-4 Joints/Woche über im Mittel 19 Jahre) wurden mit einem standardisierten psychiatrischen Interview nach DSM-III-R und ICD-10-Kriterien befragt.	UG=343	56.8% der Stichprobe (56.9% der Männer, 56.7% der Frauen) erfüllten im Jahr vor der Untersuchung drei oder mehr der ICD-10-Kriterien für Abhängigkeit. 57.3% der Stichprobe (58.3% der Männer, 55.9% der Frauen) erfüllten im Jahr vor der Untersuchung drei oder mehr der DSM-III-R-Kriterien für Abhängigkeit. 22.6% zeigten nach ICD-10 und 53.8% nach DSM-III-R eine Toleranzentwicklung. 22.6% gaben Entzugssysmptome nach ICD-10 an. Nach DSM-III-	

Studie	Methoden/Design	N	Hauptbefunde	Limitationen
			R wurden die Diagnosen Entzug bei 4.5% und Entzugsentlastung bei 20.3% der Stichprobe gestellt. Nur 25.1% (21.6% der Männer, 30% Frauen) gaben an, zumindest manchmal ein Problem mit dem CK zu haben.	

Anmerkungen. LS = Longitudinalstudie, CK = Cannabiskonsum bzw. Cannabis konsumierende Personen, UG = Untersuchungsgruppe mit CK, KG = Kontrollgruppe, M = Mittelwert, n.s. = nicht signifikant.

3.3.3 Cannabis und schizophrene Psychosen

Im Rahmen der Recherchen nach den Expertise-relevanten Publikationen aus dem spezifizierten Untersuchungszeitraum konnten zum Thema 23 Studien gefunden werden. Sie werden zunächst kurz vorgestellt und in den darauf folgenden *Tabellen 17a* und *17b* beschrieben.

Zum Zusammenhang zwischen Cannabiskonsum und psychotischen Störungen wurde im Untersuchungszeitraum eine Vielzahl hochwertiger Studien durchgeführt: Sieben Längsschnittuntersuchungen (2), (3), (4), (5), (9), (10), (11) des Evidenzlevels KII sowie drei Querschnittstudien an größeren Stichproben (17), (18), (23), (Evidenzlevels K III b). Übereinstimmend wird festgestellt, dass Cannabiskonsum die Wahrscheinlichkeit der späteren Entwicklung psychotischer Symptome erhöht. Die Längsschnittstudien (3) und (5) demonstrieren, dass dieser Zusammenhang wohl nicht auf einen höheren Cannabiskonsum von Personen mit psychotischer Symptomatik zurückzuführen ist. Eine mögliche besondere Vulnerabilität bei frühem Erstkonsum zeigen die Studien (9) und (1). Studie (5) betont ein besonderes Risiko bei intensiverem Konsum. Die Zusammenhänge der psychotischen Störungen mit dem Erstkonsum und der Konsumintensität sind weniger gut belegt.

Studie (2) demonstriert den Einfluss eines Polymorphismus im Katechol-O-Methyltransferase-Gen (COMT) im Zusammenhang mit adoleszentem Cannabiskonsum auf das Psychoserisiko. Ob hier eine genetischer Aspekt einer Psychosevulnerabilität entdeckt worden ist, der im Zusammenhang mit frühem Cannabiskonsum zu akuten psychotischen Störungen führen kann, bedarf weiterer Untersuchungen.

Die Studien (12), (13), (16), (19) und (20) untersuchen Zusammenhänge des Cannabiskonsums an Patientenstichproben (K III b) und tragen daher im Vergleich zu den berichteten Studien weniger zum Befund bei. Schizophrene Patienten mit Cannabiskonsum scheinen ihre psychotischen Symptome deutlich früher zu entwickeln als Patienten ohne Cannabiskonsum (12), (13), (16), (19), (20). Zwei Studien berichten übereinstimmend einen Mittelwert von etwa 5 Jahren (12), (16).

Studie (6) stellt allerdings fest, dass trotz erheblicher Zunahme des Cannabiskonsums in der Bevölkerung keine entsprechend erhöhte Inzidenz psychotischer Störungen zu verzeichnen ist.

Tabelle 17a. Untersuchungen zu Zusammenhängen von Cannabiskonsum und psychotischen Störungen, Evidenzklasse E-A: Randomisierte kontrollierte Studien und Längsschnittstudien

Studie	Methoden/Design	N	Hauptbefunde	Limitationen
(1) Arendt et al. (2005) Evidenzlevel K II	Von 803 Personen, die in dänischen psychiatrischen Kliniken wegen Cannabis-induzierter Psychose behandelt worden sind, wurden 535 Personen ausgewählt, die zuvor noch nicht wegen psychotischer Symptome in Behandlung waren. Diese wurden über drei Jahre in ihren Behandlungen/Diagnosen verfolgt.	N=535	44.5% der Stichprobe entwi-ckelte im Verlauf Störungen aus dem Schizophreniespektrum, bei 77.2% wurden im Verlauf erneute psychotische Episoden diagnostiziert. Im Vergleich zu einer Kontrollgruppe von 2721 schizophrenen Patienten waren die Patienten mit einer Cannabis-induzierten Psychose signifikant eher männlich und jünger. Sie entwickelten die schizophrene Symptomatik signifikant früher, dabei die Männer früher als die Frauen.	Es fehlen Informationen zum Ausmaß des Cannabiskonsums vor und während der Behandlung.
(2) Caspi et al. (2005) Evidenzlevel K II	Aus einer Geburtskohorte von 1037 Personen (48% weiblich) der Dunedin Multidisciplinary Health and Development Study (Neuseeland) wurden 803 Personen einbezogen, die seit ihrer Geburt bis zum Alter von 26 in 2-4-jährigem Abstand untersucht worden waren. Sie wurden nach einer Genotypisierung des Katechol-O-Methyltransferase-Gens (COMT) in drei Gruppen (Met/Met, Val/Met, Val/Val) eingeteilt. Im Alter von 26 wurde eine detaillierte psychiatrische Diagnostik (durch die Probanden sowie Bekannte der Probanden auszufüllende Symptomfragebögen, ein standardisiertes psychiatrisches Interview nach DSM-IV) hinsichtlich	N=812	Die drei Gruppen der COMT-Gen-Allelen unterschieden sich nicht hinsichtlich adoleszentem CK oder der Prävalenz von Cannabisabhängigkeit. Regressionsanalysen auf unterschiedliche Indikatoren psychotischer Symptome oder der Diagnose „schizophreniforme Störung" ergaben ein relativ einheitliches Bild: Der COMT-Effekt war nicht signifikant, der Effekt adoleszenten Cannabiskonsums war signifikant, die Interaktion beider war signifikant. So hatten Personen mit dem Val/Val-Allel und adoleszentem CK	„Früher" CK (=im Alter von 13-15 Jahren, 15% der Stichprobe) und „adoleszenter" CK (=im Alter von 18 Jahren, 11% der Stichprobe) werden synonym verwendet.

Studie	Methoden/Design	N	Hauptbefunde	Limitationen
	psychotischer Symptome durchgeführt.		ein signifikant und deutlich erhöhtes Risiko für die Diagnose „schizophreniforme Störung" (Odds Ratio=10.9), Personen mit dem Val/Met-Allel und adoleszentem CK ein signifikant und etwas erhöhtes Risiko (OR=2.5) und Personen mit Met/Met-Allel kein erhöhtes Risiko (OR=1.1).	
(3) Fergusson et al. (2005) *Evidenzlevel K II*	Daten einer Langzeitstudie (Christchurch Health and Development Study) in Neuseeland wurden genutzt. Von 1055 Personen waren Informationen zum Substanzkonsum und zu psychotischen Symptomen aus Befragungen aus Fragebögen und standardisierten psychiatrischen Interviews im Alter von 18, 21 und 25 vorhanden.	N=1055	Auch nach maximaler Adjustierung konfundierender Merkmale hatten tägliche Cannabiskonsumenten signifikant erhöhte Risiken für die Entwicklung psychotischer Symptome (1.56-1.77fach erhöht). Strukturgleichungsmodelle ergaben, dass diese Beziehungen den Effekt vom Cannabiskonsum auf die psychotische Symptomentwicklung eher beschreiben als den Einfluss psychotischer Symptome auf die Intensität des Cannabiskonsums.	Die verwendete Stichprobe ist nicht beschrieben – nicht einmal hinsichtlich der Geschlechtszusammensetzung.
(4) Ferdinand et al. (2005) *Evidenzlevel K II*	1580 Personen (848 Frauen) aus einer Langzeitstudie wurden seit 1983 bis 1997 mehrfach befragt, zuletzt mit einem standardisierten psychiatrischen Interview.	N=1580	Das Risiko bei Cannabiskonsum für die Entwicklung psychotischer Symptome ist signifikant erhöht (beinahe dreifach, hazard ratio=2.81), ebenso allerdings auch das Risiko, bei psychotischen Symptomen den Cannabiskonsum zu beginnen (hazard ratio=1.79).	
(5) Henquet et al. (2005) *Evidenzlevel K II*	Im Rahmen der Early Developmental Stages of Psychopathology (EDSP) – Studie, einer für die Münchner Bevölkerung im Alter von 14-24 Jahre repräsentativen Langzeit-	N=2437	Cannabiskonsum zur Baseline erhöhte dosisabhängig das Risiko psychotischer Symptome in der Folgeuntersuchung t2. Das bezüglich konfundie-	

3 Ergebnisse • 3.3 Psychische und psychosoziale Auswirkungen

Studie	Methoden/Design	N	Hauptbefunde	Limitationen
	studie mit drei Untersuchungszeitpunkten (Baseline: 1995, t1: 1996/97, t2: 1999), wurden 2437 Personen (58.7% Frauen, M Alter Baseline=18.3) mit standardisierten psychiatrischen Interviews untersucht.		render soziodemographischer Merkmale adjustierte Risiko war bei Cannabiskonsum signifikant erhöht (Odds Ratio=1.69 für psychotische Symptome, 2.23 für wenigstens zwei psychotische Symptome). Prädisposition zur Psychose, definiert als erhöhte Werte der Skalen Psychotizismus und Paranoidität des SCL-90-R zur Baseline, war kein signifikanter Prädiktor späteren Cannabiskonsums. Das Psychoserisiko bei Cannabiskonsum war bei prädisponierten Personen um 23.8%, bei nicht prädisponierten um 5.6% signifikant erhöht.	
(6) Degenhardt et al. (2003) *Evidenzlevel K II*	8 australische Geburtskohorten aus den Geburtsjahren 1940-1979 werden hinsichtlich der Prävalenz psychotischer Störungen im Zusammenhang mit dem aus dem Lebenszeit-CK modellierten Cannabiskonsum statistisch auf Zusammenhänge hin untersucht.	N=?	Während die Inzidenz psychotischer Störungen in der australischen Bevölkerung stabil blieb, ist der Cannabiskonsum angewachsen, was gegen einen direkten kausalen Bezug spricht.	N ungenau beschrieben
(7) Fergusson et al. (2003) *Evidenzlevel K II*	Daten einer Langzeitstudie an einer Geburtskohorte von 1265 Australiern (630 Frauen, Christchurch Health and Development Study, CHDS) bis ins 21. Lebensjahr werden genutzt, um die Beziehung der Prävalenz von Cannabisabhängigkeit im Alter zwischen 18 und 21 (nach psychiatrischem Interview) und psychotischen Symptomen (Skala Psychotizismus der SCL-90) zu untersuchen.	N=1265	Cannabisabhängige im Alter von 18 hatten signifikant erhöhte Risiken für psychotische Symptome (Incidence Rate Ratio=3.7) im Vergleich zu Nichtabhängigen, ebenso Cannabisabhängige im Alter von 21 Jahren (IRR=2.3). Nach Kontrolle konfundierender Merkmale reduzierte sich der Zusammenhang zwischen Cannabisabhängigkeit und psychotischen Symptomen auf einen signifikanten, aber schwa-	Die Stichprobe ist mangelhaft beschrieben. Die Skala Psychotizismus erfasst nur die psychotischen Symptome in der Woche vor der Untersuchung.

Studie	Methoden/Design	N	Hauptbefunde	Limitationen
			chen Rate Ratio von 1.8.	
(8) Verdoux et al. (2003) *Evidenzlevel K II*	79 Personen (55 Frauen, M Alter=22.1) wurden in einer ESM-Prozedur 7 Tage untersucht (in ihrem Alltag warnte ein Signalgeber in einer Armbanduhr alle 3 Stunden während des Tages, dann wurde ein Kurzfragebogen bezüglich der vergangenen Periode ausgefüllt, der Substanzkonsum und eine Selbsteinschätzung von Items zu psychotischen Symptomen in der Intensität zwischen 1 und 7 umfasst).	N=79	Es konnte weder ein Einfluss des Cannabiskonsums auf die folgende Einschätzung psychotischer Symptome noch ein umgekehrter Einfluss festgestellt werden.	Keine toxikologischen Analysen.
(9) Arseneault et al. (2002) *Evidenzlevel K II*	Aus einer Geburtskohorte von 1037 Personen (48% weiblich) der Dunedin Multidisciplinary Health and Development Study (Neuseeland) wurden 757 Personen einbezogen, die seit ihrer Geburt bis zum Alter von 26 in 2-4-jährigem Abstand untersucht worden sind.	N=757	Die Stichprobe wurde in drei Gruppen geteilt: 494 Kontrollen fast ohne CK (0-2mal) in der Erhebung im 18. Lebensjahr, 236 Personen die zwischen 15 und 18 mit dem CK begonnen haben sowie 29 Personen mit CK im Alter von 15 oder früher. Personen mit CK im oder vor dem Alter von 15 zeigten signifikant erhöhte Werte der Symptomskalen schizophrener Symptome sowie eine signifikant erhöhte Wahrscheinlichkeit für eine schizophreniforme Störung (Odds Ratio=4.50) im Alter von 26. Personen mit erstem CK zwischen 15 und 18 zeigten signifikant erhöhte Werte der Symptomskalen schizophrener Symptome, jedoch keine erhöhte Wahrscheinlichkeit für eine schizophreniforme Störung. Die Effekte blieben auch bei Kontrolle für psychotische Symptome im Alter von 11	

3 Ergebnisse • 3.3 Psychische und psychosoziale Auswirkungen

Studie	Methoden/Design	N	Hauptbefunde	Limitationen
			signifikant.	
(10) van Os et al. (2002) *Evidenzlevel K II*	Aus den Daten einer für Holland bevölkerungsrepräsentativen Langzeitstudie (Nederlands Mental Health Survey and Incidence Study, NEMESIS) mit Baseline 1996, t1 1997 und t2 1999 wurden 4045 Personen ohne und 59 Personen mit Diagnose Psychose zur Baseline mit standardisierten psychiatrischen Interviews sowie der BPRS untersucht.	N=4104	Personen mit Cannabiskonsum hatten nach Adjustierung bezüglich konfundierender soziodemographischer Merkmale signifikant erhöhte Risiken für die Entwicklung psychotischer Symptome (Odds Ratio für BPRS psychotische Symptome: 2.76, für schwere Symptome nach BPRS OR=24.17 und für eine Diagnose mit Bedarf einer psychiatrischen Behandlung OR=12.01).	Keine Beschreibung der soziodemographischen Daten und des Konsums anderer Drogen. Nur sehr wenige Personen hatten zu t2 eine psychotische Störung (n=7). Daher basieren die meisten Befunde auf Symptom-Fremdratings (BPRS). Die BPRS sind weniger ein Diagnostik- als ein Screeninginstrument.
(11) Zammit et al. (2002) *Evidenzlevel K II*	50087 männliche schwedische Wehrpflichtige der Geburtsjahrgänge 1969/70 wurden im Alter von 18-20 psychologisch untersucht. Den Einträgen im Swedish National Hospital Register bis 1996 wurde entnommen, ob spätere Einweisungen/Behandlungen mit psychotischer Symptomatik erfolgt sind.	N=50087	Personen mit nach Selbstauskunft ausschließlichem Cannabiskonsum hatten eine erhöhte Wahrscheinlichkeit einer späteren Behandlung aufgrund einer Schizophrenie (adjustierter Odds Ratio=1.9, Personen mit mehr als 50 Konsumgelegenheiten: OR=6.7).	Eine unfreiwillige psychologische Untersuchung vor Beginn einer Wehrpflicht ist hinsichtlich der Ehrlichkeit der Auskünfte zum illegalen Drogenkonsum schwer zu bewerten.

Anmerkungen. LS = Longitudinalstudie, CK = Cannabiskonsum bzw. Cannabis konsumierende Personen, UG = Untersuchungsgruppe mit CK, KG = Kontrollgruppe, M = Mittelwert, n.s. = nicht signifikant.

Tabelle 17b. Untersuchungen zu Zusammenhängen von Cannabiskonsums und psychotischen Störungen, Evidenzklasse E-B: Fall-Kontroll-Studien, Querschnittsstudien und Fallberichte

Studie	Methoden/Design	N	Hauptbefunde	Limitationen
(12) Barnes et al. (2006) *Evidenzlevel K III b*	152 Patienten (42 Frauen, Alter 16-50) mit erster schizophrener Episode wurden retrospektiv hinsichtlich des Beginns der Symptomatik und des Substanzkonsums untersucht.	N=152	Cannabiskonsum war signifikant mit einem im Mittel fünf Jahre früher beginnendem Auftreten von psychotischen Symptomen verbunden.	Die Stichprobe ist ungenügend beschrieben. Sie ist hinsichtlich des Ausmaßes anderen Drogenkonsums und der Intensität des Cannabiskonsums nicht beurteilbar.
(13) Mauri et al. (2006)	285 Patienten (105 Frauen, M Alter=27.53) mit erster	N=285	Personen mit Cannabismissbrauch entwi-	

Studie	Methoden/Design	N	Hauptbefunde	Limitationen
Evidenzlevel K III b	schizophrener Episode und komorbider Substanzdiagnose wurden retrospektiv hinsichtlich des Beginns der Symptomatik und des Substanzkonsums untersucht.		ckelten im Vergleich zum Rest der Stichprobe und zu Personen mit Alkohol-Missbrauch in signifikant jungem Alter schizophrene Symptomatik.	
(14) Isaac et al. (2005) *Evidenzlevel* K III b	115 männliche Patienten einer Einrichtung für psychiatrische Intensivbehandlung (54.7% Schizophrenie) wurden hinsichtlich des Substanzkonsums und psychiatrischer Diagnosen untersucht.	N=115	71.3% gaben Cannabiskonsum an, 60% wurden auch in Urinanalysen auf Cannabinoide positiv getestet, 25% nahmen nach den Ergebnissen der Urinanalysen auch während des stationären Aufenthaltes Cannabis. Patienten mit CK während des Aufenthaltes blieben signifikant länger, waren jünger, waren früher und häufiger in psychiatrischer Behandlung als Patienten ohne CK.	
(15) Arendt et al. (2004) *Evidenzlevel* K III b	10561 wegen Drogenproblematiken Behandlungssuchende wurden aufgeteilt in 844 reine Cannabiskonsumenten (21.6% Frauen, M Alter=26.1), 595 CK mit multiplem Drogenkonsum (16.1% Frauen, M Alter=24.4) sowie 9122 Konsumenten anderer Drogen (26.1% Frauen, M Alter=32.4). Sie wurden hinsichtlich ihrer Soziodemographie und der Prävalenz komorbider psychiatrischer Störungen verglichen.	N=10561	Patienten mit Cannabiskonsum hatten eine signifikant aber nur sehr geringfügig erhöhte Wahrscheinlichkeit einer Diagnose „Schizophrenie" (Odds Ratio=1.4) im Vergleich zu Konsumenten anderer Drogen.	Die Messungen des Drogenkonsums beruhen nur auf Selbstauskünften.
(16) Jockers-Scherübl et al. (2004) *Evidenzlevel* K III b	157 Patienten mit Schizophrenie (67 Frauen, M Alter=31.8) wurden aufgeteilt in 102 schizophrene Patienten ohne CK (52 Frauen), 35 Schizophrene mit CK (7 Frauen, CK mindestens 0.5g/Tag, 2 Jahre) und 20 schizophrene Patienten mit multiplem Substanzkonsum (8 Frauen). Zusätzlich wurden als		In der schizophrenen Gruppe mit Cannabiskonsum war der Beginn der Erkrankung signifikant (im Mittel 5.2 Jahre) früher. Schizophrene Patienten mit Cannabiskonsum zeigten im Vergleich zu Patienten ohne CK und absti-	Cannabiskonsumenten mit und ohne Schizophrenie unterschieden sich nicht signifikant.

3 Ergebnisse • 3.3 Psychische und psychosoziale Auswirkungen

Studie	Methoden/Design	N	Hauptbefunde	Limitationen
	Kontrollen 11 gesunde regelmäßige CK (2 Frauen, CK mindestens 0.5g/Tag, 2 Jahre) sowie 61 gesunde und abstinente Kontrollen (33 Frauen) untersucht. Es wurde die Menge des BDNF-Neurotrophins (Brain-derived Neurotrophic Factor) im Serum gemessen. Urinkontrollen.		nenten Kontrollen signifikant erhöhte Serumkonzentrationen an BDNF. Das gleiche gilt allerdings für schizophrene Patienten mit multiplem Substanzkonsum.	
(17) Johns et al. (2004) *Evidenzlevel K III b*	8580 Personen im Alter von 16-74 wurden im Rahmen des British National Survey of Psychiatric Morbidity des Jahres 2000 mit Fragebögen (PSQ) untersucht.	N=8580	Personen mit Cannabisabhängigkeit hatten eine dreifach erhöhte Wahrscheinlichkeit für psychotische Symptome.	Die verwendete Stichprobe ist nicht beschrieben – nicht einmal hinsichtlich der Geschlechtszusammensetzung.
(18) Stefanis et al. (2004) *Evidenzlevel K III b*	3500 19-jährige Griechen (55% Frauen) einer Langzeitstudie wurden in einem querschnittlichen Design mit Fragebögen untersucht.	N=3500	Cannabiskonsum war signifikant sowohl mit psychotischer Positiv- als auch Negativsymptomatik assoziiert. Cannabiskonsum unter dem Alter von 16 erhöhte die Stärke dieses Effekts.	Nur 82 Personen der Stichprobe gaben an, mehr als 5mal Cannabis konsumiert zu haben. Die Stichprobe ist daher trotz ihrer anscheinenden Größe für die Fragestellung zu klein.
(19) Veen et al. (2004) *Evidenzlevel K III b*	133 Patienten mit Diagnose schizophreniformer Störung (36 Frauen) wurden im Rahmen einer Populations-basierten Studie retrospektiv hinsichtlich ihres CK sowie den Zeitpunkten des ersten Auftretens sozialer oder beruflicher Beeinträchtigungen, der ersten psychotischen Episode und der ersten Negativsymptome befragt.	N=133	Die CK waren signifikant jünger beim ersten Auftreten sozialer oder beruflicher Beeinträchtigungen, der ersten psychotischen Episode sowie der ersten Negativsymptome.	
(20) Jockers-Scherübl et al. (2003) *Evidenzlevel K III a*	109 Patienten mit Schizophrenie (45 Frauen, M Alter=32) wurden aufgeteilt in 76 schizophrene Patienten ohne CK (36 Frauen), 21 Schizophrene mit CK (7 Frauen, CK mindestens 0.5g/Tag, 2 Jahre) und 12 schizophrene Patienten mit multiplem Substanzkonsum (2 Frauen). Zusätzlich wurden als Kontrollen 11 gesunde regelmäßige CK (1 Frau, CK mindestens 0.5g/Tag, 2		Sowohl schizophrene Patienten mit Cannabiskonsum als auch insbesondere mit multiplem Substanzkonsum zeigten signifikant erhöhte NGF-Serumkonzentrationen.	

Studie	Methoden/Design	N	Hauptbefunde	Limitationen
	Jahre) sowie 61 gesunde und abstinente Kontrollen (26 Frauen) untersucht. Es wurde die Menge des NGF-Proteins (Nerve Growth Factor) im Serum gemessen. Urinkontrollen.			
(21) Núnes und Gurpegui (2003) *Evidenzlevel K III b*	26 Patienten mit Cannabis-induzierter Psychose (5 Frauen, M Alter=23.7) und 35 Schizophrene (16 Frauen, M Alter=25) wurden 1 Woche bis 1 Monat nach urinanalytisch validierter Cannabisabstinenz mit der Present State Examination untersucht.	N=61	Patienten mit Cannabis-induzierter Psychose zeigten signifikant erhöhte Werte der Skalen „depressive Stimmung" und „visuelle Halluzinationen" sowie „Störungen des Sensoriums", aber geringere Werte der Skalen „expansive Stimmung und Ideation" sowie „Derealisation und Depersonalisation".	
(22) Verdoux et al. (2002) *Evidenzlevel K III b*	Eine nicht-klinische Stichprobe von 571 Studentinnen wurde mit einem Fragebogen (u.a. CAPE) hinsichtlich Substanzkonsum und Erleben depressiver und psychotischer Symptome untersucht.	N=571	Faktorenanalysen ergaben, dass die Häufigkeit des Cannabiskonsums mit der Intensität positiver und negativer psychotischer Symptomatik assoziiert war, nicht jedoch mit depressiven Symptomen. Signifikante lineare Trends zwischen der Häufigkeit des Cannabiskonsums und der Intensität positiver und negativer psychotischer Symptomatik wurden errechnet.	
(23) Degenhardt und Hall (2001) *Evidenzlevel K III b*	National Survey of Mental Health and Well-Being (NSMHWB): Eine für Australien bevölkerungsrepräsentative Stichprobe wurde mit strukturierten psychiatrischen Interviews nach DSM-IV-Kriterien befragt. Ausgewählt wurden 6722 Personen unter 50 Jahren.	N=6722	Regelmäßiger Tabakkonsum (Odds Ratio=3.97) wie Alkohol- (OR=5.03) und Cannabisabhängigkeit (OR=2.86) waren signifikante Prädiktoren psychotischer Symptome, nicht jedoch Cannabismissbrauch.	

3.3.4 Cannabis und weitere psychische Störungen

Im Rahmen der Recherchen nach den Expertise-relevanten Publikationen aus dem spezifizierten Untersuchungszeitraum konnten zum Thema 40 Studien sowie eine Metaanalyse gefunden werden. Es wird daher zunächst die Metaanalyse vorgestellt und erst danach folgen die in den *Tabellen 20a* und *20b* beschriebenen Studien.

Zu den Zusammenhängen von Persönlichkeitsmerkmalen mit dem Konsum oder Missbrauch von Cannabis legten Gorman und Derzon (2002) eine Metaanalyse auf der Basis von 63 Publikationen aus 40 Studien vor. Sie unterscheiden drei Kategorien (S. 195), von denen für das Systematische Review nur die Kategorie „Negativer Affekt" bedeutsam ist, da dieser Kategorie Merkmale wie Depressivität und Ängstlichkeit zugeordnet werden. Die weiteren Kategorien umfassen Merkmale der Person, die nicht als Beeinträchtigungen interpretiert werden können. Negativer Affekt wird in die Subkategorien „Trait" und „Verhalten" aufgeteilt. Trait meint Persönlichkeitsmerkmale, Einstellungen und Überzeugungen im Gegensatz zu konkretem Verhalten.

Bezüglich des Cannabiskonsums unterscheiden die Autoren (Gorman & Derzon, 2002, S. 195) zwischen „Use" (sowohl Lebenszeiterfahrung als auch Konsum im letzten Jahr), „Misuse" (Konsum im letzten Monat oder bis 40 Konsumgelegenheiten im letzten Jahr) und „Abuse" (mindestens wöchentlicher Konsum). Die Effekte querschnittlicher und prospektiver Studien werden getrennt berichtet. Eine Zusammenfassung der Ergebnisse gibt *Tabelle 18*:

Tabelle 18. Ergebnisse der Metaanalyse von Gorman und Derzon (2002, S. 197f.)

Negativer Affekt	Merkmale der Person Depression, Ängstlichkeit etc.			Konkretes Verhalten Abhängigkeit von anderen Menschen, sich mit anderen vergleichen etc.		
	Use:	Misuse:	Abuse:	Use:	Misuse:	Abuse:
querschnittlich	0.06**	0.11**	0.06***	0.07	0.51	nn
prospektiv	0.08	0.09	0.08***	0.06	0.15	nn

*Anmerkungen. Es werden die winsorisierten (ausreißerbereinigten) aggregierten Effektstärken r berichtet. Signifikanz der Q-Statistik: *** p<.001, ** p<.01 * p<.05 nn = nicht benannt. Prospektiv meint die Vorhersage des Konsums aus den Merkmalen.*

Die Effektstärke der längsschnittlichen Vorhersagen des Cannabiskonsums aus Traits und Verhalten waren insgesamt klein (<.20), die Effekte der querschnittlichen Beziehungen zum Teil robust (>0.30). Eine Einschätzung der Effektstärken bezüglich diesem Negativen Affekt Trait deutet auf schwache signifikante Zusammenhänge des Cannabiskonsums mit Merkmalen wie Depressivität und Ängstlichkeit unabhängig von der Intensität des Konsums hin. Personen mit diesen Merkmalen scheinen gleichzeitig auch etwas häufiger intensiven Cannabiskonsum zu betreiben.

Die in den *Tabellen 20a* und *20b* beschriebenen Studien werden in der folgenden *Tabelle 19* jeweils vier Kategorien (Ängstlichkeit, Depressivität, Aggressivität und Suizidalität) zugeordnet. Innerhalb der vorgestellten Metaanalyse gehören diese Studien allerdings insgesamt unter die Kategorie „Negativer Affekt Trait".

Tabelle 19. Studienlage zur psychischen Belastung im Zusammenhang mit Cannabiskonsum

Merkmal	Befund erhöhter Belastung	Kein Befund erhöhter Belastung
Ängstlichkeit	10*, 14, 31, 38	11, 13, 21, 22, 30, 39
Depressivität	1*, 5*^{S}, 6*^{F}, 7*, 8*, 10*, 15, 17, 19, 31, 33, 36, 38	5*^{F}, 6*^{S}, 11, 12, 13, 14, 22, 30, 39
Aggressivität	10*	30
Suizidalität	2*^{F}, 3*^{F}, 7*^{F} , 8*, 29	7*^{S}, 37

Anmerkungen. * *Studie mit höherer Evidenz (E-A).* ^{F} *Nur bei frühem Konsumbeginn.* ^{S} *Nur bei spätem Konsumbeginn.*

Hinsichtlich Ängstlichkeit und Aggressivität zeigen die Studien widersprüchliche Befunde, so dass über den Effekt des Cannabiskonsums keine Aussage möglich ist. Allein zum Thema Suizidalität liegt ein relativ eindeutiger Befund vor: Insbesondere bei frühem Erstkonsum ist offenbar ein leicht bis mittelgradig erhöhtes Risiko für Suizidgedanken (7), (8) oder für Suizidversuche (2), (3), (7), (29) festzustellen.

Die Mehrheit der Studien zur Depressivität stellt einen Zusammenhang fest (13 vs. 9 Studien). Weiter ist anzumerken, dass alle Studien höherer Evidenz einen Zusammenhang von Depressivität und Cannabiskonsum finden, wenn auch die Studien (5) und (6) hinsichtlich der Bedeutung des Konsumalters widersprüchlich sind. Von den Studien, die Zusammenhänge von Depressivität und Cannabiskonsum belegen, haben sechs nur psychologische Fragebögen (1), (2), (10), (15), (17), (36), (38), weitere sechs psychiatrische Diagnostik (6), (7), (8), (19), (31), (33) sowie eine Studie psychologische Fragebögen und psychiatrische Diagnostik (5) eingesetzt. Die Studien, die keine Zusammenhänge finden, sind vorwiegend Fragebogenstudien (Ausnahmen: 5, 6, 39) an zum Teil kleineren Stichproben: (11), (12), (13), (21), (22), (30). Bei einer nach Evidenz gewichteten Betrachtung der Studien kann also eine Risikoerhöhung für depressive Symptome im Zusammenhang mit Cannabiskonsum festgehalten werden.

Studie (7) (Evidenzlevel K II) konnte zeigen, dass mit einer Diagnose von Cannabismissbrauch zum ersten Untersuchungszeitpunkt ein erhöhtes Risiko für die spätere Entwicklung depressiver Symptome verbunden war. Personen ohne Cannabismissbrauchsdiagnose mit depressiven Symptomen zum ersten Untersuchungszeitpunkt wiesen dagegen kein erhöhtes Risiko für die spätere Entwicklung von Cannabismissbrauch auf. Studie (9) (Evidenzlevel K II) kommt zum gegenteiligen Resultat: Cannabiskonsum im Alter von 15 ist kein signifikanter

Prädiktor für psychische Störungen im Alter von 18. Psychische Störungen im Alter von 18 sind dagegen ein schwacher Prädiktor für späteren Cannabiskonsum. In der Querschnittstudie (18) (Evidenzlevel K III b) wurden Menschen befragt, die über längere Zeit Cannabis zum Zwecke der Selbstmedikation einsetzen. 60% der Stichprobe gab als Grund „Depressionen" an.

In der Längsschnittstudie (4) (Evidenzlevel K II) wurde über 7 Tage das selbsteingeschätzte Angsterleben von Cannabiskonsumenten untersucht. Es konnte kein Zusammenhang mit dem Konsum von Cannabis belegt werden, da sich die Angsteinschätzung weder vor noch nach dem Cannabiskonsum bedeutsam erhöhte. Diese Studie bietet über Zusammenhänge zwischen langfristig erhöhter Angst und Cannabiskonsum keine Informationen, da keine Kontrollgruppe untersucht wurde und auch das eingesetzte Instrument zur Erfassung der Angst keinen Vergleich mit Normstichproben erlaubt.

Tabelle 20a. Untersuchungen zu Zusammenhängen von Cannabiskonsum und Merkmalen psychischer Belastung, Evidenzklasse E-A: Randomisierte kontrollierte Studien und Längsschnittstudien

Studie	Methoden/Design	N	Hauptbefunde	Limitationen
(1) Mitra et al. (2005) *Evidenzlevel K II*	Im Rahmen der Langzeitstudie Massachusetts Survey of Secondary Conditions (MSSC) wurden 355 Behinderte (Baseline: 58.7% Frauen, M Alter=43.8) zwischen 1996 und 2000 dreimal interviewt und mit Fragebögen zur Depressivität (CES-D) befragt.	N=355	Cannabiskonsum in den 12 Monaten vor einem der Interviews war signifikanter Prädiktor der Depressivität (adjustierter Odds Ratio=1.7).	Das Studiendesign ist aus der Publikation kaum nachvollziehbar.
(2) Lynskey et al. (2004) *Evidenzlevel K II*	Aus den Daten des Australian Twin Register (geboren zwischen 1964 und 1971) wurden (1.) 277 Zwillingspaare mit gleichem Geschlecht ausgewählt, von denen jeweils nur eine Person eine Diagnose Cannabisabhängigkeit erhalten hatte, sowie (2.) 311 Zwillingspaare mit gleichem Geschlecht ausgewählt, von denen jeweils nur eine Person Cannabis vor dem Alter von 17 konsumiert hat, (3.) 156 Zwillingspaare mit gleichem Geschlecht ausgewählt, von denen jeweils nur eine Person eine *major depression* vor dem Alter von 17 entwickelt hat, und (4.)	N_1=554 N_2=622 N_3=156 N_4=256	Die Person mit Diagnose Cannabisabhängigkeit hatte im Vergleich zur Person ohne Cannabisabhängigkeit unter Adjustierung konfundierender Variablen mit signifikant größerer Wahrscheinlichkeit Suizidgedanken (Odds Ratio=2.89) oder Suizidversuche (OR=2.53) in ihrer Lebensgeschichte. Nur bei dizygoten Zwillingen war die Wahrscheinlichkeit einer *major depression* signifikant erhöht (OR=3.40, bei monozygoten Zwillingen	

Studie	Methoden/Design	N	Hauptbefunde	Limitationen
	256 Zwillingspaare mit gleichem Geschlecht ausgewählt, von denen jeweils nur eine Person Suizidgedanken vor dem Alter von 17 entwickelt hat.		OR=1.16). Personen mit Cannabiskonsum vor dem Alter von 17 hatten eine signifikant erhöhte Wahrscheinlichkeit für Suizid-versuche (OR=3.49), nicht aber für *major depression* oder Suizidgedanken. Bei Personen mit früher *major depression* oder frühen Suizidgedanken im Vergleich zum Mitzwilling ergaben sich nach Kontrolle konfundierender Merkmale keine signifikant erhöhten Wahrscheinlichkeiten für die Entwicklung einer Cannabisabhängigkeit.	
(3) Wilcox und Anthony (2004) *Evidenzlevel K II*	1695 Personen einer Langzeitstudie wurden als Kinder im Alter von 8-15 Jahren, als Jugendliche im mittleren Alter von 19 Jahren und als junge Erwachsene im mittleren Alter von 21 Jahren interviewt. Die Prädiktoren von Suizidgedanken und -versuchen wurden analysiert.	N=1695	Cannabiskonsumenten mit Erstkonsum vor dem Alter von 15 zeigten unter Adjustierung bezüglich aller Kovariaten ein signifikant erhöhtes Risiko für Suizidversuche (Relative Risk Ratio=1.8), nicht jedoch frühe Nikotin- oder Alkoholkonsumenten. Das Risiko der Männer (RR=1.8) ist dabei geringer als das der Frauen (RR=2.9).	Wenn das Alter für frühen Erstkonsum bei 15 angesetzt wird, handelt es sich bezüglich Alkohol und Nikotin nicht um frühen Erstkonsum.
(4) Tournier et al. (2003) *Evidenzlevel K II*	79 Personen (55 Frauen, M Alter=22.1) wurden in einer ESM-Prozedur 7 Tage untersucht (in ihrem Alltag warnte ein Signalgeber in einer Armbanduhr alle 3 Stunden während des Tages, dann wurde ein Kurzfragebogen bezüglich der vergangenen Periode ausgefüllt, der Substanzkonsum und eine Selbsteinschätzung der Ängstlichkeit zwischen 1 und 7 umfasst).	N=79	Es konnte weder ein Einfluss des Cannabiskonsums auf die folgende Angsteinschätzung noch ein umgekehrter Einfluss festgestellt werden.	Keine toxikologischen Analysen.
(5) Arseneault et al.	Aus einer Geburtskohorte von 1037 Personen (48%	N=757	Die Stichprobe wurde in drei Gruppen ge-	

Studie	Methoden/Design	N	Hauptbefunde	Limitationen
(2002) *Evidenzlevel* *K II*	weiblich) der Dunedin Multidisciplinary Health and Development Study (Neuseeland) wurden 757 Personen einbezogen, die seit ihrer Geburt bis zum Alter von 26 in 2-4-jährigem Abstand untersucht worden sind.		teilt: 494 Kontrollen fast ohne CK (0-2mal) in der Erhebung im 18. Lebensjahr, 236 Personen die zwischen 15 und 18 mit dem CK begonnen haben sowie 29 Personen mit CK im Alter von 15 oder früher. Personen mit Cannabiskonsum im oder vor dem Alter von 15 zeigten keine erhöhte Werte der depressiven Symptomskalen sowie keine erhöhte Wahrscheinlichkeit für eine depressive Störung im Alter von 26. Personen mit erstem Cannabiskonsum zwischen 15 und 18 zeigten signifikant erhöhte Werte der Symptomskalen depressiver Symptome sowie eine signifikant erhöhte Wahrscheinlichkeit für eine depressive Störung (Odds Ratio=1.62).	
(6) Brook et al. (2002) *Evidenzlevel* *K II*	Im Rahmen der Langzeituntersuchung „Children in the Community Study" wurden 736 27-Jährige (50% Frauen) präsentiert (T4), die im Alter von 14 (T1), 16 (T2) und 22 (T3) zuvor bereits mit standardisierten psychiatrischen Interviews befragt worden waren.	N=736	Im Alter von 16 hatte 71.4% der Stichprobe noch keine Cannabiserfahrung, dagegen im Alter von 27 nur noch 45.7%. Während T1 und T2 4.7% schweren CK aufwiesen, stieg dieser Anteil bis auf 7.6% zwischen T3 und T4. CK vor dem Alter von 16 Jahren zeigt ein signifikant erhöhtes Risiko für *major depression* (Odds Ratio=1.57), Alkoholabhängigkeit (OR=1.66) oder andere Substanzstörung (OR=1.65). Bei CK mit 16 und mit 22 Jahren sind diese Zusammenhänge bereits deutlich schwächer und bei späterem CK nicht mehr signi-	Es wird nicht näher spezifiziert, was „heavy use" meint (täglicher Konsum?).

Studie	Methoden/Design	N	Hauptbefunde	Limitationen
			fikant.	
(7) Fergusson et al. (2002) *Evidenzlevel K II*	Daten einer Langzeitstudie an einer Geburtskohorte von 1265 Australiern (630 Frauen, Christchurch Health and Development Study, CHDS) bis ins 21. Lebensjahr werden genutzt, um die Häufigkeit des CK zwischen 14 und 21 in Beziehung auf Depression und Suizidalität zu untersuchen.	N=1265	Mindestens wöchentlicher CK zeigte unabhängig vom Konsumalter ein signifikantes, nur schwach erhöhtes Risiko (Odds Ratio=1.7) für die Diagnose einer depressiven Störung. Bei mindestens wöchentlichem CK im Alter von 14-15 bestand ein signifikantes, deutlich erhöhtes Risiko für Suizidgedanken (OR=7.3) und Suizidversuche (Incidence Rate Ratio=13.1) im Vergleich zu Nichtkonsumenten. Das Risiko für Suizidversuche sank deutlich bei wöchentlichem CK im Alter von 17-18 und war im Alter von 20-21 nicht mehr signifikant erhöht.	Die Stichprobe ist mangelhaft beschrieben.
(8) Bovasso (2001) *Evidenzlevel K II*	Im Rahmen der Langzeitstudie Baltimore Epidemiologic Catchment Area Study (ECA) wurden 1920 Personen 1980, 1994 und 1996 mit standardisierten psychiatrischen Interviews befragt. 849 Personen ohne depressive Symptome zur Baseline wurden hinsichtlich des Einflusses des Substanzkonsums auf spätere depressive Symptome hin untersucht. 1837 Personen ohne Cannabismissbrauch wurden auf den Einfluss depressiver Symptome auf die Entwicklung des Cannabismissbrauchs hin untersucht.	N=1920	Personen mit Cannabismissbrauchsdiagnose ohne bestehende depressive Symptomatik zur Baseline hatten ein signifikant erhöhte Wahrscheinlichkeit der Entwicklung depressiver Symptome im Verlauf der Studie (adjustiertes Odds Ratio=4.00) im Vergleich zu Personen ohne diese Diagnose. Ebenso war ein signifikant erhöhtes Risiko für Suizidgedanken zu verzeichnen (OR=4.55). Depressive Symptomatik zur Baseline erhöhte dagegen die Wahrscheinlichkeit für späteren Cannabismissbrauch nicht signifikant.	Die Stichprobe ist zu knapp beschrieben.
(9) McGee	Eine repräsentative Ge-	N=940-948	Im bivariaten logisti-	Die Ergebnisdarstel-

Studie	Methoden/Design	N	Hauptbefunde	Limitationen
et al. (2000) Evidenzlevel K II	burtskohorte der Jahre 1972/73 wurde im Alter von 15, 18 und 21 mit einem am DSM-III orientierten standardisiertem Interview untersucht.		schen Regressionsmodell zeigte sich Cannabiskonsum im Alter von 15 nicht als signifikanter Prädiktor der Prävalenz einer psychischen Störung im Alter von 18 (Odds Ratio=0.97), dagegen die Prävalenz einer psychischen Störung im Alter von 15 als schwacher Prädiktor der CK im Alter von 18 (OR=1.58).	lung ist zum Teil fehlerhaft (vgl. Tabelle 1 und 2 im Artikel). Kaum soziodemographische Informationen, Informationen über das Ausmaß des CK oder über weiteren Drogenkonsum. Keine Information über die Verteilung der exakten Diagnosen. Die gesamte Auswertung ist suspekt.
(10) Kouri et al. (1999) Evidenzlevel K II	17 aktuelle CK mit Cannabis-positivem Urin (4 Frauen, M Alter=35.4) und 20 abstinente Kontrollen (3 Frauen, M Alter=39.3) wurden 28 Tage stationär aufgenommen, tägliche Urinkontrollen. An den Tagen 0, 1, 3, 7 und 28 wurden Skalen zur Depressivität (HDS) und Ängstlichkeit (HAS) ausgefüllt, sowie jeweils Experimente zur Erzeugung aggressiver Reaktionen durchgeführt (PSAP, in einer vorgetäuschten neuropsychologischen Untersuchung im Wettkampf gegen einen vorgetäuschten Konkurrenten konnte auf Provokationen (der Scheingegner zieht Punkte ab) mit Punktabzug beim Gegner reagiert werden).	UG=17 KG=20	Die CK zeigten über alle 5 Messzeitpunkte signifikant erhöhte Werte der Depressivität und Ängstlichkeit im Vergleich zu den Kontrollen (kein signifikanter Zeiteffekt). Hinsichtlich der Häufigkeit aggressiver Reaktionen zeigten sich die CK nur an den Tagen 3 und 7 signifikant aggressiver als die Kontrollen.	

Anmerkungen. LS = Longitudinalstudie, CK = Cannabiskonsum bzw. Cannabis konsumierende Personen, UG = Untersuchungsgruppe mit CK, KG = Kontrollgruppe, M = Mittelwert, n.s. = nicht signifikant.

Tabelle 20b. Untersuchungen zu Zusammenhängen von Cannabiskonsum und Merkmalen psychischer Belastung, Evidenzklasse E-B: Fall-Kontroll-Studien, Querschnittsstudien und Fallberichte

Studie	Methoden/Design	N	Hauptbefunde	Limitationen
(11) Lamers et al. (2006) Evidenzlevel	15 CK (5 Frauen, M Alter=24.3 Jahre, Lebenszeitkonsumgelegenheiten: 1582 Joints) wurden mit	UG=15 KG=15	Zwischen beiden Gruppen zeigten sich keine signifikanten Unterschiede in der	CK haben eine signifikant geringere Bildung (in Ausbildungsjahren). Die Stichpro-

Studie	Methoden/Design	N	Hauptbefunde	Limitationen
K III a	15 Kontrollen (6 Frauen, M Alter=23.9 Jahre) hinsichtlich Depressivität (BDI-II) und Ängstlichkeit (BAI) verglichen.		psychopathologischen Belastung.	ben sind klein.
(12) Messinis et al. (2006) *Evidenzlevel* K III a	20 Langzeit-CK (9 Frauen, M Alter=32.65, mindestens 4 Joints/Woche für mehr als 10 Jahre) und 20 Kurzzeit-CK (6 Frauen, M Alter=24.25, mindestens 4 Joints/Woche für 5-10 Jahre) sowie 24 abstinente Kontrollen (11 Frauen, M Alter=28.42) wurden neuropsychologisch sowie mit dem Beck-Depressions-Inventar (Fast Screen) getestet. Urintest nach mindestens 24 Stunden Abstinenz, Wiederholung zum Testzeitpunkt.	UG1=20 UG2=20 KG=24	Die Depressionswerte unterschieden sich nicht signifikant.	Keine Information über erfolgte Ausschlüsse von Personen auf der Basis von Cannabis-positivem Urinbefund. Unklare Rekrutierung: Patienten eines Behandlungsprogramms wegen Drogenmissbrauchs wurden eingeschlossen.
(13) Monshouwer et al. (2006) *Evidenzlevel* K III b	Im Rahmen der Health Behaviour in School-Aged Children (HBSC)-Studie wurden 5551 Jugendliche (49% Frauen) zwischen 12 und 16 mit Fragebögen (u.a. Youth Self Report) befragt.	N=5551	Signifikant mehr männliche (17%) als weibliche (13%) Jugendliche hatten Cannabiserfahrung. Im Jahr der Untersuchung hatten 7% regelmäßigen und 2% schweren CK. Unter statistischer Kontrolle konfundierender Merkmale wurden für regelmäßige Cannabiskonsumenten signifikante Beziehungen des CK mit den Skalen für delinquentes Verhalten, aggressives Verhalten, externalisierendes Verhalten sowie Aufmerksamkeitsprobleme gefunden. Für schweren CK waren die Beziehungen etwas stärker ausgeprägt, zusätzlich wurden die „gedanklichen Probleme" signifikant.	Die Einteilung in regelmäßigen CK (3-39 Konsumgelegenheiten/Jahr) und schweren Konsum (> 40 Konsumgelegenheiten/Jahr) ist willkürlich.
(14) Bonn-Miller et al. (2005) *Evidenzlevel*	202 tägliche Zigarettenraucher (100 Frauen, M Alter=22.5, 147 im Mittel tägliche Cannabiskonsumenten) wurden mit Fra-	N=202	Nach Kontrolle konfundierender Merkmale war der CK (sowohl Prävalenz als auch Intensität) ein	

Studie	Methoden/Design	N	Hauptbefunde	Limitationen
K III b	gebögen hinsichtlich Ängstlichkeit und negativem Affekt (ASI, PANAS, MASQ) sowie selbst eingeschätzter Gesundheit (GHS) untersucht.		signifikanter Prädiktor für Ängstlichkeit, nicht jedoch für negativen Affekt.	
(15) Brodbeck et al. (2005) *Evidenzlevel* K III a	5448 Schülerinnen und Schüler im Alter von 16-18, darunter 942 CK (482 Frauen) und 4506 Personen ohne CK (2576 Frauen) wurden hinsicht-lich ihres Substanzkonsums und ihrer biopsychosozialen Belastung mit standardisierten Fragebögen befragt.	UG=942 KG=4509	Je mehr Cannabis konsumiert wurde, desto mehr wurde Tabak geraucht (Effektstärke Cramér's $v=.41$, großer Effekt nach Cohen) und desto häufiger wurde regelmäßig Alkohol getrunken (Effektstärke $v=.16$, mittlerer Effekt nach Cohen). Ab einer Konsumhäufigkeit von 1-2 Joints pro Woche hatten die weiblichen CK signifikant erhöhte Depressivitätswerte, bei täglichem CK auch die Männer (insgesamt bei nur geringer Effektstärke). Frauen wie Männer zeigten signifikant mehr körperliche Beschwerden (Appetitlosigkeit, Konzentrationsschwäche, Nervosität/ Unruhe, vermehrte Müdigkeit, Kopfschmerzen, Schwindel), wenn sie Cannabis konsumierten (bei nur geringer Effektstärke).	
(16) Chabrol et al. (2005) *Evidenzlevel* K III b	212 Schüler und Studierende (127 Frauen, M Alter=18.3) wurden mit einem Fragebogen hinsichtlich Abhängigkeit, Ängstlichkeit (STAI) und Borderline-Persönlichkeitsstörung (BPI) untersucht. Die Stichprobe umfasste 114 Personen mit CK innerhalb von 6 Monaten vor der Untersuchung (45% Frauen). 61% der männlichen und 31% der weiblichen CK konsumierten Cannabis nahezu täglich, 64% der männlichen und 36% der weiblichen	N=212	Die weiblichen CK zeigten signifikant mehr Depressivität und Ängstlichkeit im Vergleich zu den männlichen. Dieses Verhältnis fand sich bei den Nichtkonsumenten nicht. Cannabisabhängige Frauen waren signifikant depressiver als Cannabis-abhängige Männer. Die weiter berichteten Faktoren- und Regressionsanalysen sind für	Insuffiziente Abhängigkeitsdiagnostik mittels eines Fragebogens mit Ja/Nein-Fragen zu Leitsymptomen. Die Statistik ist unzureichend beschrieben. Vermutlich sind einfache t-Tests statt der für den vorliegenden Fall benötigten zweifaktoriellen Varianzanalysen gerechnet worden.

Studie	Methoden/Design	N	Hauptbefunde	Limitationen
	CK erfüllten die Kriterien für Cannabisabhängigkeit.		die Expertise nicht von Relevanz.	
(17) Poulin et al. (2005) *Evidenzlevel K III b*	12771 Schülerinnen/Schüler (49.9% Frauen, M Alter=15.1) wurden mit einem Fragebogen zu ihrem Substanzkonsum und zur Depressivität (CES-D) befragt.	N=12771	Nach Adjustierung bezüglich konfundierender Merkmale zeigten die Frauen ein signifikant erhöhtes relatives Risiko für eine verstärkte Depression bei schwerem episodischem Alkoholkonsum (Relative Risk Ratio=3.34) und mindestens täglichem Zigarettenrauchen (RR=3.33), nicht jedoch die Männer. Mindestens wöchentlicher Cannabiskonsum war allerdings sowohl bei Frauen (RR=1.76) als auch bei Männern (RR=1.41) mit einem signifikanten, leicht erhöhten Risiko für ver-stärkte depressive Symptomatik verbunden.	
(18) Swift et al. (2005) *Evidenzlevel K III b*	128 Personen (37% Frauen, Median Alter=45 Jahre), von denen 61% THC oder Cannabis nach Selbstauskunft schon mehr als 5 Jahre zum Zwecke der Selbstmedikation einsetzen, wurden mit einem Fragebogen untersucht.	N=128	Die häufigsten Einsatzzwecke waren Depressionen (60%), gefolgt von chronischen Schmerzzuständen (53%) und Arthritis (38%).	
(19) Arendt et al. (2004) *Evidenzlevel K III b*	10561 wegen Drogenproblematiken Behandlungssuchende wurden aufgeteilt in 844 reine Cannabiskonsumenten (21.6% Frauen, M Alter=26.1), 595 CK mit multiplem Drogenkonsum (16.1% Frauen, M Alter=24.4) sowie 9122 Konsumenten anderer Drogen (26.1% Frauen, M Alter=32.4). Sie wurden hinsichtlich ihrer Soziodemographie und der Prävalenz komorbider psychiatrischer Störungen verglichen.	N=10561	Patienten mit Cannabiskonsum hatten eine signifikant erhöhte Wahrscheinlichkeit einer Diagnose affektiver Störungen und Persönlichkeitsstörungen (für beides: Odds Ratio=1.9) im Vergleich zu Konsumenten anderer Drogen.	Drogeninformationen beruhen nur auf Selbstauskünften

Studie	Methoden/Design	N	Hauptbefunde	Limitationen
(20) Buttler und Montgomery (2004) *Evidenzlevel K III a*	55 CK (80% Frauen, M Alter=21.2 Jahre, Lebenszeitkonsum: nicht beschrieben) wurden mit 116 Kontrollen ohne Drogenkonsum (84% Frauen, M Alter=21.8 Jahre) hinsichtlich Impulsivität (I-VE) verglichen.	UG=55 KG=116	Die Autoren berichten keine signifikanten Unterschiede der Impulsivität zwischen den beiden untersuchten Gruppen.	Darstellung der erhobenen Drogenanamnesen nicht ausführlich genug. Gruppengrößen der UG bzw. KG stark unterschiedlich. Keine Urinkontrollen.
(21) Dafters et al. (2004) *Evidenzlevel K III a*	15 CK (7 Frauen, M Alter=21.87 Jahre, Lebenszeitkonsum: 1023 Joints) wurden mit 19 Kontrollen ohne Drogenkonsum (9 Frauen, M Alter=21.16 Jahre) hinsichtlich Ängstlichkeit (BAI), Impulsivität (IVE) sowie hinsichtlich ihrer Persönlichkeitsstruktur (EPQ-R) verglichen.	UG=15 KG=19	Die Autoren berichten keine signifikanten Unterschiede hinsichtlich Ängstlichkeit, Impulsivität und Persönlichkeit.	Die Stichproben sind klein. Die Mittelwerte fehlen in der Ergebnisdarstellung.
(22) Whitlow et al. (2004) *Evidenzlevel K III a*	10 CK (2 Frauen, M Alter 28, fast täglicher CK über mindestens 5 Jahre) und 10 abstinente Kontrollen (2 Frauen, M Alter=25) wurden hinsichtlich Ängstlichkeit (STAI) und Depressivität (BDI) untersucht. 2 Urinkontrollen.	UG=10 KG=10	Keine signifikanten Unterschiede der Depressivität oder Ängstlichkeit.	Die CK hatten signifikant geringere Bildung (im Mittel 2 Jahre). Die Stichprobe ist sehr klein.
(23) Boys et al. (2003) *Evidenzlevel K III b*	Im Rahmen des National Mental Health Survey of Children (England) wurden 2624 Personen im Alter von 13-15 Jahren (1312 Frauen) mit standardisierten psychiatrischen Interviews befragt.	N=2624	Regelmäßiger Alkoholkonsum war kein signifikanter Prädiktor irgendeiner psychiatrischen Diagnose, dagegen regelmäßiger Tabakkonsum (Adjustiertes Odds Ratio=4.63) und Cannabiserfahrung (OR=1.98). Die Wahrscheinlichkeit einer psychiatrischen Diagnose wurde am stärksten durch die Kombination von regelmäßigem Nikotin und Alkoholkonsum und Cannabiserfahrung erhöht (OR=14.17, noch stärker für depressive Störungen OR=26.80).	Lebenszeiterfahrung bezüglich Cannabis ist als Substanzkonsumparameter dem regelmäßigen Gebrauch (von Nikotin oder Alkohol) nicht gleichwertig.
(24) Hale et	176 Studierende (94 Frau-	N=176	Cannabiserfahrene	Der Drogenkonsum

Studie	Methoden/Design	N	Hauptbefunde	Limitationen
al. (2003) *Evidenzlevel* *K III b*	en, M Alter=19) wurden in 83 Personen mit Cannabiserfahrung (44 Frauen, 27.8% CK im Monat vor der Untersuchung) und 93 Personen ohne Cannabiserfahrung (48 Frauen) aufgeteilt und hinsichtlich ihrer Persönlichkeit (TPQ) untersucht.		zeigten signifikant höhere Werte des Novelty Seeking (mehr als eine Standardabweichung über der US-Norm) sowie geringeres Beharrungsvermögen im Vergleich zu den Unerfahrenen.	beruht auf Selbstauskünften, keine Information hinsichtlich des Konsums weiterer Substanzen. Das Ausmaß des CK bleibt unbekannt.
(25) Semple et al. (2003) *Evidenzlevel* *K III a*	10 regelmäßige CK (2 Frauen, M Alter=23.5, M CK/Woche: 14.2 Joints) sowie 10 abstinente Kontrollen (3 Frauen, M Alter=23.1) wurden hinsichtlich Psychotizismus, Neurotizismus und Extraversion (EPQ-R) untersucht.	UG=10 KG=10	Die CK wiesen signifikant höhere (mehr als eine Standardabweichung) Werte des Psychotizismus auf.	Stichprobe sehr klein. Keinerlei toxikologische Analysen. Probanden konsumieren auch andere Drogen, nach Selbstauskunft gelegentlich. Nach Selbstauskunft liegt die letzte Cannabisdosis im Mittel nur 5.6 Stunden zurück.
(26) Sussmann et al. (2003) *Evidenzlevel* *K III b*	1207 Schüler von „continuation high schools" (41% Frauen, M Alter=16.8) wurden hinsichtlich mangelhafter sozialer Selbstkontrolle (SES), Persönlichkeitsstörungen (PDQ) und Substanzkonsum befragt.	N=1207	Der CK innerhalb der vergangenen 30 Tage wurde am besten durch die Merkmale (geringe) soziale Selbstkontrolle, hohe Werte der Skalen Antisoziale sowie Vermeidende Persönlichkeitsstörung, Geschlecht männlich, Hautfarbe weiß vorhergesagt. Varianten dieses Regressionsmodells galten allerdings auch für den Konsum von Tabak, Alkohol und harten Drogen.	Die Stichprobe umfasst hauptsächlich sozial depravierte Schüler, nur 19% sind weiße Amerikaner.
(27) Agosti et al. (2002) *Evidenzlevel* *K III b*	Aus den Daten des National Comorbidity Survey (NCS) der USA wurde eine bevölkerungsrepräsentative Stichprobe von 8098 Personen (Alter=15-54 Jahre) gezogen, die mit einem standardisierten psychiatrischen Interview nach DSM-III-R untersucht worden waren.	N=8098	90% der Cannabisabhängigen Personen hatten eine lebensgeschichtliche Diagnose einer weiteren psychischen Störung (54.7% der nicht Cannabisabhängigen). Die höchsten lebenszeitlichen komorbiden Störungen waren Alkoholabhängigkeit (70%), Verhaltensstörungen (44.4%) und *major depression* (32.7%).	

3 Ergebnisse • 3.3 Psychische und psychosoziale Auswirkungen

Studie	Methoden/Design	N	Hauptbefunde	Limitationen
			26.9% der Angststörungen und 52.2% der depressiven Störungen begannen erst nach der Cannabisabhängigkeit. Gegenwärtig abhängige CK hatten im Vergleich zu Personen ohne Cannabisabhängigkeit erhöhte Risiken einer depressiven Störung (Odds Ratio=2.2) oder Angststörung (OR=2.6).	
(28) Libby et al. (2002) *Evidenzlevel* *K III b*	126 Jugendliche im Alter von 13-19 Jahren mit komorbider *major depression* und Substanzabhängigkeit (Nikotin, Alkohol, Cannabis) wurden mit standardisierten psychiatrischen Interviews untersucht. Die Teilstichprobe von Jugendlichen mit Beginn der depressiven Erkrankung vor der Substanzabhängigkeit (n=88, 34% Frauen, M Alter=16.9) wurden mit denen verglichen, bei denen die Substanzabhängigkeit retrospektiv als erste Störung eingeschätzt wurde (n=38, 29% Frauen, M Alter=17.7).	N=126	Hinsichtlich des prozentualen Anteils an Tabak- und Alkoholbezogenen Abhängigkeitserkrankungen unterscheiden sich Personen mit *major depression* zunächst nicht von denen mit Substanzstörung (Tabak: 66%/73%; Alkohol: 53%/51%), jedoch signifikant bezüglich der Prävalenz von Cannabisabhängigkeit (65%/5%). Es ergeben sich keine signifikanten Unterschiede im Erstkonsumalter der drei Substanzen – es liegt im Mittel zwischen 12 und 13.	Die Stichprobe ist hinsichtlich des Ausmaßes des Konsums weiterer Drogen nicht beschrieben.
(29) Borowsky et al. (2001) *Evidenzlevel* *K III b*	Aus den Daten der „National Longitudinal Study of Adolescent Health" 1995/96 wurden 13110 Schülerinnen und Schüler auf Prädiktoren von Suizidversuchen innerhalb der 12 Monate vor der Untersuchung hin analysiert.	N=13110	Die Ergebnisse sind nach Geschlecht und Hautfarbe getrennt berichtet. Der Cannabiskonsum war in variierender Höhe (adjustierte Odds Ratios von 2.9 bei männlichen Hispanoamerikanern bis 10.3 bei schwarzen Amerikanerinnen) signifikanter Prädiktor der Suizidversuche. Alkoholkonsum in vergleichbarer Höhe ebenfalls.	Stichprobe zu knapp beschrieben.

Studie	Methoden/Design	N	Hauptbefunde	Limitationen
(30) Daumann et al. (2001) *Evidenzlevel* *K III a*	28 CK (13 Frauen, M Alter=22.9 Jahre, durchschnittliche tägliche Dosis 724 mg bei 21 Konsumtagen pro Monat) wurden mit 28 Kontrollen ohne Konsum illegaler Drogen (11 Frauen, M Alter=23.5 Jahre) hinsichtlich Depressivität, Ängstlichkeit, Feindseligkeit, Psychotizismus (SCL-90-R, STAI, STAXI, D-S, FAF), Impulsivität (SSS-V, BIS) sowie hinsichtlich ihrer Persönlichkeitsstruktur (FPI-R) verglichen.	UG=28 KG=28	Zwischen beiden Gruppen zeigten sich keine signifikanten Unterschiede in der psychopathologischen Belastung sowie in der in der Persönlichkeitsstruktur. CK wiesen signifikant höhere Werte in der Skala "thrill and adventure seeking" auf.	20 der 28 CK haben einen positiven Urinbefund bezüglich Cannabis (Werte nicht angegeben).
(31) Degenhardt et al. (2001[a]) *Evidenzlevel* *K III b*	National Survey of Mental Health and Well-Being (NSMHWB): Eine für Australien bevölkerungsrepräsentative Stichprobe wurde mit strukturierten psychiatrischen Interviews nach ICD-10- sowie DSM-IV-Kriterien befragt.	N=10641	Wurde in den vergangenen 12 Monaten Cannabis konsumiert oder lag gar eine Abhängigkeit vor, bestand ein bei erfolgter Kontrolle demographischer Unterschiede signifikant erhöhtes Risiko einer Angststörung (Odds Ratio=1.62, bei Abhängigkeit: OR=3.49) oder depressiven Störung (OR=2.11, bei Abhängigkeit: OR=2.44). Wurde zusätzlich der weitere Substanzkonsum kontrolliert, verfehlten sämtliche Ergebnisse die Signifikanz.	Leider ist der Einfluss des Zigarettenrauchens nicht separat, sondern nur mit allen anderen Substanzparametern einbezogen worden.
(32) Friedman et al. (2001) *Evidenzlevel* *K III b*	612 afroamerikanische Untersuchungspersonen (306 Frauen, M Alter=26) wurden im Rahmen einer Langzeitstudie seit der Geburt regelmäßig untersucht. Der Substanzkonsum und weitere 51 Merkmale wurden dazu genutzt, die Prädiktoren gewaltsamen Verhaltens zu analysieren.	N=612	Der CK zeigte in einer querschnittlichen Auswertung schmale, aber signifikante Zusammenhänge mit bewaffneten Angriffen und Mordversuchen.	Selegierte Stichprobe.
(33) Kelder et al. (2001)	7721 Schüler aus Grade 6 (n=1914, 49.6% Frauen, M Alter=12.12), Grade 7	N=5721	Nach den Depressionswerten wurde die Stichprobe in fünf	Die Demographie wird nur nach Schulklassenstufen getrennt

Studie	Methoden/Design	N	Hauptbefunde	Limitationen
Evidenzlevel *K III b*	(n=1828, 45.1% Frauen, M Alter=13.15) und Grade 8 (n=2164, 53.1% Frauen, M Alter=14.16) werden mit einem Fragebogen zum Substanzkonsum und zur Depressivität (DSD) untersucht.		Gruppen (Q1-Q5) nach aufsteigender Depressivität sowie in eine *major depression*-Gruppe aufgeteilt. Die für konfundierte Variablen adjustierten signifikanten Odds Ratios der Wahrscheinlichkeit des CK stiegen linear mit der Zunahme der Depressivität an (von OR=1.7 in Q2 bis 5.4 in der Gruppe *major depression*). Dieser Anstieg ist ebenso beim Rauchen, Binge-Trinken und Kokainkonsum zu bemerken.	präsentiert, obwohl das für die Auswertung irrelevant ist. Der tatsächliche Substanzkonsum dieser sehr jungen Population ist aus der Publikation nicht nachvollziehbar. Die Effekte der unterschiedlichen Substanzen lassen sich aufgrund des Auswertungsdesigns nicht voneinander trennen. Es ist unverständlich, warum die Schulnoten als konfundierende Merkmale einbezogen werden.
(34) Parrott et al. (2001) *Evidenzlevel* *K III a*	97 CK (39 Frauen, M Alter=21.7 Jahre, moderater bis schwerer Cannabiskonsum) wurden mit 150 Kontrollen ohne jeden Drogenkonsum (KG1, 89 Frauen, M Alter=18.8 Jahre) und 185 Konsumenten von Alkohol und Tabak (KG2, 83 Frauen, M Alter=21.5) hinsichtlich Psychopathologie (SCL-90-R) verglichen.	UG=97 KG1=150 KG2=185	Die CK weisen deutlich höhere Werte als die KG1 auf (besonders in den Skalen Zwanghaftigkeit, Feindseligkeit und Psychotizismus), inwieweit die Gruppenunterschiede signifikant sind, wird nicht berichtet.	Die Darstellung der Ergebnisse ist nicht ausführlich genug. Es werden z.B. keine post-hoc-Tests berichtet. Dementsprechend bleibt unklar, welche Unterschiede in welchen Skalen zwischen den untersuchten Gruppen signifikant sind. Vermutlich sind die Gruppen signifikant unterschiedlich alt.
(35) Skosnik et al. (2001) *Evidenzlevel* *K III a*	15 aktuelle CK (40% Frauen, M Alter=22.3, mittlerer Konsum 1.3 Konsumgelegenheiten/Woche), 10 ehemalige CK (30% Frauen, M Alter=23.6, mindestens einmal konsumiert, jedoch 45 Tage kein Konsum) und 15 abstinente Kontrollen (70% Frauen, M Alter=24.1) wurden neuropsychologisch sowie mit einem Schizotypiefragebogen (SPQ) untersucht.	UG=15 KG1=10 KG2=15	Signifikante Unterschiede fanden sich in der schizotypischen Positivsymptomatik (z.B. „magical thought", „odd behaviour"), nicht jedoch in den Skalen zur Negativsymptomatik (z.B. „susiciousness", „no close friends"): erhöhte Werte der UG im Vergleich zu beiden Kontrollgruppen.	Keine toxikologischen Analysen: Konsum psychotroper Substanzen allein durch Selbstauskunft erfasst, anderer Drogenkonsum nicht validiert. Stichprobe hinsichtlich des Geschlechts ungleichmäßig zusammengesetzt. Der Artikel liefert keine ausreichend detaillierten Drogenkonsumdaten. Der Sinn von KG1 ist angesichts des minimalen CK fraglich.
(36) Green und Ritter (2000)	1941 Männer einer Geburtskohorte (Young Men and Drugs Survey, eine	N=1941	Als Ergebnis werden Serien von Regressionsanalysen präsen-	Konsum anderer Drogen vorhanden, aber nicht weiter spezifi-

Studie	Methoden/Design	N	Hauptbefunde	Limitationen
Evidenzlevel K III b	Langzeitstudie, von der allerdings ausschließlich für die männliche Bevölkerung der USA zwischen 30 und 40 repräsentative, querschnittliche Daten des Jahres 1985 präsentiert werden) wurde mit Fragebögen zum Drogenkonsum und zur Depressivität (CES-D) untersucht.		tiert. Cannabiskonsumerfahrung und insbesondere früher Erstkonsum von Cannabis waren signifikante, aber sehr schwache (1% Varianzerklärung) Prädiktoren der Depressivität. Die aktuelle Cannabiskonsummenge (30 Tage) verfehlte die Signifikanz in den 7 vorgestellten Modellen.	ziert. Ein suspekter Fragebogen der Nutzung von Cannabis zur alltäglichen Problembewältigung „Marijuana used to cope" wurde eingesetzt, von dessen Items aber 3 von 4 eher Symptome von Abhängigkeit beschreiben.
(37) Beautrais et al. (1999) *Evidenzlevel* K III a	Im Rahmen einer Fall-Kontroll-Studie wurden aus den Daten des Canterbury Suicide Project 202 Fälle vollendeten Suizids und 302 ernsthafte Suizidversuche ausgewählt und mit 1028 Kontrollen verglichen.	N=1532	Personen mit Cannabismissbrauch oder Cannabisabhängigkeit wiesen nach Kontrolle konfundierender Merkmale kein signifikant erhöhtes Risiko für Suizidversuche auf.	
(38) Troisi et al. (1998) *Evidenzlevel* K III b	133 durch Cannabispositiven Urin als CK identifizierte Wehrpflichtige mit nach Selbstauskunft keinem Konsum weiterer illegaler Drogen wurden in drei Gruppen aufgeteilt: 45 Gelegenheitskonsumenten (M Alter=20), 59 Personen mit einer Diagnose Cannabismissbrauch (M Alter=19.76) und 29 Personen mit der Diagnose Cannabisabhängigkeit (M Alter=20.41). Die drei Gruppen wurden in der Prävalenz von DSM-III-R-Kriterien für psychiatrische Störungen sowie in den Werten von Fragebögen zur Depression (BDI), Alexithymie (TAS-20) und Ängstlichkeit (STAI) verglichen.	N=133	83% der Cannabisabhängigen und 46% der Personen mit Cannabismissbrauch erhielten die Diagnose einer komorbiden Störung nach DSM-III-R, dagegen nur 29% der Gelegenheits-CK. Sowohl Depressivität und Ängstlichkeit als auch Alexithymie zeigte einen linearen Anstieg der Symptomwerte von Gelegenheits-CK über Personen mit Cannabismissbrauch bis zu abhängigen Personen. In den post-hoc-Tests wiesen nur die Gelegenheits-CK signifikant niedrigere Werte dieser Skalen im Vergleich zu Personen mit Cannabismissbrauch auf, nicht jedoch zu der kleineren Stichprobe der Cannabisabhängigen.	Die Häufigkeit des CK ist ungenügend beschrieben.
(39) Pope und Yurge-	College-Studierende, 65 schwere CK (27 Frauen,	UG1=65 UG2=64	Die Gruppen unterschieden sich in den	29% der schweren CK und 23% der Gelegen-

Studie	Methoden/Design	N	Hauptbefunde	Limitationen
lun-Todd (1996) *Evidenzlevel K III b*	Alter 18-24, beinahe täglicher CK, Urin-positiv) sowie 64 Gelegenheits-CK (33 Frauen, Alter 18-28, nicht mehr als 3 Konsumgelegenheiten/Monat, Urin-negativ) wurden 2 Tage stationär aufgenommen und am 2. Tag neuropsychologisch sowie mit dem Rand Mental Health Inventory sowie dem SCID für DSM-III-R untersucht.		klinischen Skalen (Anxiety, Depression, Loss of behavioural/emotional control, Emotional ties, Life satisfaction, Psychological well-being) nicht signifikant. Es ergaben sich keine signifikanten Unterschiede der Prävalenz von Achse I- bzw. Achse-II-Störungen im SCID.	heits-CK erhielten Lifetime-Diagnosen von Substanzabhängigkeit oder -missbrauch hinsichtlich einer anderen Substanz als Cannabis.
(40) Thomas (1996) *Evidenzlevel K III b*	199 Cannabiserfahrene (95 Frauen, M Alter=27) wurden mit einem Fragebogen hinsichtlich der Probleme mit dem CK untersucht.	N=199	Die Personen, die als erlebtes Symptom Panikattacken angaben (n=44), waren signifikant eher Frauen (n=30) bzw. Exkonsumenten (n=37). 29 Personen gaben an, psychotische Symptome erlebt zu haben. 58 Personen äußerten Symptome von Abhängigkeit.	Von 1000 Fragebögen wurden nur 199 zurückgesendet bzw. konnten ausgewertet werden. Der Fragebogen der Studie (25 Ja/Nein-Items) ist als diagnostisches Instrument psychiatrischer Störungen ungeeignet.

Anmerkungen. LS = Longitudinalstudie, CK = Cannabiskonsum bzw. Cannabis konsumierende Personen, UG = Untersuchungsgruppe mit CK, KG = Kontrollgruppe, M = Mittelwert, n.s. = nicht signifikant.

3.3.5 *Psychosoziale Auswirkungen des Cannabiskonsums*

Im Rahmen der Recherchen nach den Expertise-relevanten Publikationen aus dem spezifizierten Untersuchungszeitraum konnten zu den Themen dieses Abschnittes 9 Studien gefunden werden. Im Folgenden werden diese Studien zu Auswirkungen des Cannabiskonsums auf Motivation, Schulabschlüsse und beruflichen Erfolg vorgestellt. Untersuchungen zur Motivation mit neuropsychologischer Methodik wurden dem Abschnitt 3.4.3 zugeteilt.

Die Längsschnittstudien (1), (2), (4) und (5) (Evidenzlevel K II) stellen übereinstimmend eine erhöhte Wahrscheinlichkeit für einen vorzeitigen Schulabbruch bei jugendlichem Cannabiskonsum fest. Die Risikoerhöhung ist geringfügig, wird Cannabiskonsum unabhängig von seiner Intensität und Regelmäßigkeit untersucht (4). Bei früherem, intensiverem und regelmäßigerem Cannabiskonsum steigt dieses Risiko jedoch (1), (2), (5) und scheint regelmäßigem Alkoholkonsum vergleichbar (5). Studie (5) errechnete für regelmäßig Cannabis konsumierende 17-18-jährige Schülerinnen und Schüler das folgende proportionale Verhältnis: Wird der Cannabiskonsum um 10% gesteigert, sinkt die Wahrscheinlichkeit des erfolgreichen Schulabschlusses in fast vergleichbarer Höhe (rund 7%). Studie (1) konnte zusätzlich demonstrieren, dass in Umkehrung des Zusammenhanges Schulabbrüche nicht zu signifikant erhöhtem Cannabiskonsum führen.

Dementsprechend gaben die schweren Cannabiskonsumenten einer Fall-Kontroll-Studie (7) (Evidenzlevel K III a) nach Kontrolle konfundierender Variablen bei gleichem Einkommen und Bildungsstand der Ursprungsfamilien signifikant geringere Bildungsabschlüsse und ein signifikant geringeres Einkommen im Vergleich zu Kontrollen an. Eine Längsschnittstudie (Evidenzlevel K II) kam dagegen hinsichtlich der Auswirkungen von Cannabiskonsum auf den beruflichen Erfolg zu geschlechtsspezifisch unterschiedlichen Befunden. Während bei Männern Cannabis nur bei höherer Intensität des Konsums auf das Erreichen beruflicher Ziele beeinträchtigend wirkt, kann für Frauen aufgrund der Uneinheitlichkeit des Befundes keine eindeutige Aussage getroffen werden. Eine Querschnittsstudie (8) (Evidenzlevel K III b) fand einen signifikanten Zusammenhang zwischen Cannabiskonsum und geringerer schulischer Leistung, der allerdings unter Berücksichtigung von Alkohol und Nikotin als nur schwacher Effekt anzusehen ist.

Die Fall-Kontroll-Studie (6) (Evidenzlevel K III a) konnte zwischen im Rahmen einer Internetumfrage rekrutierten Stichprobe von täglichen Cannabiskonsumenten und Kontrollen keine Unterschiede an Lebenszufriedenheit und Motivation feststellen.

Tabelle 21a. Cannabis und Motivation, Schulabschluss, beruflicher Erfolg, Evidenzklasse E-A: Randomisierte kontrollierte Studien und Längsschnittstudien

Studie	Methoden/Design	N	Hauptbefunde	Limitationen
(1) Fergusson et al. (2003) *Evidenzlevel K II*	Daten einer Langzeitstudie an einer Geburtskohorte von 1265 Australiern (630 Frauen, Christchurch Health and Development Study, CHDS) bis ins 25. Lebensjahr werden genutzt, um die Häufigkeit des CK zwischen 15 und 25 in Beziehung auf die mit 25 erzielten Bildungsabschlüsse zu untersuchen.	N=1265	Personen, die im Alter von 16 bereits mehr als 100 Cannabiskonsumgelegenheiten aufwiesen, hatten nach Adjustierung konfundierender Merkmale ein signifikant erhöhtes Odds Ratio von 3.7 für das Verlassen der Schule ohne Abschluss. Der Zusammenhang zwischen CK und späterem Universitätsbesuch war nicht signifikant. Ein Test umgekehrter Kausalität (konsumieren Personen ohne Schulabschluss mehr Cannabis?) war nach Kontrolle konfundierender Merkmale dagegen nicht signifikant.	Die Stichprobe ist mangelhaft beschrieben.
(2) Lynskey	Im Rahmen einer Lang-	N=1601	Mindestens wöchent-	

Studie	Methoden/Design	N	Hauptbefunde	Limitationen
et al. (2003) *Evidenzlevel* *K II*	zeitstudie wurden 1601 Personen (M Alter=20.7) im Jahr 1998 befragt, die seit 1992 (52% Frauen, M Alter=14.9) mehrfach (7 Untersuchungswellen) untersucht worden waren.		licher Cannabiskonsum im 10. Schuljahr ist, adjustiert für konfundierende Variablen, verbunden mit einem signifikanten Risiko des Schulabbruchs (Odds Ratio=5.6). Das erhöhte Schulabbruchsrisiko bleibt bei geringerer Größe auch für wöchentlichen CK im 11. Schuljahr bestehen (OR=2.2), ist aber im 12. und letzten Schuljahr nicht mehr signifikant von 1 verschieden.	
(3) Schuster et al. (2001) *Evidenzlevel* *K II*	Monitoring the Future project: Daten aus zwei Untersuchungszeitpunkten (1976-1999/1985-1997) einer repräsentativen Schuluntersuchung wurden nach Geschlecht getrennt hinsichtlich des Zusammenhangs von CK und beruflichem Erfolg analysiert. Die Stichprobe umfasst 53% Frauen.	N=2842	Für Männer hat leichter CK keinen Einfluss auf das Erreichen beruflicher Beschäftigung, bei höherem CK einen negativen Einfluss. Da diese Effekte bei Kontrolle hinsichtlich der Schulleistung entfallen, nehmen die Autoren reduzierte Schulleistung und damit verbundene geringere berufliche Ziele als ursächlich an. Bei Frauen entstanden uneinheitliche und schwer interpretierbare Befunde.	
(4) Bray et al. (2000) *Evidenzlevel* *K II*	16-18-jährige Schülerinnen und Schüler wurden in einer LS zwischen 1985 und 1994 vier Befragungen unterzogen.	N=1392	Marihuanakonsumenten weisen im Vergleich zu Nichtkonsumenten eine 2.3-fach erhöhte Wahrscheinlichkeit auf, die Schule vorzeitig zu verlassen (kontrolliert für multiplen Substanzgebrauch).	Stichprobe ist nicht repräsentativ für die USA.
(5) Yamada et al. (1996) *Evidenzlevel* *K II*	National Longitudinal Survey of Youth (NSLY): 672 Personen, die in der 12. Klasse (Alter=17-18 Jahre) 1981/82 untersucht wurden, wurden in Bezug auf Prädiktoren ihren erfolgreichen Schulabschlus-	N=672	Der Effekt des CK auf den erfolgreichen Schulabschluss war signifikant. Eine Steigerung des CK um 10% senkt bei häufigen CK die Wahrscheinlichkeit des er-	Die Stichprobe musste von 1035 untersuchten Personen wegen fehlender Daten auf 672 reduziert werden. Diese Stichprobe von 672 Personen ist nicht beschrieben sondern

Studie	Methoden/Design	N	Hauptbefunde	Limitationen
	ses hin analysiert.		folgreichen Schulabschlusses um 6.62% (bei regelmäßigen Alkoholkonsumenten: 6.5%).	lediglich die 1035 Personen.

Anmerkungen. LS = Longitudinalstudie, CK = Cannabiskonsum bzw. Cannabis konsumierende Personen, UG = Untersuchungsgruppe mit CK, KG = Kontrollgruppe, M = Mittelwert, n.s. = nicht signifikant

Tabelle 21b. Cannabis und Motivation, Schulabschluss, beruflicher Erfolg, Evidenzklasse E-B: Fall-Kontroll-Studien, Querschnittsstudien und Fallberichte

Studie	Methoden/Design	N	Hauptbefunde	Limitationen
(6) Barnwell et al. (2006) *Evidenzlevel K III a*	Aus 1300 Personen, die an einer Internetumfrage teilnahmen, wurden 243 tägliche CK (19% Frauen, M Alter=37.8) und 244 Personen ohne Cannabiserfahrung (49% Frauen, M Alter=28.2) ausgewählt. Der Internetfragebogen enthielt Skalen zur Motivation (AES) und Lebenszufriedenheit (SLS).	UG=243 KG=244	Keine signifikanten Unterschiede zwischen Cannabiskonsumenten und Kontrollen hinsichtlich Lebenszufriedenheit und Motivation.	200 Personen haben einen Kurs zum Thema Drogen besucht. Diese und 100 Bekannte des Zweitautoren haben wiederum Bekannte motiviert. ⅓ der CK nutzen Cannabis zu medizinischen Zwecken. Selektions-Bias wahrscheinlich. Die AES ist sehr durchschaubar, Itembeispiel: „I have motivation". Ungleiche Geschlechtsverteilung. Die CK sind im Mittel 10 Jahre älter.
(7) Gruber et al. (2003) *Evidenzlevel K III a*	108 intensive CK, darunter 63 aktuelle CK (8 Frauen, M Alter=36, geschätzte mittlere Lebenszeit-CK-Gelegenheiten: 18720), 45 ehemalige CK (11 Frauen, M Alter=41, geschätzte mittlere Lebenszeit-CK-Gelegenheiten: 11000) und 72 Kontrollen mit minimaler Cannabiserfahrung (11 Frauen, M Alter=39.5, geschätzte mittlere Lebenszeit-CK-Gelegenheiten:10) wurden hinsichtlich Bildung, einkommen und Lebenszufriedenheit befragt.	UG=108 KG=72	Die schweren CK gaben nach Kontrolle konfundierender Variablen bei gleichem Einkommen und Bildungsstand der Ursprungsfamilien signifikant geringere Bildungsabschlüsse und ein signifikant geringeres Einkommen im Vergleich zu den Kontrollen an. Vor Adjustierung nach konfundierenden Merkmalen waren diverse Einschätzungen zur Lebenszufriedenheit inklusive der Allgemeinen Zufriedenheit signifikant geringer.	Pope et al. (2001) berücksichtigen den unterschiedlichen verbal-IQ als konfundierendes Merkmal und sehen ihn für diese Stichprobe als von CK-Einflüssen unabhängigen Schätzer der Intelligenz. Die Intelligenz wird nicht einbezogen, obwohl diese für die erreichbaren Bildungsabschlüsse bedeutsam ist.

Studie	Methoden/Design	N	Hauptbefunde	Limitationen
			Nach Adjustierung blieben nur die Zufriedenheit mit der Ernährung, dem Sport und dem spirituellen Leben signifikant geringer.	
(8) Jeynes (2002) *Evidenzlevel* *K III b*	National Education Longitudinal Survey (NELS): 18728 Schülerinnen und Schüler beantworteten Fragen zur Soziodemographie und zum Substanzkonsum. Standardisierte Tests zur Schulleistung wurden durchgeführt.	N=18726	Regressionsmodelle nach dem Allgemeinen Linearen Modell wurden eingesetzt. Der Einfluss von Marihuana und Kokain auf die Schulleistungen war signifikant, unter Berücksichtigung von Alkohol und Nikotin wurde dieser Effekt sehr stark abgeschwächt.	Keine Angaben zum mittleren Alter und zur Geschlechtszusammensetzung. Keine toxikologische Validierung von Drogenkonsumdaten.
(9) Gruber et al. (1997) *Evidenzlevel* *K III b*	37 Personen mit mehr als 50000 Konsumgelegenheiten (15 Frauen, Alter=30 bis über 55, 46% mit gegenwärtigem und 84% mit zumindest im Leben zeitweiligem täglichem CK) wurden hinsichtlich der Einflüsse des CK auf ihr Leben befragt.	UG=37	38% der Stichprobe arbeitete in kreativen Berufen (Musiker, etc.). Jeweils mehr als die Hälfte berichtete nach Selbsteinschätzung keinen Einfluss des CK auf das Sozialleben (54%) oder die Karriere (68%). Auf die kognitiven Funktionen habe Cannabis keinen (46%) oder einen negativen (46%) Einfluss. Während 32% der Auffassung waren, der CK würde zumindest gelegentlich zu erhöhter Ängstlichkeit führen, waren 70% der Auffassung, Cannabis würde gelegentlich (16%) oder gar häufig (54%) Zustände von Angst lindern. Hinsichtlich depressiver Zustände sah die Mehrheit weder einen positiven noch einen negativen Effekt.	Nur deskriptive Statistik.

Anmerkungen. LS = Longitudinalstudie, CK = Cannabiskonsum bzw. Cannabis konsumierende Personen, UG = Untersuchungsgruppe mit CK, KG = Kontrollgruppe, M = Mittelwert, n.s. = nicht signifikant.

3.4 Neurokognitive Auswirkungen des Cannabiskonsums

3.4.1 Zusammenfassung

Im folgenden Abschnitt wird das Thema der allgemeinen neurokognitiven Auswirkungen nach den eingesetzten Untersuchungsmethoden in die Unterabschnitte zur Bildgebung und zu den neuropsychologischen Methoden unterteilt. Daran schließt sich ein weiterer Unterabschnitt zur Fahrtauglichkeit an.

Der erste Unterabschnitt stellt die Ergebnisse aus 36 Studien vor, die mit bildgebenden Methoden strukturelle oder funktionelle Auffälligkeiten des Gehirns untersuchen, die mit neurokognitiven Beeinträchtigungen in Zusammenhang stehen können. Chronische Cannabiskonsumenten weisen im abstinenten Zustand einen verminderten zerebralen Blutfluss auf sowie unterschiedliche Aktivierungsmuster im Vergleich zu Abstinenten in Untersuchungen mit funktioneller Magnetresonanztomographie. Die Bedeutung der Vielzahl signifikanter Einzelbefunde für die Frage nach langfristigen neuronalen Adaptationsprozessen oder gar neurotoxischen Schädigungen des Gehirns im Zusammenhang mit Cannabiskonsum bleibt unklar. Ein neurotoxischer Effekt des Cannabiskonsums ist auf der Basis des aktuellen Forschungsstandes nicht feststellbar.

Der zweite Unterabschnitt untersucht und bewertet die Ergebnisse von 49 Studien zu neurokognitiven Akut- und Langzeitwirkungen des Cannabiskonsums, die durch den Einsatz neuropsychologischer Methoden gewonnen wurden. Die Studien belegen für die Phase akuter THC-Intoxikation Defizite im Bereich der Aufmerksamkeit und der Gedächtnisfunktionen bzw. des Lernens sowie eine akut verlangsamte Reaktionszeit. Während der Bereich des Gedächtnisses/des Lernens bei regelmäßigen Cannabiskonsumenten auch die akute Intoxikation überdauernde Leistungsminderungen aufweisen kann, scheinen Aufmerksamkeit und Reaktionszeit nicht langfristig beeinträchtigt zu werden. Auf Grundlage des gegenwärtigen Forschungsstands kann nicht mit hinreichender Sicherheit festgestellt werden, dass alle Beeinträchtigungen vollständig remittieren.

Der dritte Unterabschnitt befasst sich mit 14 Studien zum Einfluss des Cannabiskonsums auf die Fahrtauglichkeit bzw. das Verkehrsverhalten. Nach den Ergebnissen werden unter akuter THC-Intoxikation für das Führen eines Kraftfahrzeuges bedeutsame Leistungsfunktionen beeinträchtigt. Fall-Kontroll-Studien ergaben ein erhöhtes Risiko für die Verursachung von Verkehrsunfällen nach Cannabiskonsum.

3.4.2 Bildgebende Verfahren (M. Ujeyl)

Im Rahmen der Recherchen nach den Expertise-relevanten Publikationen aus dem spezifizierten Untersuchungszeitraum konnten zum Thema 36 Studien gefunden werden. 8 Studien entsprechen dem Evidenzlevel A der DEGAM (2000), darunter sind 6 randomisierte kontrollierte Studien (RCT's, Evidenzlevel K I) und 2 prospektive Kohorten-Studien (Evidenzlevel K II). Weitere 28 Studien entsprechen dem Evidenzlevel B der DEGAM (2000), darunter sind 22 Fall-Kontroll-Studien (Evidenzlevel K III a) und 6 Fallberichte (Evidenzlevel K III b). Sie werden zunächst kurz vorgestellt und in den darauf folgenden *Tabellen 22a* und *22b* beschrieben.

Bildgebende Untersuchungen können dazu beitragen, das Verständnis über die pathophysiologischen Prozesse von Cannabiskonsum und ihrer neuro-anatomischen Korrelate zu erweitern (Überblick bei De Mendelssohn et al., 2004). Sie ermöglichen es, die an den Cannabiswirkungen beteiligten Gehirnareale und die mit diesen Arealen im Zusammenhang stehenden neuropsychologischen Prozesse zu charakterisieren.

In Studien mittels bildgebender Verfahren wurden akute Cannabiseffekte auf die Perfusion und den Metabolismus des Gehirns unter Ruhebedingungen, zumeist mittels $H_2^{15}O$-PET, in einzelnen Fällen auch mittels Glucose-PET [^{18}FDG] und [^{133}Xe]-SPECT untersucht. Ferner wurden protrahierte und chronische Auswirkungen des Cannabiskonsums – nach unterschiedlich langen Abstinenzintervallen – mittels bildgebender Methoden untersucht. Der Frage, welche Auswirkungen chronischer Cannabiskonsum auf die Hirnstruktur und das Hirnvolumen hat, und ob ein längerfristiger Konsum mit neurotoxischen und daher potenziell irreversiblen Effekten einhergehen kann, gingen mehrere MRT-Studien nach. In jüngster Zeit wurden die Hirnfunktionen von Cannabiskonsumenten in Aktivierungsstudien untersucht. Zu diesem Zweck werden bei der Bildgebung veschiedene neuropsychologische Testverfahren eingesetzt, die geeignet sind, Lernfähigkeit, Gedächtnis und kognitive Exekutivfunktionen zu beurteilen. Mittels $H_2^{15}O$-PET wurde die Hirnperfusion unter akuter Cannabiswirkung und im Abstinenzintervall untersucht. Mithilfe der fMRT wurde Stoffwechselaktivität spezifischer Gehirnareale und kognitiver Prozesse bei Cannabiskonsumenten während der Aktivierung gemessen. In diesen Aktivierungsstudien werden Cannabiskonsumenten zumeist im Abstinenzintervall untersucht, um einen Einfluss der Intoxikation auf die Stoffwechselaktivität auszuschließen. Nur sehr wenige Studien sind bisher dem Cannabis CB1-Rezeptorsystem gewidmet. Zerebrovaskuläre Effekte des Cannabis wurden bisher nur in Fallstudien untersucht.

Chronische Konsumenten weisen nach Cannabisgabe eine Zunahme des regionalen cerebralen Blutflusses im Frontallappen, der Insel, dem anterioren Zingulum und im Kleinhirn auf, diesbezügliche Studien erreichen das höchste Evidenzlevel (s. *Tabelle 22a*). Als längerfristigen – jedoch damit nicht notwendigerweise persistierenden – Effekt chronischen Konsums konnten verschiedene Arbeitsgruppen eine Verminderung des zerebralen Blutflusses belegen. Aktivierungsstudien zeigten bei abstinenten Cannabiskonsumenten Veränderungen der Hirnperfusion im Zerebellum, präfrontalen Kortex, anterioren Zingulum sowie im Hippocampus. Die Erhöhung des Blutflusses nach Cannabiseinnahme wird als kompensatorische Funktion zur Verbesserung der kognitiven Leistungsfähigkeit interpretiert. Bei der Frage nach strukturell-morphologischen und damit potenziell irreversiblen Hirnveränderungen unter Cannabiskonsum kamen MRT-Studien zu keinem einheitlichen Ergebnis. Die Frage, ob Cannabiskonsum Auswirkungen auf die Hirnstruktur hat, kann nicht beantwortet werden.

Tabelle 22a. Untersuchungen mit bildgebender Methodik, Evidenzklasse E-A: Randomisierte kontrollierte Studien und Längsschnittstudien

Autoren	Methode/Design	Stichprobe (N/Alter)	Konsumfrequenz/-dauer	Untersuchter Cannabiseffekt	Konsum anderer illeg. Drogen	Hauptbefunde/Interpretation
(1) Mathew et al. (1997) *Evidenzlevel K I*	H$_2^{15}$O-PET keine Vergleichsgr.	UG=32/33 J. KG= --	Gebrauch; M=seit 17. Lbj.	Baseline (Abstinenz 2 Wo) und akut (0,15/0,25mg/min über 20min) vs. Placebo (doppelblind)	Keine Diagnose Substanzabh. in letzten 6 Mon., negativer Urintest	Erhöhter cBF v.a. in Frontallappen, Insel, (anteriorem) zingulärem Kortex und subkortikalen Regionen (v.a. Basalganglien, Thalamus) nur nach CK.
(2) Mathew et al. (1998) *Evidenzlevel K I*	H$_2^{15}$O-PET keine Vergleichsgr.	UG=46/30 J. KG= --	M=147 Joints/J.; nnb.	Baseline (Abstinenz 2 Wo) und akut (0,15/0,25mg/min über 20min) vs. Placebo (doppelblind)	Keine Diagnose Substanzabh. in letzten 6 Mon., negativer Urintest	Erhöhter kortikaler und zerebellärer BF nach CK. Kein einheitlicher Befund, bei Probanden mit erniedrigtem zerebellärem BF ging CK mit Störung des Zeitgefühls einher.
(3) O'Leary et al. (2002) *Evidenzlevel K I*	H$_2^{15}$O-PET keine Vergleichsgr.	UG=12/31 J. KG= --	3x/Monat; M=6 J.	Baseline (Abstinenz 1 Wo./Joint) und akut (20mg/Joint) vs. Placebo (doppelblind) unter Aktivierung (Reaktion auf akustische Stimuli)	nnb., negativer Urintest (1 Woche zuvor)	Nach CK erhöht cBF in „paralimbischen" Hirnregionen (interpretiert als Ursache mögl. Affektveränderungen) sowie Zerebellum. Erniedrigter cBF in auditorischem Kortex, visuellem Kortex u.a. Regionen eines möglichen Aufmerksamkeits-Netzwerkes.
(4) Mathew et al. (2002) *Evidenzlevel K I*	H$_2^{15}$O-PET Keine Vergleichsgr.	UG=47/33 J. KG= --	M=228 Joints/J.; nnb	Baseline (Abstinenz 2 Wo) und akut (0,15/0,25mg/min über 20min) vs. Placebo (doppelblind)	Keine Diagnose Substanzabh. in letzten 6 Mon., negativ. Urintest	30/60/90/120min. nach 0,25mg/min CK war cBF global, im frontalen Kortex, der Insel und ACC erhöht. 30/60min nach 0,25mg/min CK war cBF auch im Zerebellum erhöht.
(5) O'Leary et al. (2003)	H$_2^{15}$O-PET Vergleich chronische	UG=12/22 J. KG=12/22 J.	UG M=1,8x/Tag; M=5 J.	Baseline (Abstinenz nnb) und akut (20	nnb. „so gering wie möglich"	Nach CK erhöht cBF u.a. im präfrontalen Kortex, ACC, Insel und Zerebellum in beiden

3.4 Neurokognitive Auswirkungen

Autoren	Methode/Design	Stichprobe (N/Alter)	Konsumfrequenz/-dauer	Untersuchter Cannabiseffekt	Konsum anderer illeg. Drogen	Hauptbefunde/Interpretation
Evidenzlevel K I	(UG) vs. gelegentliche (VG) Konsumenten		KG M=1x/Wo., M=4 J.	mg/Zig.) vs. Placebo (doppelblind) unter Aktivierung (Zählen, Fingertapping)		Gruppen, aber in UG geringerer cBF im frontalen Kortex im Vergleich mit VG. Veränderte Testleistungen korrelierten in beiden Gruppen mit zerebellärem BF.
(6) Berding et al. (2004) *Evidenzlevel K II*	[^{123}I]AM281-SPECT Tourette Patienten vor/nach CK über drei Wochen	6 (4)/34 J.	CK täglich zw. 1,25-10mg THC/über drei Wochen	Bindung von CB1-Antagonist [^{123}I]AM281 am CB1-Rezeptor v. Tourette Patienten	nnb.	Das Bindungsverhältnis (spezifische vs. nichtspezifische Bindung) von [^{123}I]AM281 änderte sich nicht nach CK. Bei dem einzigen Patienten der sich hinsichtlich Tourette Symptomatik klinisch nach CK wesentlich besserte, nahm das Bindungsverhältnis von [^{123}I]AM281 jedoch ab.
(7) Boles Ponto et al. (2004) *Evidenzlevel K I*	$H_2^{15}O$-PET Vergleich chronische (UG) vs. gelegentliche (VG) Konsumenten	UG=12/22J. KG=24/23 J.	UG M=1,8x/Tag; ≥ 2 J. KG M=1x/Wo; nnb.	Baseline (Abstinenz 1-7d) und akut (4x 20mg/Zig.) vs. Placebo (randomisiert, nicht blind) unter Aktivierung (Aufmerksamkeits-, Gedächtnistest)	nnb., negativer Urintest	Nach CK Erhöhung Herzfrequenz, myokardialer O_2-Verbrauch und Blutdruck, sowie Verringerung Zeit bis Anfluten Tracer im Gehirn in UG und VG. Keine Veränderung des CB. UG zeigte Toleranzentwicklung für Wirkung auf Herzfrequenz.
(8) Bogorodzki et al. (2005) *Evidenzlevel K II*	fMRT Vergleich UG z. Ztpkt. 0 und nach Abstinenz (28 T.), abstinente Gruppe	UG=14/30-55 J. KG=18/nnb.	UG= ≥ 7x/Woche, ≥ 5000x bisher; nnb.	Chronisch (6-36 Std. und 28 Tage Abstinenz) Unter Aktivierung (Interferenz-Test)	keine Diagnose Substanzabh./-missbrauch, Abstinenz unter stationären Bedingungen	Die Autoren demonstrieren eine neue Klassifikationsmethode, mittels der Unterschiede fronto-temporaler Gehirnfunktionen zwischen den beiden Gruppen sowohl z. Ztpkt. 0 und 28 als auch im zeitlichen Verlauf innerhalb der UG erhoben werden konnten.

Anmerkungen. CK = Cannabiskonsum/Cannabiskonsumenten; UG = Untersuchungsgruppe mit CK; KG = Vergleichsgruppe; cBF = cerebraler Blutfluss; HM = Hirnmetabolismus.; DLPFC = dorsolateraler präfrontaler Kortex; OFC = orbitofrontaler Kortex; ACC = anteriores Zingulum; NAA = N-Acetyl-Aspartat; tCr = Gesamt-Kreatin; Cho = Cholin-enthaltende Komponente; CBD = Cannabidiol; THC = Δ^9-Tetrahydrocannabinol; nnb. = nicht näher bezeichnet.

3 Ergebnisse • 3.4 Neurokognitive Auswirkungen

Tabelle 22b. Untersuchungen mit bildgebender Methodik, Evidenzklasse Evidenzklasse E-B: Fall-Kontroll-Studien, Querschnittsstudien und Fallberichte

Autoren	Methode/Design	Stichprobe (N/Alter)	Konsumfrequenz/-dauer	Untersuchter Cannabiseffekt	Konsum anderer illegaler Drogen	Hauptbefunde/Interpretation
(9) Volkow et al. (1996) Evidenzlevel K III a	[18F]FDG-PET Vergleich mit abstinenter Gruppe	UG=8/31 J. KG=8/35 J.	1-7 Tage/Wo; M=5,5 J., seit mind. 18 Mon.	Baseline (Abstinenz ≥ 72 h) und akut (2,0mg i.v.)	keine Diagnose Substanzabh., Konsum illeg. Drogen ≤ 2x/Wo	Zerebellärer HM initial bei UG niedriger als VG, nach CK Stoffwechselvermehrung im orbitofrontalem Kortex, präfrontalem Kortex und Basalganglien nur in UG.
(10) Amen und Waugh (1998) Evidenzlevel K III a	SPECT Vergleich ADHS mit CK (UG) vs. abstin. ADHS (VG)	UG=30/28 J. KG=10/30 J.	≥ 1x/Wo.; ≥ 1J. (zw. 1-22 J.)	chronisch (Abstinenz zw. 2 und 2 J.)	keine Diagnose Substanzabh.	Erniedrigte Perfusion im präfrontalen Kortex in beiden Gruppen. Nur in UG verringerte Perfusion in den Temporallappen, vermutet wird diesbzgl. Zusammenhang mit „amotivationalem Syndrom".
(11) Block et al. (2000a) Evidenzlevel K III a	MRT Vergleich mit abstinenter Gruppe	UG=18/22 J. KG=13/23 J.	≥ 7x/ Wo. (M=18x); ≥ 2 J. (M=4 J.)	chronisch, letzter Konsum nicht genannt	keine Diagnose Substanzabh., negativer Urintest	Keine strukturellen Unterschiede im Gruppenvergleich.
(12) Block et al. (2000b) Evidenzlevel K III a	H2 15O-PET Vergleich mit abstinenter Gruppe	UG=17/22 J. KG=12/23 J.	≥ 7x/Wo. (M=17x); ≥ 2 J. (M=4 J.)	chronisch (≥ 26 h Abstinenz)	keine Diagnose Substanzabh., negativer Urintest	In UG erniedrigter cBF in posteriorem Zerebellum (Hemisphären, Vermis). Zerebelläre Hypoaktivität wird interpretiert als mgl. Indikator kognitiver Beeinträchtigungen.
(13) Mouzak et al. (2000)	CT, MRT	UG=3/24 J.	2-30x/Tag, 1 Proband nnb.; mind. seit 16.	akut	negativer Urintest	Transitorische ischämische Attacke (TIA) unter CK, vermutet wird das CK mit zerebralen Vasospasmen und Leukenzephalopathie

Autoren	Methode/Design	Stichprobe (N/Alter)	Konsumfrequenz/-dauer	Untersuchter Cannabiseffekt	Konsum anderer illegaler Drogen	Hauptbefunde/Interpretation
Evidenzlevel K III b			Lbj.			einhergeht.
(14) White et al. (2000) *Evidenzlevel K III b*	CT, MRT	UG=1/15 J.	Konsum bekannt, letzte Tage „schwer" u. täglich; mnb.	akut	kein Konsum anderer Substanzen, negativer Urintest	Infarkt der rechten Kleinhirnhemisphäre (mehrere Gefäßterritorien) unter CK. Vermutet wird Hypotension und gestörte zerebrale Autoregulation unter CK als Ursache.
(15) Wilson et al. (2000) *Evidenzlevel K III a*	$H_2^{15}O$-PET, MRT Vergleich junges (UG) vs. höheres (VG) Alter bei Konsumbeginn	UG=29/15 J. KG=28/19 J.	UG: M= w: 147/; m: 241 Joints/J.; bei Beg:m: < 17J.; KG: M=128/ 206J./J; b. B. ≥ 17J.	chronisch (≥ 2 Wochen Abstinenz)	keine Diagnose Substanzabh., negativer Urintest	Diejenigen die Konsum früh begannen (UG) wiesen niedrigeren Prozentsatz an grauer und höheren an weißer Substanz auf, waren leichter und kleiner. Nur unter männlichen Probanden war cBF in UG Gruppe höher. Vermutet wird dass CK in früher Adoleszenz Auswirkungen auf die Entwicklung nehmen könnte.
(16) Lundqvist (2001) *Evidenzlevel K III a*	[^{133}Xe]-SPECT Vergleich mit abstinenter Gruppe	UG=12/30 J. KG=14/28 J.	M=2,4g. 6-8% C./Tag; M=12,3 J.	chronisch (Abstinenz M=1,6 Tage)	anamn. kein Drogengebrauch negativer Urintest	In UG Erniedrigung des mittleren hemisphäriellen cBF und Erniedrigung des cBF in Regionen des frontalen Kortex. Autoren vermuten Funktionsstörung des Frontallappens als Folge chronischen CKs.
(17) Marinella (2001) *Evidenzlevel K III b*	MRT	UG=1/18 J.	mehrere Joints/Tag; mehrere Jahre	akut	anamnestisch kein Konsum	Infarkt im rechten Occipitallappen bei Patient mit heterozygoter Faktor-V-Leiden-Mutation. Autor vermutet Hyperkoaguabilität und direkte Gefäß-Schädigung durch CK als Ursache des Infarktes.
(18) Mesec et al. (2001)	CT, MRT	UG=1/23 J.	≥5 Joints/Tag; mnb.	akut	geleg. Ecstasy u. Alkohol; bei Aufnahme Urintest auf	Unter hohem CK und Alkohol linkshemisphärieller ischämischer Infarkt. Vermutet wird, dass CK durch irreversible Vasospasmen

Autoren	Methode/Design	Stichprobe (N/Alter)	Konsumfrequenz/-dauer	Untersuchter Cannabiseffekt	Konsum anderer illegaler Drogen	Hauptbefunde/Interpretation
Evidenzlevel K III b					illeg. Drogen negativ	Infarkt bedingt hat.
(19) Vorugan-ti et al. (2001) *Evidenzlevel K III b*	SPECT bei Schizophrenie	UG=1/38 J.	Gelegentl.; seit 16. Lbj.	akut (Joint während SPECT)	negativer Urintest	Nach CK Abfall der D2-Rezeptor-Bindungs-Kapazität im Striatum um 20%. Möglicher Hinweis auf Zunahme der Dopaminausschüttung unter CK.
(20) Block et al. (2002) *Evidenzlevel K III a*	$H_2^{15}O$-PET Vergleich mit abstinenter Gruppe	UG=18/mnb. KG=13/mnb	M= ≥ 7x/Wo. (M=17x); M= ≥ 2 J. (M=4 J.)	chronisch (≥ 26 h Abstinenz) unter Aktivierung (Kognitiver-/Gedächtnistest)	keine Diagnose Substanzabh., negativer Urintest	Unter Aktivierungsbedingungen: erniedrigter BF im präfrontalen Kortex (BA 10, 11,46) und erhöhter BF im Zerebellum (posteriore Hemisphäre, Vermis, Ncl. dentatus), sowie fehlende Lateralisation des Hippokampus in UG. Interpretiert als Veränderungen der Gedächtnisbezogenen Hirnfunktionen von UG.
(21) Cahn et al. (2004) *Evidenzlevel K III a*	MRT Vergleich schizophrene Prob. mit (UG) vs. ohne CK (VG)	UG=27/21 J. KG=20/28 J.	M=2331 Joints insgesamt; mnb.	chronisch	keine Diagnose Substanzabh./-missbrauch	Keine Unterschiede der Hirnmorphologie (globales Hirnvolumen, Volumen Ncl. Caudatus) zwischen Gruppen.
(22) Eldreth et al. (2004) *Evidenzlevel K III a*	$H_2^{15}O$-PET Vergleich mit abstinenter Kontrollgruppe	UG=11/25 J. KG=11/29 J.	≥ 4x/ Wo, M= 35 Joints/ Wo; Konsum sei ≥ 2 J., M=8 J.	chronisch (25 T. Abstinenz) unter Aktivierung (Interferenz- Test)	keine Diagnose Substanzabh., negativer Urintest	Keine Gruppenunterschiede in Testleistungen. Verminderter cBF im linken perigenualen anteriorem Zingulum und linkem lateralen präfrontalem Kortex, erhöhter cBF im Hippokampus bilateral in UG. Erhöhte Aktivität im Hippokampus könnte laut Autoren Kompensation für Verringerung im pACC und LPFC.

Autoren	Methode/Design	Stichprobe (N/Alter)	Konsumfrequenz/-dauer	Untersuchter Cannabiseffekt	Konsum anderer illegaler Drogen	Hauptbefunde/Interpretation
(23) Jacobsen et al. (2004) *Evidenzlevel K III a*	fMRT (Pilotstudie) Vergleich Cannabisgr. (UG) vs. Abstin. Gruppe mit (VGI) vs. ohne (VGII) Nikotin-Konsum	UG=7/17 J. KG1=7/17 J. KG2=7/17 J.	UG M=283 Tage Konsum bisher; seit M=14. Lbj.	chronisch (Abstinenz: 1,5-24 Monate, M=10 Mo.) unter Aktivierung (Aufmerksamkeits-, Gedächtnistest)	nnb., negativer Urintest	UG zeigten Aufmerksamkeitsdefizite und zeigten sich bei Durchführung des Tests weniger genau. Während des Gedächtnistests zeigte die UG im Gegensatz zu den VG's keine Deaktivierung des rechten Hippokampus. Autoren interpretieren Befund als mögliche Dysfunktion inhibitorischer Interneurone im Hippokampus von Cannabiskonsumenten.
(24) Kanayama et al. (2004) *Evidenzlevel K III a*	fMRT Vergleich mit abstinenter Gruppe	UG=12/38 J. KG=10/28 J.	UG= ≥ 5000x. bisher, ≥ 7/Wo; nnb.	nnb., (6-36 St. Abstinenz) unter Aktivierung (Gedächtnistest)	≤ bisher 100x illegale Drogen, negativer Urintest	Höhere Aktivierung von typischen (präfrontaler Kortex, ACC) und zusätzliche Aktivierung von untypischen Hirnregionen (Basalganglien) durch UG während Prüfung des räumlichen Arbeitsgedächtnisses. Interpretiert als Kompensation neuropsychologischer Defizite in dieser Gruppe.
(25) Pillay et al. (2004) *Evidenzlevel K III a*	fMRT Vergleich mit abstinenter Gruppe	UG=9/37 J. KG=16/29 J.	UG= ≥ 500x bisher, M=16.700x; seit M=21 J.	früher Entzug (4-36 Std. Abstinenz) unter Aktivierung (motorische Übung)	keine Diagnose Substanzabh./-missbrauch, negativer Urintest	Geringere Aktivität im prämotorischen Kortex und anteriorem Zingulum (Brodmann-Areale 6, 24, 32) in UG während motorischer Übung („Fingertapping").
(26) Bolla et al. (2005) *Evidenzlevel K III a*	H$_2^{15}$O-PET Vergleich mit abstinenter Gruppe	UG=11/31 J. KG=11/26 J.	UG M=41 Joints/Woche, ≥ 4x/Wo; M= seit 8 J., ≥ 2 J.	chronisch (25 Tage Abstinenz) unter Aktivierung (Test zur Entscheidungsbildung)	keine Diagnose Substanzabh./-missbrauch, Abstinenz unter station. Beding., negativer Urintest	Niedrigere und dosisabhängige Testleistungen in UG. In UG niedrigere Aktivität (rCBF) im rechten lateralen OFC (BA 47) u. rechtem DLPFC (BA 9), sowie höhere Aktivität im linken Zerebellum und linken Parietallappen (BA 1). Unterteilung in moderaten und schweren CK lässt auf Schwellenwert bezgl. Auswirkungen schließen. Autoren vermuten schwerer CK gehe mit persistierenden Defiziten in Entscheidungsfindung und Dysfunktionen der Gehirnaktivität einher.

Autoren	Methode/Design	Stichprobe (N/Alter)	Konsumfrequenz/-dauer	Untersuchter Cannabiseffekt	Konsum anderer illegaler Drogen	Hauptbefunde/Interpretation
(27) Li (2005) *Evidenzlevel K III a*	fMRT Vergleich Kokain-Abhängige mit (UG) vs. ohne CK (VG)	UG=8/36 J. KG=18/37 J.	UG: M=127g in letzten 3 Monaten; M= seit 17 J.	chronisch (15 Tage Abstinenz) unter Aktivierung (emotionaler Stress)	keine Diagnose Substanzabh./-missbrauch, Abstinenz unter station. Beding.	Vergleichbare physiologische Rkt während emotionalem Stress in beiden Gruppen. In UG verringerte Aktivität während Testbedingungen in Arealen des frontalen Kortex (BA 9) inklusive des perigenualen anterioren Zingulums (BA 32) rechts betont.
(28) Gruber und Yurgelun-Todd (2005) *Evidenzlevel K III a*	fMRI, DTI-MRT Vergleich mit abstinenter Gruppe	UG=10/27 J. KG=10/26 J.	UG= ≥ 4000 Joints/bisher, (M=40 Joints/Wo); M= Beginn im 14. Lbj.	mnb. (keine Abstinenzphase definiert, Urintest positiv) unter Aktivierung (Interferenz-Test)	keine Diagnose Substanzabh./-missbrauch, negativer Urintest	Während Testbedingungen in UG niedrigere Aktivität im anterioren Anteil des ACC u. höhere in midzingulärer Region. In VG Aktivitätssteigerung im rechten DLPFC, in UG diffusere bilaterale Aktivierung DLPFC bei gleichen Testleistungen. Befunde werden interpretiert als kompensatorische Prozesse bei mgl. Abnormalitäten des ACC, oder unangemessener Modulation des ACC z.B. durch DLPFC in UG.
(29) Matochik et al. (2005) *Evidenzlevel K III a*	MRT Vergleich mit abstinenter Gruppe	UG=11/25 J. KG=8/28 J.	UG M=35 Joints/Wo; M=8 J.	chronisch (20 Tage Abstinenz)	keine Diagnose Substanzabh./-missbrauch, negativer Urint.	Dichteunterschiede der grauen und weißen Substanz in verschiedenen Hirnregionen.
(30) Schweinsburg et al. (2005) *Evidenzlevel K III a*	fMRI Vergleich Alkohol+ Cannabis (UGI), Alkohol (VGI), abstinente Gr. (VGII).	UG=15/17 J. KG1=15/17 J. KG2=19/17 J.	UG M=310x bisher; M=3 J.	chronisch (> 2 Tage Abstinenz) unter Aktivierung (Gedächtnis)	keine Diagnose Substanzabh./-missbrauch, < 30x bisher, negativer Urintest	Keine Unterschiede in Testergebnissen. In UG geringere Aktivierung von rechten frontobasalen u. v. temporalen Regionen als in VGI+II. Größere Aktivierung im DLPF und größere Deaktivierung im ACC als in VGII. Veränderungen werden interpretiert als Kompensation von Defiziten in Aufmerksamkeit und Gedächtnis der UG.
(31) Tzilos et al. (2005)	MRT Vergleich mit absti-	UG=22/38 J. KG=26/30 J.	UG mind. bisher 5000x,	chronisch	keine zusätzl. Diagn. Substanz-	Keine strukturellen Veränderungen in Gruppe der CK, insbesondere auch nicht im Hippo-

Autoren	Methode/Design	Stichprobe (N/Alter)	Konsumfrequenz/-dauer	Untersuchter Cannabiseffekt	Konsum anderer illegaler Drogen	Hauptbefunde/Interpretation
Evidenzlevel K III a	nenter Gruppe		M=20100x; seit mind. 13 J.		abh./-missbrauch, < 100x Konsum illeg. Drogen	kampus.
(32) Voytek et al. (2005) *Evidenzlevel K III a*	[^{18}F]FDG-PET Vergleich Methamphetamin- Abh. mit CK (UG) vs. ohne CK (VG)	UG=7/32 J. KG=7/32 J.	UG= > 4 Joints/Monat, M=9 Tage/Mo.; nnb. KG= <4 Joints/Mo.; nnb.	chronisch (4-7 Tage Abstinenz)	keine zusätzl. Diagnose Substanzabh./-missbrauch, negativer Urintest	Der regionale zerebrale Glukosemetabolismus der UG war in 10 von 26 untersuchten Regionen niedriger. Es wird geschlossen, dass auch moderater CK mit Hirnveränderungen bei Methamphetaminkonsumenten einhergeht.
(33) Berding et al. (2006) *Evidenzlevel K III b*	[^{124}I]AM281-PET Machbarkeitsstudie bei Schizophrenie	UG=1/47 J.	kein CK in Anamnese	Bindung von CB1-Antagonist [^{124}I]AM281 am CB1-Rezeptor eines schizophr. Patienten	nnb.	Höchste Rezeptorbindung im Striatum und Pallidum, moderat hohe Bindung im Frontalen Kortex, Temporalen Kortex u. Zerebellum. Die Autoren folgern, dass [^{124}I]AM281-PET nützlich ist, um Areale mit prominenter CB1-Rezeptor-Bindung aufzuzeigen.
(34) Chang et al. (2006) *Evidenzlevel K III a*	fMRT Vergleich „aktiver" CK (UG) mit abstinenten CK (VGI) u. Gruppe ohne anamn. CK (VGII)	UG=12/28 J. KG1=12/30 J. KG2=19/31 J.	UG/KG1: CK ≥ 5 Tage/Wo.; seit ≥ 2 J.	chronisch (KG1 Abstinenz =0,5-156 Mo., M=38 Mo.), Akut (UG: pos. Urintest, Abstinenz 4-24 St.) unter Aktivierung (visuelle Aufmerksamkeit)	keine zusätzl. Diagnose Substanzabh., negativer Urintest	Erniedrigte Aktivität in sog. Aufmerksamkeits-Netzwerk (rechte präfrontale, mediale, dorso-parietale, zerebell. Reg.) von CK (UG, VGI) u. höhere Aktivität in frontalen, parietalen u. okzipitalen Reg. während Test. Aktivität in zerebell. Reg. v. UG höher als in VGI. Niedrigeres Einstiegsalter u. höhere Kumulativdosis standen in Zshg. mit niedrig. Aktivität in präfrontalen u. zerebell. Reg. Autoren vermuten zerebell. Hypoaktivität könnte u.a. Ausdruck längerfristiger neuroadaptiver Prozesse/Veränderungen der Hirnentwicklung (z.B. CB1-Rez. Down-Regulation) chronischer CK sein, höhere zerebell. Aktivität bei aktiven CK (UG) kurzfristiger adaptiver Zustand.

3.4 Neurokognitive Auswirkungen

Autoren	Methode/Design	Stichprobe (N/Alter)	Konsumfrequenz/-dauer	Untersuchter Cannabiseffekt	Konsum anderer illegaler Drogen	Hauptbefunde/Interpretation
(35) DeLisi et al. (2006) *Evidenzlevel K III a*	MRT (DTI) Vergleich mit abstinenter Gruppe	UG=10/21 J. KG=10/23 J.	> 21x inn. eines belieb. J.; Beg. vor 18. Lbj.	chronisch (kein Abstinenzintervall definiert)	kein aktueller Konsum illeg. Drogen	Keine zerebrale Atrophie/Veränderungen der weißen Substanz bei CK. Autoren folgern, dass CK nicht neurotoxisch für Adoleszente sei.
(36) Sartorius et al. (2006) *Evidenzlevel K III a*	1H-MR-Spektroskopie Vergleich mit abstinenter Gruppe	UG=13/22 J. KG=13/23 J.	M=0,7g/Tag, M=719g bisher; M= seit 16. Lbj	chronisch (Abstinenz zw. 3-84 St., M=29 St.)	negativer Urintest, kein Konsum in letzte 6 Monaten	In UG Reduktion des Quotienten NAA/tCr im DLPFC verglichen mit VG. Laut Autoren Indikator für vergleichbare zerebrale Dysfunktionen von CK und Schizophrenie. NAA/tCr Quotient in Basalganglien korrelierte mit Quotienten CBD/THC, d.h. NAA/TCr war höher bei Probanden mit höherem CBD und/oder niedrigerem THC-Konsum. Laut Autoren Bestätigung neuroprotektiver Eigenschaften von CBD.

Anmerkungen. CK = Cannabiskonsum/Cannabiskonsumenten, UG = Untersuchungsgruppe mit CK, KG = Vergleichsgruppe; cBF = cerebraler Blutfluss, HM = Hirnmetabolismus, DLPFC = dorsolateraler präfrontaler Kortex, OFC = orbitofrontaler Kortex, ACC = anteriores Zingulum, NAA = N-Acetyl-Aspartat, tCr = Gesamt-Kreatin, Cho = Cholin-enthaltende Komponenten; CBD = Cannabidiol, THC = Δ^9-Tetrahydrocannabinol, nnb. = nicht näher bezeichnet.

3.4.3 Neuropsychologische Testverfahren

3.4.3.1 Vorbemerkungen zu neurokognitiven Akut- und Langzeitwirkungen

Dieser Abschnitt ist nur grob in neurokognitive Akut- und Langzeitwirkungen von Cannabis oder THC aufgeteilt. Unter Akutwirkungen werden alle Effekte verstanden, die im Zusammenhang mit der Intoxikation entstehen.

Die nichtakuten neurokognitiven Effekte oder „Langzeitwirkungen" können in Anlehnung an Pope et al. (2001^b) theoretisch in residuelle Effekte und ZNS-Veränderungen unterschieden werden. Residuelle Effekte entstehen im Zusammenhang mit der langsamen Elimination des THC und seiner Metabolite aus dem Körper oder als Entzugseffekte. Sie treten zwar nach dem Abklingen des pharmakologischen Akuteffektes auf, dauern jedoch nur eine begrenzte Zeit an und bilden sich vollständig zurück. „ZNS-Veränderungen" sind Veränderungen der Hirnfunktion, die langfristig oder gar permanent sein können. Als Ursachen sind neuronale Schädigungen aufgrund neurotoxischer Wirkungen oder langfristige Adaptationsprozesse des Gehirns mit resultierender neuronaler Dysfunktion vorstellbar.

Die praktische Umsetzung der Aufteilung der Studien zu Langzeitwirkungen in solche, die residuelle Effekte oder solche, die bereits ZNS-Veränderungen untersucht haben, ist nicht möglich, da dies für die meisten Studien nicht zweifelsfrei entscheidbar ist. Daher werden diese Studien gemeinsam untersucht und bewertet.

Zu den Langzeitwirkungen liegt eine Metaanalyse von Grant et al. (2003) vor, deren Ergebnisse einleitend zu Abschnitt 3.4.3.3 berichtet werden. Diese Metaanalyse ordnet die in den Studien eingesetzte Vielfalt an neuropsychologischen Tests eindeutig bestimmten Domänen (Untersuchungsbereichen) zu. Diese Kategorisierung reduziert zwar die Information, da die Tests zum Teil gleichzeitig unterschiedliche kognitive Fähigkeiten ansprechen, schafft aber eine überschaubare Struktur. Aus diesem Grund wird in Anlehnung an Grant et al. (2003, S. 682 f.) sowohl im Abschnitt zu den Akut- als auch zu den Langzeitwirkungen eine Zuordnung zu Domänen vorgenommen.

3.4.3.2 Neurokognitive Akutwirkungen

Im Rahmen der Recherchen nach den Expertise-relevanten Publikationen aus dem spezifizierten Untersuchungszeitraum konnten zum Thema 8 Studien gefunden werden. Ihre Ergebnisse werden zunächst nach erfassten Domänen geordnet tabellarisch (vgl. *Tabelle 23*) vorgestellt und in der Folge kommentiert. Eine detailliertere Studienbeschreibung folgt in *Tabelle 24* am Ende des Abschnitts.

Tabelle 23. Übersicht über die kontrollierten Studien zu Cannabisakuteffekten

Untersuchungsbereich	Beeinträchtigung	Kein Effekt
Aufmerksamkeit	6, 7	4
Abstraktion/Exekutivfunktionen	4	6
Gedächtnis/Lernen	1, 2, 4, 7	6
Psychomotorik		4
Reaktionszeit	2, 6, 7	4
Motivation	5	

Zu diesem Abschnitt liegen ausschließlich randomisierte kontrollierte Studien oder qualitativ vergleichbare Designs des Evidenzlevels K-I vor. Die in *Tabelle 24* aufgeführten doppelblinden, placebokontrollierten Studien im *cross-over*-Design weisen in der Regel Stichproben unter 10 Personen auf, mit Ausnahme von Studie (4) und (6). Akute beeinträchtigende Effekte auf die Bereiche Aufmerksamkeit, Gedächtnis/Lernen sowie eine akut verlangsamte Reaktionszeit zeigen sich durch die Studien belegt.

Eine experimentelle Studie (Studie 3) konnte in diesen Zusammenhang nicht eingeordnet werden, da sie sowohl akute als auch postakute Effekte (10 Stunden nach der Applikation von THC oder THC + Cannabidiol im Vergleich zu Placebo) untersucht. Die Ergebnisse (kaum messbare Akuteffekte auf den Schlaf, aber signifikant erhöhte Müdigkeit am Folgetag nach 15mg THC bzw. 15mg THC + 15mg Cannabidiol, keine Effekte auf die Reaktionszeit und Daueraufmerksamkeit am Folgetag, aber signifikant schlechtere Leistungen der unmittelbaren und verzögerten Wortwiedergabe nach 15mg THC) sind dennoch bemerkenswert genug, um sie hier aufzuführen.

Ebenso nicht einzuordnen war die Studie (4), die ein verändertes Zeitempfinden (beschleunigtes Finger-Tapping pro Sekunde) der Personen unter THC-Einfluss im Vergleich zu Kontrollen berichtet.

Tabelle 24. Untersuchungen zu neurokognitiven Akuteffekten des Cannabiskonsums, Evidenzklasse E-A: Randomisierte kontrollierte Studien und Längsschnittstudien

Studie	Methoden/Design	N	Hauptbefunde	Limitationen
(1) Lane et al. (2005) *Evidenzlevel K I*	5 Gelegenheits-CK (2 Frauen, Alter=21-34, CK 2-10 Tage/Monat) rauchten jeweils 2 halbe Marihuanazigaretten in drei Bedingungen (2 Placebo, 1 Placebo + 1 THC, 2 THC).	UG=5	Beide THC-Bedingungen zeigten im Vergleich zum Placebo signifikante Beeinträchtigungen der DMTS-Leistung. Während die Zeitver-	

Studie	Methoden/Design	N	Hauptbefunde	Limitationen
	Danach wurden sie in einer „delayed match to sample"-Prozedur (DMTS) hinsichtlich des Arbeitsgedächtnisses getestet. Die Bezahlung der Probanden war an die Testleistung gebunden. Wiederholte Urinkontrollen vor jeder Untersuchung, Ausschluss bei THC-positivem Urinbefund (2/7).		zögerungsabhängige Unterscheidung (Erinnerungsabhängige Wiedererkennung) bei beiden Dosen signifikant schlechter war, wurden keine Unterschiede hinsichtlich der Zeitverzögerungsunabhängigen Unterscheidung gefunden (initiale Diskrimination).	
(2) Ilan et al. (2004) *Evidenzlevel K I*	10 Personen (5 Frauen, M Alter=26.7) mit Marihuanakonsum (< wöchentlich) wurden vor und nach Marihuanakonsum (3.45% THC) oder Placebo mehrfach (vor Konsum, Zeit 0:20, 1:20, 2:20, 3:20) neuropsychologisch hinsichtlich Arbeitsgedächtnis und episodischem Gedächtnis untersucht, zusätzlich EEG.	UG=10	Die Reaktionszeit war zum Zeitpunkt 0:20 sowie 1:20 unter THC-Einfluss im Vergleich zu Placebo signifikant länger. Die Antwortkorrektheit war nur 20Min. nach Exposition, danach nicht mehr signifikant beeinträchtigt. Ausnahme: Neue Worte falsch als bereits bekannte zu identifizieren, hier allein signifikante Unterschiede noch zum Zeitpunkt 2:20.	Keine toxikologischen Analysen: Konsum psychotroper Substanzen allein durch Selbstauskunft erfasst, Ausschlusskriterien zu hoher Marihuanakonsum bzw. anderer Drogenkonsum nicht validiert.
(3) Nicholson et al. (2004) *Evidenzlevel K I*	8 Gelegenheits-CK (4 Frauen, M Alter=21.8, 30 Tage abstinent) erhielten in einem doppelblinden, plaebokontrollierten Cross-Over-Design an 4 Tagen jeweils 15mg THC, 15mg THC + 15mg Cannabidiol, 5mg THC + 5mg Cannabidiol und Placebo jeweils um etwa 22 Uhr. Danach wurden in einem Schlaflabor während des Schlafes EEG, EOG, EKG und EMG erhoben. Jeweils 21 Uhr und 8 Uhr 15 wurden Blutproben entnommen. Morgens folgten neuropsychologische Tests zur Reaktionszeit (CRT), zur Daueraufmerksamkeit (SA) und zum Gedächtnis (Unmittelbare und verzögerte Wortwiedergabe, Six-Letter Memory Recall, Digit Memory Recall)	UG=8	Bezüglich der Schlafparameter waren keine signifikanten Unterschiede zum Placebo bei der THC-Dosis festzustellen. THC + Cannabidiol erhöhte in allen Dosen signifikant die Dauer der Schlafphase 3. In der morgendlichen Einschätzung der Wachheit unterschieden sich in beiden Instrumenten sowohl 15mg THC als auch 15mg THC + 15mg Cannabidiol signifikant vom Placebo: höhere Einschätzung der Schläfrigkeit, geringere Einschätzung der Wachheit nach THC unabhängig vom Cannabidiol.	Sehr kleine Stichprobe.

3 Ergebnisse • 3.4 Neurokognitive Auswirkungen

Studie	Methoden/Design	N	Hauptbefunde	Limitationen
	sowie Skalen zur Müdigkeit und zur Stimmung. Urinkontrollen.		Nach 15mg THC-Dosis wurden im Vergleich zu Placebo signifikant schlechtere Leistungen der unmittelbaren und verzögerten Wortwiedergabe erreicht.	
(4) O'Leary et al. (2003) *Evidenzlevel K I*	12 schwere CK (6 Frauen, M Alter=21.7, mittlerer CK=1.8 Joints täglich) sowie 12 Gelegenheits-CK (6 Frauen, M Alter=21.6, mittlerer CK 1 Joint/Woche) zählten unter der Wirkung einer Marihuanazigarette oder Placebo während einer $H_2^{15}O$–PET im vorgegebenen Tempo von 1 Zahl/Sekunde jeweils bis 3. Danach führten sie einen Fingertapping-Test aus. Bluttests auf THC.	UG1=12 UG2=12	Nach CK wurde das Zählen/Zeiteinheit sowie das Finger-Tapping signifikant schneller im Vergleich zum Placebo.	Keine Urintests, daher Selbstauskünfte hinsichtlich Drogenkonsum nicht validiert. Eine akute Intoxikation vor der THC-Gabe wurde allerdings durch Bluttests ausgeschlossen.
(5) Curran et al. (2002) *Evidenzlevel K I*	15 männliche CK (M Alter=24.2, nicht mehr als 1 Joint pro Woche CK) erhielten an drei Testtagen in einem doppelblinden cross-over-Design entweder Placebo oder 7.5 bzw. 15mg THC oral. Neuropsychologisch getestet wurde 1 Stunde vor THC oder Placebo (t0) sowie zu den folgenden Stunden danach: 1,2,4,6,8, 24,48. Tests: BSRT (Verbales Lernen), RVIPT (Aufmerksamkeit, Arbeitsgedächtnis), BRT (Exekutivfunktion), SSST (Arbeitsgedächtnis), CRTT (Aufmerksamkeit, psychomotorische Geschwindigkeit), STDCT/DTDCT (Aufmerksamkeit), SRTT (Reaktionszeit). Zusätzlich wurden an t0 sowie 2 und 6 Stunden nach THC/Placebo Tests zum Verbalgedächtnis (Unmittelbare bzw. verzögerte Wiedergabe) etc. durchgeführt. Urinkontrollen an allen Testtagen.	UG=15	Die kognitiven Beeinträchtigungen betrafen weitgehend die höhere Dosis. Während die stärksten Leistungseinbussen nach THC-Gabe zum Zeitpunkt des (gemessenen) höchsten Plasma-THC-Levels auftraten (z.B. war kein Lernen mehr möglich), waren nach 24 bzw. 48 Stunden keine Residualeffekte mehr festzustellen. In vielen Aufgaben wurden höhere Fehlerraten bei zum Teil im Vergleich zum Placebo erhöhter Geschwindigkeit (riskantere Antwortstrategien) gemessen. Leistungen des Arbeitsgedächtnisses waren im Allgemeinen nicht beeinträchtigt.	

Studie	Methoden/Design	N	Hauptbefunde	Limitationen
(6) Lane und Cherek (2002) *Evidenzlevel K I*	8 Gelegenheits-CK (2 Frauen, Alter=19-40, monatlicher CK=2-10 Konsumgelegenheiten) erhielten 2 halbe Marihuanazigaretten (Placebo 2X, Placebo + 1.77% THC, 2X 1.77% THC, 2X 3.58% THC). Die Sensitivität für die Veränderung von Verstärkerhäufigkeiten wurde mit dem Multiple RI untersucht.	UG=8	Nach Gabe der beiden höheren THC-Dosen konnten oder wollten sich die Untersuchungspersonen nicht mehr auf Bedingungen mit abnehmender bzw. zunehmender Verstärkung einstellen und erhielten signifikant weniger Verstärker.	Keine toxikologischen Untersuchungen.
(7) Hart et al. (2001) *Evidenzlevel K I*	18 Personen (8 Frauen, M Alter=25.1) mit im Mittel fast täglichem CK (M 4 Joints/Tag) wurden in einem placebokontrolliertem doppelblindem Design vor und nach einer Marihuanazigarette (0%, 1,8%, 3,9% THC) neuropsychologisch untersucht. Instrumente: MicroCog™ (Reaktionszeit, Aufmerksamkeit, Gedächtnis, visuell-räumliche Verarbeitung, Logisches Denken, geistige Flexibilität, Kopfrechnen), DRT (unmittelbare und verzögerte Zahlenwiedergabe), DSST (Antwortgeschwindigkeit, Aufmerksamkeit, visuell-motorische und Gedächtnis-Leistungen), DAT (geteilte Aufmerksamkeit) und RAT (räuliches Lernen). Urinkontrollen.	UG=18	Marihuana erhöhte die Zahl übereilter Reaktionen und senkte die Reaktionszeit signifikant. Auf die Genauigkeit der Testantworten wurde kein signifikanter Effekt der THC-Konzentration gefunden.	Mehr als die Hälfte der Untersuchungspersonen hatte Kokain- und/oder Ecstasyerfahrung. THC-positive Urine waren kein Ausschlusskriterium und CK erlaubt. Bei schweren CK macht die Gabe von THC ohne Kontrolle, ob nicht bereits Cannabisintoxikation vorliegt, nicht viel Sinn.
(8) Heishman et al. (1997) *Evidenzlevel K I*	5 Männer (M Alter=22, SD=3.8) wurden in einem doppelblindem, placebokontrollierten experimentellen Design nach Konsum von Marihuana oder Alkohol in je drei unterschiedlichen Dosen neuropsychologisch (*reaction time*, DSST, *number recognition*, *time estimation*, *word recall*) getestet.	UG=5	Die Alkohol-Level im Blutplasma erreichten im Mittel 10, 30 und 90 mg/dl, die THC-Level 63.1, 150.9 und 188ng/ml. Die jeweils höchsten Dosen beider Substanzen beeinträchtigten im Vergleich zum Placebo signifikant die Geschwindigkeit und Genauigkeit im DSST (misst u.a. Antwortgeschwindigkeit, Aufmerksamkeit, visuell-motorische und Ge-	

Studie	Methoden/Design	N	Hauptbefunde	Limitationen
			dächtnis-Leistungen). Beide Substanzen zeigten dosisabhängig zunehmende Beeinträchtigungen des verbal recall. Marihuana zeigte keine weiteren signifikanten Effekte. Die Effekte von Alkohol und Marihuana waren weitgehend vergleichbar.	

Anmerkungen. LS = Longitudinalstudie, CK = Cannabiskonsum bzw. Cannabis konsumierende Personen, UG = Untersuchungsgruppe mit CK, KG = Kontrollgruppe, M = Mittelwert, n.s. = nicht signifikant.

3.4.3.3 Neurokognitive Langzeitwirkungen

Im Rahmen der Recherchen nach den Expertise-relevanten Publikationen aus dem spezifizierten Untersuchungszeitraum konnten zum Thema 41 Studien sowie eine Metaanalyse gefunden werden. Es wird daher zunächst die Metaanalyse vorgestellt und erst danach folgen die in den *Tabellen 27a* und *27b* beschriebenen Studien.

Viele Studien zu kognitiven Leistungen von Cannabiskonsumentinnen und -konsumenten werden durch ihr schwaches Design beeinträchtigt (Iversen, 2005, S. 69). Gonzales et al. (2002) publizierten mit ihrem Review die qualitativen Vorarbeiten zur Metaanalyse von Grant et al. (2003). Ihre Minimalkriterien zur Untersuchung nicht-akuter Effekte von Cannabis (Gonzales et al., 2002, S. 50) sind für die Bewertung der Studien hilfreich:

K1: Die Untersuchungsgruppe weist eine Geschichte mit vorwiegendem Cannabiskonsum auf.

K2: Eine Kontrollgruppe ohne Drogenkonsum oder mit extrem limitiertem Cannabiskonsum wurde untersucht.

K3: Die Untersuchungsgruppe ist drogenfrei am Untersuchungstag.

K4: Die Abstinenzzeit von Cannabis wird berichtet.

K5: Der Gebrauch anderer psychoaktiver Substanzen wird berichtet.

K6: Die Studie thematisiert den Umgang mit neurologischen oder psychiatrischen Störungen der Probanden (auch lebensgeschichtlich).

Da es für neuropsychologische Untersuchungen zu residuellen Effekten oder gar ZNS-Veränderungen absolut notwendig ist, Akuteffekte von Cannabis oder gar anderer psychotroper Substanzen zuverlässig auszuschliessen, sind die Kriterien 1-5 noch zu vorsichtig formuliert und reichen nicht aus.

Es ist daher zu fordern (und wird auch von vielen Studien realisiert), dass Akuteffekte mit toxikologischer Analysen ausgeschlossen werden. Idealerweise würde dies durch Urinanalysen 2-3 Tage vor der Untersuchung und unmittelbar vor der Untersuchung und einer Bewertung der Veränderungen realisiert, die auch als Konsequenz zum Ausschluss von Probanden führt. Es ist im Rahmen einer Studie an Langzeit-Cannabiskonsumenten mit täglichem mehrfachen Konsum kaum glaubhaft, dass alle Probanden am Untersuchungstag abstinent sind. Daher ist der Bericht von Ausschlüssen von Probanden ein Qualitätskriterium. Idealerweise würde auch eine über das Zeitfenster von Urinanalysen hinausreichende toxikologische Untersuchung an Haarproben den Konsum anderer Drogen mit bekannten neurokognitiven Effekten (z.B. Methamphetamin) ausschliessen. Sehr kostenaufwändige mehrtägige Unterbringungen in stationären Einrichtungen in Kombination mit Urinkontrollen, wie sie z.B. die Studien der Pope-Gruppe realisieren, müssen hier besonders hervorgehoben werden. Das Ideal in seiner Gesamtheit (wiederholte Urinkontrollen/Haaranalysen, stationäre Unterbringung) wird jedoch von keiner Studie verwirklicht. Daher wird für die vorliegende Expertise als über die von Gonzales et al. (2002) und Grant et al. (2003) postulierten Minimalkriterien zur Untersuchung nicht-akuter Effekte von Cannabis zusätzlich gefordert, dass das erfolgreiche Bemühen, durch Urinanalysen akute Cannabisintoxikation auszuschliessen, erkennbar wird. Da die Gesamtheit dieser Kriterien deutlich strenger als die Einschlusskriterien des Systematischen Reviews sind, werden aufgrund der strengeren Kriterien ausgeschlossene Studien in den *Tabellen 27a* und *27b* beschrieben, ihre Ergebnisse fliessen aber nicht in das Ergebnis des Systematischen Reviews zur domänengestützten Einschätzung der neurokognitiven Langzeiteffekte ein.

Wegen Nichterfüllung der o.a. sechs Kriterien in Kombination mit dem zusätzlichen Urinanalyse-Kriterium werden die folgenden Untersuchungen ausgeschlossen: (1), (11), (16), (19), (22), (26), (27), (29), (30), (32), (33). Studie (26) wurde zwar in die Metaanalyse von Grant et al. (2003) eingeschlossen, weist aber keine toxikologischen Analysen auf. Untersuchungen mit Kontrollgruppen wurden ebenfalls ausgeschlossen, wenn in Teilgruppen Personenzahlen von 12 und darunter auftraten und keine signifikanten Befunde vorlagen. Dies betraf die Studien (9), (10), (14), (15), (17), (18), (20), (21).

Im Folgenden wird die Metaanalyse von Grant et al. (2003) in ihren wesentlichen Befunden kurz dargestellt. 11 Studien erfüllten die o.a. Minimalkriterien seiner Metaanalyse, von denen sechs in den Tabellen dieser Expertise vorgestellt wurden: (6), (24), (25), (28), (31), (35). Die anderen Studien sind vor dem Untersuchungszeitraum der Experise verfasst worden bzw. wurden im Rahmen der Literaturrecherche nicht erfasst (eine US-amerikanische Dissertation). Weitere vier Studien aus dem Zeitraum 1973 – 1993 konnten unter Lockerung der Kriterien einbezogen werden, so dass seine Datenbasis letztlich aus 1188 Cannabiskonsumenten und

484 Kontrollprobanden bestand. Seine Untersuchung fand allein für die Domänen „Forgetting/Retrieval" (Effektstärke: -.27) und „Learning" (Effektstärke: -.21) schmale, aber signifikante nicht-akute Cannabiseffekte (Grant et al., 2003, S. 686). Unter „Learning" verstehen die Autoren die unmittelbare Wiedergabe z.b. von Worten und unter „Forgetting/Retrieval" die verzögerte Wiedergabe (Grant et al., 2003, S. 683). Diese beiden Bereiche werden in den folgenden tabellarischen Übersichten (vgl. Tabelle 25 und 26) unter „Gedächtnis/Lernen" zusammengefasst.

Tabelle 25. Übersicht über die Studien zu Langzeiteffekten von Cannabis bei Nichtausschluss von Studien ohne Urinkontrollen

Untersuchungsbereich	Beeinträchtigung	Kein Effekt
Aufmerksamkeit	11, 12, 31, 32, 34	2, 6, 7, 16, 25, 26, 28, 29, 35
Abstraktion/Exekutivfunktionen	5, 6, 11, 23, 35	2, 7, 11, 16, 25, 26, 28, 32
Gedächtnis/Lernen	2, 5, 6, 7, 11, 12, 16, 23, 25, 26, 29, 35	13, 28
Psychomotorik	23	
Allgemeine Intelligenz	2, 4, 5, 6, 7	
Reaktionszeit	24	11, 16, 28, 29, 31, 34

Tabelle 26. Übersicht über die Studien zu Langzeiteffekten von Cannabis bei Ausschluss von Studien ohne Urinkontrollen

Untersuchungsbereich	Beeinträchtigung	Kein Effekt
Aufmerksamkeit	12, 31, 34	2, 6, 7, 25, 28, 35
Abstraktion/Exekutivfunktionen	5, 6, 11, 23, 35	2, 7, 25, 28
Gedächtnis/Lernen	2, 5, 6, 7, 12, 23, 25, 35	13, 28
Psychomotorik	23	
Allgemeine Intelligenz	2, 4, 5, 6, 7	
Reaktionszeit	24	28, 31, 34

Der Bereich „Intelligenz" ist mit Vorsicht zu interpretieren, da die berichteten Unterschiede im allgemeinen als bereits vor dem Cannabiskonsum bestehend angesehen werden (so die Autorengruppe um Pope, verantwortlich für die Längsschnittstudien Studien (5), (6) und (7), Evidenzklasse K II) und das Merkmal selbst als sehr stabil gilt. Hinweise auf Zusammenhänge von chronischem Cannabiskonsum und verminderter Intelligenz ergeben sich aus den beiden Längsschnittstudien von Fried et al. (2), (4) (Evidenzlevel K II).

Die bei Grant et al. (2003) metaanalytisch festgestellten Effekte des Cannabiskonsums auf Gedächtnisfunktionen werden durch zusätzliche spätere Studien unterstützt, die bei Anwendung ihrer Kriterien zu inkludieren wären. Der Bereich der Exekutivfunktionen und der Psychomotorik zeigt eine deutlich uneinheitliche bzw. zu schwache Befundlage, während hinsichtlich einer langfristigen Verlangsamung der Reaktionszeit sowie Verminderung der Aufmerksamkeit eher ablehnende Befunde vorliegen. Eine Verbesserung der Gedächtnisleistungen bei längerfristiger Abstinenz ist durch die Längsschnittstudien der Gruppe um Pope (5), (6), (7) (Evidenzlevel K II) belegt, wobei unklar bleibt, ob eine vollständige Remission eintritt oder subklinische Beeinträchtigungen persistieren können.

Auf die Längsschnittstudie (5) (Evidenzlevel K II) und die Fall-Kontroll-Studie (31) (Evidenzlevel K III a) ist besonders hinzuweisen, die beide eine besondere Beeinträchtigung von Personen mit frühem Erstkonsumalter feststellen. Diese Befunde bedürfen jedoch weiterer Klärung.

Die Fall-Kontroll-Studie (33) wurde zwar für die Untersuchung der nichtakuten Effekte ausgeschlossen, allerdings nur, da zwei Gruppen von Cannabiskonsumenten mit unterschiedlicher Intensität untersucht worden sind. Auf diese Studie wird noch einmal besonders hingewiesen, da hier Geschlechtseffekte gefunden worden sind. In dieser Studie zeigten nur die schwer konsumierenden im Vergleich zu den leichter konsumierenden Frauen signifikant schlechtere visuell-räumliche Gedächtnisleistungen, dagegen bestanden keine Unterschiede in den beiden Männerstichproben. Es ist festzustellen, dass die Männer in nahezu allen Stichproben, die bisher im Hinblick auf Cannabiseffekte untersucht worden sind, relativ deutlich überwiegen. Um dieses Verhältnis zu quantifizieren, wurden die Anteile der Frauen und Männer an allen Studien zu neurokognitiven Akut- und Langzeiteffekten gezählt. Die Zählung ergab 1062 Männer (72%) und 410 Frauen (28%). Die Möglichkeit geschlechtsspezifisch unterschiedlicher Beeinträchtigungen ist in den Studien des Untersuchungszeitpunktes nur unzureichend beachtet worden, der Frauenanteil an den Studien ist zu gering.

Die Studien (1) und (3), die aufgrund ihrer Messwiederholungen als Längsschnittstudien angesehen wurden (Evidenzlevel K II) sind in den Zusammenhang der neurokognitiven Langzeiteffekte schwer einzuordnen. Studie (3) zeigte, dass im Entzug signifikant reduzierte Informationsverarbeitungsgeschwindigkeiten nach Cannabiskonsum keine signifikanten Unterschiede zur Kontrollgruppe mehr zeigten. Studie (1) beschreibt den Leistungsverlauf von Cannabiskonsumenten und Kontrollen im Verlauf einer Woche (Testungen jeweils vor und nach der Arbeit). Während die Kontrollen von einem vergleichbaren Ausgangszustand zu Wochenbeginn im Verlauf der Woche ihre Antwortgeschwindigkeit steigern konnten, konnten sich die Cannabiskonsumenten nicht verbessern. Dieses und andere Ergebnisse ist allerdings deswegen kaum interpretierbar, da die Gruppen ungleichmäßig zusammengesetzt sind und der Cannabiskonsum der Untersuchungsgruppe unklar bleibt.

Tabelle 27a. Untersuchungen zu neurokognitiven Langzeiteffekten des Cannabiskonsums, Evidenzklasse E-A: Randomisierte kontrollierte Studien und Längsschnittstudien

Studie	Methoden/Design	N	Hauptbefunde	Limitationen
(1) Wadsworth et al. (2006[a]) *Evidenzlevel* *K II*	Selbstrekrutierte Arbeitnehmer zwischen 18 und 37, nachträglich aufgeteilt in Cannabiskonsumenten (65% Männer, Alter=24.03, mittlerer CK=3.35 Tage/Woche) und abstinente Kontrollen (33% Männer, Alter=26.79) wurden an einer Universität mit einer neuropsychologischen Testbatterie eine Arbeitswoche lang vor und nach der Arbeit untersucht.	UG=34 KG=85	Messwiederholungsanalysen ergaben eine signifikant geringere Veränderung der Geschwindigkeit der Informationsverarbeitung (*speed of response organization*) sowie der selbsteingeschätzten Wachsamkeit (*alertness*) der UG. Gedächtnis, Aufmerksamkeit und Reaktionszeit waren nicht beeinträchtigt. Zu Wochenbeginn zeigte die UG (insbesondere Probanden mit CK innerhalb der vergangenen 24 Stunden) signifikant schlechtere Arbeitsgedächtnisleistungen. Die UG schätzte ihre Arbeit insbesondere zu Wochenbeginn als weniger beanspruchend ein.	Keine Urinkontrollen/keine psychiatrische Diagnostik. Konsum weiterer Drogen nicht näher spezifiziert. Keine Konsumdosis für CK. UG war signifikant jünger, hatte einen höheren Männeranteil und höheren Alkohol- und Nikotinkonsum. Keine Alpha-Fehler-Adjustierung.
(2) Fried et al. (2005) *Evidenzlevel* *K II*	113 Personen mit Informationen über den pränatalen CK wurden im Alter von 9-12 und im Alter von 17-21 untersucht: 19 schwere CK (6 Frauen, M Alter=17.8, mittlerer CK=12.4 Joints/Woche), 19 leichte CK (7 Frauen, M Alter 18.0, mittlerer CK=1.8 Joints/Woche), 16 ehemalige CK (7 Frauen, M Alter=17.9, 3 Monate kein CK, mittlerer Lebenszeit-CK=2203 Joints) sowie 59 abstinente Kontrollen (25 Frauen, M Alter=17.7). Neuropsychologisch wurde hinsichtlich Intelligenz (WAIS-III), Wortschatz (Peabody Picture Vocabulary), Gedächtnis (WMS), Aufmerksamkeit (TOVA) und abstraktem Denken (Adult	UG1=19 UG2=19 UG3=16 KG=59	Mit kovarianzanalytische Berücksichtigung der Testergebnisse vor dem Erstkonsum von Marihuana ergaben sich die folgenden Befunde: Die schweren CK zeigten signifikant schlechtere Leistungen bei unmittelbaren und verzögerten Gedächtnisleistungen sowie in der Informationsverarbeitungsgeschwindigkeit im Vergleich zu den Kontrollen. Signifikante IQ-Defizite bei schweren CK zeigten sich nur nach Entfernen der ehemaligen CK aus der Analyse. Die anderen Gruppen unterschieden sich von	Die kovarianzanalytische Berücksichtigung von Testergebnissen vor dem Erstkonsum ist kein wirklicher Ersatz für ein Messwiederholungsdesign, was von einer echten Längsschnittstudie erwartet werden kann. Das Entfernen der ehemaligen CK für nur eine statistische Analyse aufgrund von Verletzung der Rechenvoraussetzungen erscheint suspekt. Die statistischen Analysen und der Umgang mit den Rechenvoraussetzungen lässt sich aus der Publikation nur bedingt nachvollziehen.

Studie	Methoden/Design	N	Hauptbefunde	Limitationen
	Category Test) getestet. Urinanalysen.		den Kontrollen nicht. Hinsichtlich Arbeitsgedächtnisleistungen (WMS), Wortschatz, Aufmerksamkeit und abstraktem Denken ergaben sich keine signifikanten Unterschiede.	
(3) Kelleher et al. (2004) *Evidenzlevel K II*	22 tägliche CK (2 Frauen, M Alter Männer=24, M Alter Frauen=25) sowie 22 abstinente Kontrollen CK (3 Frauen, M Alter Männer=23.2, M Alter Frauen=24.4) wurden hinsichtlich der Geschwindigkeit der Informationsverarbeitung (IT task) getestet. Während die Kontrollen nur einmal getestet wurden, wurden die CK zu zwei Zeitpunkten entweder kurz vor ihrem gewöhnlichen Konsum oder kurz nach ihrem Konsum in ihrer Wohnung untersucht.	UG=22 KG=22	Während die CK vor ihrem üblichen Konsum signifikant verringerte Informationsverarbeitungsgeschwindigkeiten im Vergleich zu den Kontrollen zeigten, stieg das Niveau nach Konsum der üblichen Menge signifikant auf das Niveau der Kontrollen an.	Keine Urinkontrollen, spärliche Angaben über den Drogenkonsum. Keine standardisierten Konsummengen.
(4) Fried et al. (2002) *Evidenzlevel K II*	Von 70 jungen Erwachsenen liegen IQ-Summenwerte im Alter von 9-12 Jahren (WISC-III) sowie nach etwa 10 Jahren im Alter von 17-20 (WAIS-III) vor. In den Differenzwerten werden 15 schwere CK (5 Frauen, M Alter=18, CK>=5 Joints/Woche), 9 leichte CK (5 Frauen, M Alter=17.11, CK<5 Joints/Woche), 9 ehemalige CK (4 Frauen, M Alter=17.11, 3 Monate kein CK, davor 1/Woche) sowie 37 abstinente Kontrollen (18 Frauen, M Alter=17.11, maximal Probier-CK) miteinander verglichen. Urinanalysen.	UG1=15 UG2=9 UG3=9 KG=37	Für alle Gruppen mit Ausnahme der schweren CK sind über die Zeit mittlere IQ-Anstiege zu verzeichnen. Die schweren CK dagegen weisen einen Abfall von etwa 4 IQ-Punkten auf (Signifikant nur zur KG). Die anderen Gruppen unterscheiden sich nicht signifikant.	Die Autoren berichten für Ordinalskalen Mittelwerte satt Mediane. Die IQ-Werte waren schon bei der ersten Testung unterschiedlich: Die niedrigsten Werte wiesen die ehemaligen Konsumenten, gefolgt von den schweren CK auf. Schwer zu erklären ist: der (nicht signifikant) höchste Wert der IQ-Verbesserung liegt bei den leichten CK. Teilnehmer wurden auch bei Cannabinoid/Kreatinin-Quotienten von 705ng/ml nicht ausgeschlossen.
(5) Pope et al. (2003)	69 Personen mit CK vor dem Alter von 17 (17 Frauen, M Alter=36, ge-	UG1=69 UG2=53 KG=87	Die CK mit frühem Konsumbeginn zeigten signifikant	Der verbale IQ (VIQ) wurde als (Routine-) Schätzer der prämor-

Studie	Methoden/Design	N	Hauptbefunde	Limitationen
Evidenzlevel K II	schätzte mittlere Lebenszeit-CK-Gelegenheiten: 17368) und 53 Personen mit CK ab dem Alter von 17 (20 Frauen, M Alter=44, geschätzte mittlere Lebenszeit-CK-Gelegenheiten: 12480) sowie 87 abstinente Kontrollen (26 Frauen, M Alter=40, geschätzte mittlere Lebenszeit-CK-Gelegenheiten: 10) wurden 28 Tage stationär aufgenommen und am 28. Tag untersucht. Testbereiche: Aufmerksamkeit und Exekutivfunktionen (CPT, ACPT, WCST, Stroop-Test), Verbalgedächtnis (BSRT), visuell-räumliches Gedächtnis (BVRT), allgemeine Gedächtnisfunktion (WMS), verbale Assoziationsfähigkeit (COWAT), visuell-räumliche Organisationsfähigkeit (der block-design-Subtest des WAIS-R) sowie nichtsprachliche Intelligenz (RPM). Wiederholte Urinkontrollen.		schlechtere Leistungen im Vergleich zu den Kontrollen. Betroffene Bereiche waren das Verbalgedächtnis, die verbale Assoziationsfähigkeit, die verbale Intelligenz sowie Exekutivfunktionen (WCST). Die Exekutivfunktionen waren der einzige Bereich, in dem auch die CK mit späterem Beginn signifikant schlechtere Leistungen erzielten. Im Verbal-IQ waren die CK mit frühem Konsumbeginn signifikant schlechter als beide Gruppen. Nach Kontrolle des verbalen IQ verschwanden die Unterschiede mit Ausnahme der verzögerten Wiedergabe im BSRT.	biden Intelligenz eingesetzt, korrelierte jedoch hoch mit dem Lebenszeit-CK. Die Gruppen unterschieden sich im VIQ, jedoch dürfte eine kovarianzanalytische Adjustierung auch Unterschiede nivellieren, die auf CK beruhen und nicht notwendigerweise bereits vor dem CK bestanden haben.
(6) Pope et al. (2002) *Evidenzlevel* K II	77 aktuelle CK (22 Frauen, M Alter=36, geschätzte mittlere Lebenszeit-CK-Gelegenheiten: 18500) und 87 Probier-CK (26 Frauen, M Alter=40, geschätzte mittlere Lebenszeit-CK-Gelegenheiten: 10) wurden 28 Tage stationär aufgenommen und an den Tagen 0, 1, 7 sowie 28 hinsichtlich Aufmerksamkeit (CPT, ACPT), Verbalgedächtnis (BSRT) und visuell-räumlichem Gedächtnis (BVRT) untersucht. Am 28. Tag wurden zusätzlich eingesetzt: für Aufmerksamkeit und Exekutivfunktionen der WCST und der Stroop-Test, für visuell-räumliche Organisationsfähigkeit der blockdesign-Subtest des WAIS-R, als nichtsprachlicher	UG=77 KG=87	In den Verbalgedächtnisleistungen unterschieden sich die aktuellen CK an den Tagen 0,1 und 7, nicht mehr jedoch am Tag 28 (Ausnahme: 30-Minuten verzögerte Wiedergabe) von den Kontrollen signifikant. Am 28.Tag wurden zusätzlich signifikante Unterschiede im WCST (Zahl der Perseverationen) und im RPM-Gesamtwert gefunden (bei Verbal-IQ-Adjustierung nicht mehr signifikant).	Der verbale IQ (VIQ) wurde als (Routine-) Schätzer der prämorbiden Intelligenz eingesetzt, korrelierte jedoch hoch mit dem Lebenszeit-CK. Die Gruppen unterschieden sich im VIQ, jedoch dürfte eine kovarianzanalytische Adjustierung auch Unterschiede nivellieren, die auf CK beruhen und nicht notwendigerweise bereits vor dem CK bestanden haben.

Studie	Methoden/Design	N	Hauptbefunde	Limitationen
	Intelligenztest die RPM. Wiederholte Urinkontrollen.			
(7) Pope et al. (2001) *Evidenzlevel K II*	63 aktuelle CK (8 Frauen, M Alter=36, geschätzte mittlere Lebenszeit-CK-Gelegenheiten: 18720), 45 ehemalige CK (11 Frauen, M Alter=41, geschätzte mittlere Lebenszeit-CK-Gelegenheiten: 11000) und 72 Probier-CK (11 Frauen, M Alter=39,5, geschätzte mittlere Lebenszeit-CK-Gelegenheiten:10) wurden 28 Tage stationär aufgenommen und an den Tagen 0, 1, 7 sowie 28 hinsichtlich Aufmerksamkeit (CPT, ACPT), Verbalgedächtnis (BSRT) und visuell-räumlichem Gedächtnis (BRVRT) untersucht. Am 28. Tag wurden zusätzlich für Aufmerksamkeit und Exekutivfunktionen der WCST und der Stroop-Test sowie für Gedächtnisfunktionen der block-design-Subtest des WAIS-R sowie die RPM eingesetzt. Wiederholte Urinkontrollen.	UG1=63 KG1=45 KG2=72	CPT, ACPT und BRVRT ergaben zu den 4 Untersuchungszeitpunkten keine signifikanten Gruppenunterschiede. In den Verbalgedächtnisleistungen unterschieden sich die aktuellen CK an den Tagen 0,1 und 7, nicht mehr jedoch am Tag 28 von den Kontrollen signifikant. Die ehemaligen CK unterschieden sich von den abstinenten CK nicht. In keinem der Tests am Tage 28 wurden Unterschiede gefunden, die nach Berücksichtigung der IQ-Unterschiede signifikant blieben.	Der verbale IQ (VIQ) wurde als (Routine-) Schätzer der prämorbiden Intelligenz eingesetzt, korrelierte jedoch hoch mit dem Lebenszeit-CK. Die Gruppen unterschieden sich im VIQ, jedoch dürfte eine kovarianzanalytische Adjustierung auch Unterschiede nivellieren, die auf CK beruhen und nicht notwendigerweise bereits vor dem CK bestanden haben.
(8) Lyketsos et al. (1999) *Evidenzlevel K II*	1318 Personen (830 Frauen, unter 65 Jahre zum ersten Zeitpunkt, davon 806 ohne Cannabiserfahrung, 235 Gelegenheits-CK, 131 leichte multiple Drogenkonsumenten, 137 tägliche CK sowie 8 tägliche CK mit multiplem Drogenkonsum) wurden dreimal (1981, 1982 sowie 1993-1996) mit der Mini Mental State Examination (MMSE) untersucht.	N=1318	Cannabiskonsum war in Regressionsanalysen kein signifikanter Prädiktor der Veränderung der MMSE-Werte (interpretiert als Verschlechterung der kognitiven Leistung).	Das MMSE ist für die Diagnostik subklinischer kognitiver Störungen wenig geeignet. Der Drogenkonsum oder aktuelle Intoxikation wurde nicht toxikologisch validiert. Die Stichprobe ist unzureichend beschrieben. Die Statistik ist unklar und möglicherweise fehlerhaft (lineare Regressionen mit untransformierten schiefen Merkmalen, z.B. Cannabiskonsum). Von Gruppenunterschieden, die nicht getestet wurden, wird behauptet, sie bestün-

3 Ergebnisse • 3.4 Neurokognitive Auswirkungen 125

Studie	Methoden/Design	N	Hauptbefunde	Limitationen
				den nicht. Die größte Verschlechterung der MMSE-Werte weisen weibliche Abstinente auf (???).

Anmerkungen. LS = Longitudinalstudie, CK = Cannabiskonsum bzw. Cannabis konsumierende Personen, UG = Untersuchungsgruppe mit CK, KG = Kontrollgruppe, M = Mittelwert, n.s. = nicht signifikant.

Tabelle 27b. Untersuchungen zu neurokognitiven Langzeiteffekten des Cannabiskonsums, Evidenzklasse E-B: Fall-Kontroll-Studien, Querschnittsstudien und Fallberichte

Studie	Methoden/Design	N	Hauptbefunde	Limitationen
(9) Chang et al. (2006) *Evidenzlevel* K III a	12 CK mit THC-positivem Urinbefund (3 Frauen, M Alter=27.9, mittlerer Konsum: 27.9 Tage/Monat) sowie 12 CK mit negativem Urinbefund (6 Frauen, M Alter=29.6, mittlerer Konsum: 26.7 Tage/Monat) und 19 Kontrollen (8 Frauen, M Alter=30.6) wurden hinsichtlich Aufmerksamkeit, Konzentration und Arbeitsgedächtnis, episodischem und prozeduralem Gedächtnis, psychomotorischer Geschwindigkeit sowie Exekutivfunktionen getestet. Zusätzlich fMRI.	UG1=12 UG2=12 KG=19	Keine signifikanten Unterschiede in der Testleistung, Hauptbefunde liegen im Bereich der Bildgebung (vgl. 3.4.2).	Die Stichprobe ist klein.
(10) Jager et al. (2006) *Evidenzlevel* K III a	10 regelmäßige CK (3 Frauen, M Alter=22.7, Lebenszeit-CK=675-5400 Joints) und 10 Probier-CK (3 Frauen, M Alter=22.8, Lebenszeit-CK=0-15 Joints) wurden nach einer Abstinenzwoche während einer fMRI-Untersuchung hinsichtlich Arbeitsgedächtnis (STERN) und selektiver Aufmerksamkeit (SAT) getestet. Urinkontrollen.	UG=10 KG=10	Keine signifikanten Unterschiede in der Testleistung, Hauptbefunde liegen im Bereich der Bildgebung (vgl. 3.4.2).	Die Stichprobe ist klein.
(11) Lamers et al. (2006) *Evidenzlevel* K III a	15 CK (5 Frauen, M Alter=24.3 Jahre, Lebenszeitkonsumgelegenheiten: 1582 Joints) wurden mit 15 Kontrollen (6 Frauen,	UG=15 KG=15	In den Tests zum visuellen Gedächtnis und der exekutiven Funktionen zeigten sich keine signifikan-	Die CK weisen einen geringen Beikonsum an Kokain, LSD und Psilocybin auf. Die CK haben eine

Studie	Methoden/Design	N	Hauptbefunde	Limitationen
	M Alter=23.9 Jahre) hinsichtlich Aufmerksamkeit (TMT, Stroop-Test), visuellem (Rey-Osterrieth-Figur) und verbalem Gedächtnis (AVLT) sowie exekutiver Funktionen (WCST) verglichen.		ten Unterschiede zwischen den beiden Gruppen. Hinsichtlich der selektiven Aufmerksamkeit und dem Gesamtscore des AVLT (über alle fünf Durchgänge) zeigten die CK eine signifikant schlechtere Testleistung als die KG.	signifikant geringere Bildung (in Ausbildungs-Jahren) als die Kontrollen und einen signifikant höheren Alkoholkonsum. Keinerlei toxikologischen Analysen zur Absicherung der Selbstauskünfte zum Drogenkonsum wurden durchgeführt. Es bleibt unklar, ob und ggf. in welchem Maße eine akute Intoxikation der CK zum Untersuchungszeitpunkt vorlag. Die Stichprobe ist klein.
(12) Messinis et al. (2006) *Evidenzlevel K III a*	20 Langzeit-CK (9 Frauen, M Alter=32.65, mindestens 4 Joints/Woche für mehr als 10 Jahre) und 20 Kurzzeit-CK (6 Frauen, M Alter=24.25, mindestens 4 Joints/Woche für 5-10 Jahre) sowie 24 abstinente Kontrollen (11 Frauen, M Alter=28.42) wurden neuropsychologisch hinsichtlich Sprachflüssigkeit (BNT, VFT), Verbalgedächtnis (RAVLT), Aufmerksamkeit (TMT-A) sowie Exekutivfunktionen (TMT-B) getestet. Urintest nach mindestens 24 Stunden Abstinenz, Wiederholung zum Testzeitpunkt.	UG1=20 UG2=20 KG=24	Mit Ausnahme der unmittelbaren Wiedergabe sowie Trial 3 im RAVLT zeigten die Langzeit-CK signifikant schlechtere Leistungen in allen untersuchten Testparametern im Vergleich zu den Kontrollen (in 12 von 14 Merkmalen). Die Kurzzeit-CK zeigten vergleichbare doch moderatere Effekte (8/14 signifikant schlechter). Die Defizite der Langzeit-CK im Lernen, Speichern und Abrufen verbaler Gedächtnisinhalte waren signifikant schlechter als die RAVLT-Testnormen.	Keine Information über erfolgte Ausschlüsse von Personen auf der Basis von Cannabis-positivem Urinbefund. Unklare Rekrutierung: Patienten eines Behandlungsprogramms wegen Drogenmissbrauchs wurden eingeschlossen. Wie kam eine KG zustande, die keine illegalen Drogen im Jahr vor der Untersuchung konsumiert hat?
(13) Quednow et al. (2006) *Evidenzlevel K III a*	19 männliche CK (M Alter=25.42 Jahre, Lebenszeitkonsum: 1033 Konsumgelegenheiten) wurden mit 19 männlichen Kontrollen ohne Drogenkonsum (M Alter=23.42 Jahre) hinsichtlich Lernen und Gedächtnis (VLMT) verglichen. Urinkontrollen.	UG=19 KG=19	In den durchgeführten neuropsychologischen Untersuchungen zeigten sich keine signifikanten Unterschiede zwischen den beiden Gruppen.	Die CK weisen einen geringen Beikonsum an Amphetamin, Kokain, LSD und MDMA auf. Die Autoren erwähnen lediglich für die KG einen negativen Urinbefund als Aufnahmekriterium in die Studie. Es bleibt dementsprechend unklar, ob und ggf. in welchem Maße eine akute In-

3 Ergebnisse • 3.4 Neurokognitive Auswirkungen 127

Studie	Methoden/Design	N	Hauptbefunde	Limitationen
				toxikation der CK zum Untersuchungszeitpunkt vorlag.
(14) Bolla et al. (2005) *Evidenzlevel K III a*	11 männliche CK (M Alter=25, mittlerer CK=41 Joints/Woche) sowie 11 männliche abstinente Kontrollen (M Alter=31) wurde 25 Tage zur Sicherung der Abstinenz stationär aufgenommen und dann während der Durchführung eines bildgebenden Verfahrens ($H_2^{15}O$-PET) hinsichtlich der Fähigkeit, Entscheidungen zu treffen (IOWA Gambling Task) untersucht. Urinkontrollen.	UG=11 KG=11	Die CK waren im Gambling Task signifikant weniger erfolgreich als die Kontrollen (sie wählten häufiger höhere Gewinne mit dem Risiko großer Verluste). Beide Gruppen zeigten jedoch in den beiden Testdurchgängen signifikantes Lernen (sie reduzierten ihr Risiko). Nach Teilung der CK am Median der Joints/Woche in 6 mittlere und 5 schwere CK wurde für die schweren CK signifikant weniger Erfolg im Vergleich zu den mittleren CK und den Kontrollen gefunden, jedoch keine Unterschiede zwischen mittleren CK und Kontrollen. Signifikantes Lernen erzielten nur die mittleren CK und Kontrollen.	
(15) Gruber und Yurgelun-Todd (2005) *Evidenzlevel K III a*	9 CK (1 Frau, M Alter=26.8, mittlerer CK=39.4 Joints/Woche, mittleres Erstkonsumalter 14.1, positive Urinbefunde) wurden mit 9 abstinenten Kontrollen (1 Frau, M Alter 26.2) wurden hinsichtlich der Exekutivfunktionen (Stroop-Test) untersucht. Dazu fMRI/DTI-MRT, Urinkontrollen.	UG=9 KG=9	Keine signifikanten Unterschiede in der Testleistung, Hauptbefunde liegen im Bereich der Bildgebung (vgl. 3.4.2).	Die Stichprobe ist klein.
(16) Dafters et al. (2004) *Evidenzlevel K III a*	15 CK (7 Frauen, M Alter=21.87 Jahre, Lebenszeitkonsum: 1023 Joints) wurden mit 19 Kontrollen ohne Konsum illegaler Drogen (10 Frauen, M Alter=21.16 Jahre) hinsichtlich Aufmerksamkeit (TEA, MFT), Gedächtnis (RBMT, Zahlenspanne,	UG=15 KG=19	In den Tests zur Aufmerksamkeit und der exekutiven Funktionen zeigten sich keine signifikanten Unterschiede zwischen beiden Gruppen. In der unmittelbaren Wiedergabe der Wortliste sowie bei der	Die CK weisen einen minimalen Beikonsum an Amphetamin, Kokain und LSD auf. Keinerlei toxikologischen Analysen zur Absicherung der Selbstauskünfte zum Drogenkonsum wurden durchgeführt. Es bleibt

Studie	Methoden/Design	N	Hauptbefunde	Limitationen
	Wortliste) und exekutiver Funktionen (Variation des WCST) verglichen.		sofortigen und verzögerten des RBMT zeigten die CK signifikant schlechtere Leistungen als die Kontrollen.	unklar, ob und ggf. in welchem Maße eine akute Intoxikation der CK zum Untersuchungszeitpunkt vorlag. Die Stichprobe ist klein.
(17) Eldreth et al. (2004) *Evidenzlevel K III a*	11 männliche Marihuanakonsumenten (M Alter=25, mittlerer Konsum: 34.7 Joints/Woche) wurden mit 11 nach IQ gematchten Kontrollen (M Alter=29) während der Durchführung eines bildgebenden Verfahrens ($H_2^{15}O$-PET) hinsichtlich der Exekutivfunktionen (Stroop-Test) untersucht. Urintests zur Sicherstellung der Drogenabstinenz.	UG=11 KG=11	Keine signifikanten Unterschiede in der Testleistung, Hauptbefunde liegen im Bereich der Bildgebung (vgl. 3.4.2).	Die Stichprobe ist klein.
(18) Kanayama et al. (2004) *Evidenzlevel K III a*	12 CK (2 Frauen, M Alter=37.9, Lebenszeit-CK>5000, positiver Urin) und 10 Kontrollen (4 Frauen, M Alter=27.8, negativer Urin) wurden während der Durchführung von einfachen Wahrnehmungsaufgaben und Tests zum Arbeitsgedächtnis (SDRT) mit fMRI untersucht. Urinkontrollen.	UG=12 KG=10	Zu Hauptbefunden sei auf den Bildgebungsteil verwiesen. Keine signifikanten Gruppenunterschiede in den neuropsychologischen Tests.	Signifikante Gruppenunterschiede des Alters.
(19) Lyons et al. (2004) *Evidenzlevel K III a*	54 männliche monozygote Zwillingspaare (geboren zwischen 1939 und 1957), von denen ein Zwilling Cannabis maximal probiert haben durfte, der andere mindestens wöchentlich für ein Jahr konsumiert haben musste, wurden neuropsychologisch getestet: Intelligenz (WAIS-R etc), Aufmerksamkeit (CPT etc.), Gedächtnis (CVLT etc.), Exekutivfunktionen (WCST etc.), motorische Fähigkeiten (Finger Tapping etc.). Zum statistischen Vergleich wurde jeweils ein Zwilling als Messwiederholung des anderen aufgefasst.	UG=54 KG=54	Die ehemaligen moderaten CK zeigten im Vergleich zu ihren abstinenten Zwillingen in 3 von 56 berichteten Testparametern knapp signifikante Unterschiede: einem Intelligenzparameter von 16 möglichen, einem Aufmerksamkeitsparameter von 16 möglichen, einem Testparameter von vieren zu motorischen Fertigkeiten. Dies entspricht in etwa der Anzahl von Tests, die auf dem 5%-Niveau durch Zufall signifikant werden.	Der letzte regelmäßige Cannabiskonsum lag im Mittel 20 Jahre zurück. Keinerlei toxikologischen Analysen wurden durchgeführt.

Studie	Methoden/Design	N	Hauptbefunde	Limitationen
(20) Pillay et al. (2004) *Evidenzlevel K III a*	9 CK (1 Frau, M Alter=37.3, Lebenszeit-CK>5000, positiver Urin) und 16 Kontrollen (6 Frauen, M Alter=29.4, negativer Urin) wurden mit fMRI untersucht, dazu PFT (Motorikaufgaben). Zusätzlich werden das Verbalgedächtnis (BSRT), die verbale Intelligenz (VIQ) und die Aufmerksamkeit (ACPT) untersucht. Urinkontrollen.	UG=9 KG=16	Zu Hauptbefunden sei auf Teil 3.4.2 (Bildgebung) verwiesen. Innerhalb der CK wurden keine signifikanten Korrelationen zwischen dem THC im Urin/Kreatinin-Quotienten und den neuropsychologischen Testergebnissen gefunden.	Die UG und die KG sind bezüglich der Merkmale Alter und Bildung ungleichmäßig zusammengesetzt.
(21) Whitlow et al. (2004) *Evidenzlevel K III a*	10 CK (2 Frauen, M Alter=28, fast täglicher CK über mindestens 5 Jahre) und 10 abstinente Kontrollen (2 Frauen, M Alter=25) wurden hinsichtlich der Fähigkeit, Entscheidungen zu treffen (Gambling Task) untersucht. Zusätzlich wurde die CANTAB-Testbatterie eingesetzt (Arbeitsgedächtnis, Psychomotorik). 2 Urinkontrollen.	UG=10 KG=10	Keine signifikanten Unterschiede in den Tests der CANTAB (Ergebnisse im Artikel nicht im Detail berichtet). Die CK machten signifikant mehr riskante Entscheidungen (riskierten höhere Verluste für höheren unmittelbaren Gewinn).	Die CK hatten signifikant geringere Bildung (im Mittel 2 Jahre).
(22) Semple et al. (2003) *Evidenzlevel K III a*	10 regelmäßige CK (2 Frauen, M Alter=23.5, M CK/Woche: 14.2 Joints) sowie 10 abstinente Kontrollen (3 Frauen, M Alter=23.1) wurden hinsichtlich Exekutivfunktion (Stroop-Test, TMT) und Gedächtnis (WIMS, Word Generation Task des FAS) sowie einem Instrument zur Messung der visuellen Informationsverarbeitung (BDII) untersucht.	UG=10 KG=10	Keine signifikanten Effekte hinsichtlich Exekutivfunktionen und Gedächtnis. Die CK zeigten signifikant höhere BDII-Werte für invertierte Bilder, jedoch nicht für normale Bilder. Die Korrelation zwischen den BDII-Werten für invertierte Bilder und der Abstinenzzeit war nicht signifikant (.65), was die Autoren als Hinweis auf einen chronischen Effekt (chronische subtile kognitive Beeinträchtigung) sehen.	Die Stichprobe ist klein. Keinerlei toxikologische Analysen. Probanden konsumieren auch andere Drogen, nach Selbstauskunft gelegentlich. Nach Selbstauskunft liegt der letzte CK im Mittel nur 5.6 Stunden zurück. Der Rückschluss aus einer nicht signifikanten Korrelation bei einer sehr kleinen Stichprobe auf einen chronischen Effekt ist eine deutliche Überinterpretation.
(23) Bolla et al. (2002) *Evidenzlevel K III b*	28 Tage abstinente CK, 7 schwere CK (0 Frauen, M Alter=20.7, mittlerer CK=93.9 Joints/Woche), 8 mittelschwere CK (1 Frau, M Alter=21.9, mittlerer CK=42.1 Joints/Woche)	UG1=7 UG2=8 UG3=7	35 neurokognitive Merkmale wurden erhoben, für 9 konnten signifikante Dosis-Wirkungs-Zusammenhänge berichtet werden (R^2 zwischen .19	Die leichte CK-Gruppe hatte den höchsten Frauenanteil, das höchste Alter und die signifikant höchste Bildung: ungleichmäßige und zu kleine

Studie	Methoden/Design	N	Hauptbefunde	Limitationen
	sowie 7 leichte CK (2 Frauen, M Alter=24.6, mittlerer CK=10.5 Joints/Woche) wurden neuropsychologisch hinsichtlich Sprachfähigkeiten (COVF), Verbalgedächtnis (WMS-R, RAVLT), visuellem Gedächtnis (ROCF, SDPALT), Aufmerksamkeit und Konzentration (Verbal and Nonverbal Cancellation Test), Exekutivfunktion (Stroop-Test, WCST etc.) sowie psychomotorischer Geschwindigkeit (CALCAP) und manueller Geschwindigkeit (Finger Tapping etc.) untersucht. Die Probanden waren 30 Tage stationär aufgenommen. Urinkontrollen.		und .57, z.B. RAVLT verzögerte Wiedergabe, Stroop-Test). In 24 Tests ist die Leistung der schweren CK schlechter als die der leichten CK, jedoch in nur 5 Tests auch signifikant. Im Vergleich mit den Testnormen wurden klinisch relevant schlechtere Leistungen der schweren CK in Resultaten von drei Tests (WCST, ROCF, Finger Tapping) gefunden. Die gefundenen Unterschiede in Gedächtnisleistungen, Exekutivfunktion, psychomotorischer Geschwindigkeit und manueller Geschwindigkeit haben Größenordnungen von 3 bis 4.20 Standardabweichungen.	Stichprobe. Es wurden als post-hoc-Tests t-Tests durchgeführt, das erhöht die Wahrscheinlichkeit signifikanter Tests auf unzulässige Weise. Keinerlei Alpha-Fehler-Adjustierung.
(24) Huestegge et al. (2002) *Evidenzlevel K III a*	17 CK (3 Frauen, M Alter=24.9, mittlerer CK= 10.5 Joints/Woche, Erstkonsum zwischen 14 und 16) wurden mit 20 nach Alter und Geschlecht gematchten abstinenten Kontrollen mit dem Subtest „Visuelles Scannen" der Testbatterie zur Aufmerksamkeitsprüfung unter Aufzeichnung der Blickbewegungen getestet. Urin- und Bluttests.	UG=17 KG=20	Die CK zeigten signifikant höhere Reaktionszeiten bei gleich hoher Antwortgenauigkeit. Weiter wurden für die CK signifikant höhere Sakkadenamplituden und mehr und länger dauernde Fixationen gemessen. Insgesamt war das Suchmuster der CK vorsichtiger und konservativer. Die Ergebnisse werden als Beeinträchtigung des visuellen Kurzzeitgedächtnisses und der Effizienz der Verarbeitung visueller Reize interpretiert.	Die Kontrollgruppe ist nicht beschrieben. Die statistische Auswertung ist unzureichend beschrieben.
(25) Solowij et al. (2002) *Evidenzlevel K III a*	51 Langzeit-CK (12 Frauen, M Alter=42.1, im Mittel fast täglicher CK, im Mittel 23.9 Jahre CK), 51 Kurzzeit-CK (15 Frauen, M Alter=28.7, im Mittel fast täglicher CK, im Mit-	UG1=51 UG2=51 KG=33	Im Verbalgedächtnis (RAVLT) zeigten die Langzeit-CK in 7 von 11 Testparametern signifikant schlechtere Leistungen im Vergleich zu den Kontrol-	65 der 102 CK sind behandlungssuchende Patienten. 18 Konsumenten hatten auffällige Urinbefunde, die auf CK

3 Ergebnisse • 3.4 Neurokognitive Auswirkungen

Studie	Methoden/Design	N	Hauptbefunde	Limitationen
	tel 10.2 Jahre CK) sowie 33 abstinente Kontrollen (11 Frauen, M Alter=34.8) wurden neuropsychologisch hinsichtlich der verbalen Informationsverarbeitung (SOC), dem Verbalgedächtnis (RAVLT), Aufmerksamkeit und kognitive Flexibilität (Stroop-Test), Problemlösung (WCST), Exekutivfunktion (Alphabet Task), Arbeitsgedächtnis (Omitted Numbers), Zeiteinschätzung (Temporal Estimation and Production), Kurzzeitwiedergabe unter Störbedingungen (Auditory Consonant Trigrams) sowie Aufmerksamkeit/-Informationsverarbeitung (PASAT) untersucht. Urinkontrollen vor dem und zum Testzeitpunkt.		len und den Kurzzeit-CK - in den meisten Parametern sogar unter den Testnormen. Die Kurzzeit-CK unterschieden sich von den Kontrollen nicht. Beide Gruppen der CK unterschätzten die Zeit des Time Estimation Task A um etwa ⅓ und signifikant. In der verzögerten Wiedergabe nach 9 Sekunden in den Auditory Consonant Trigrams zeigten die Langzeit-CK signifikant schlechtere Leistungen als beide weiteren Gruppen und die Testnormen.	zwischen den Urintests hindeuten. Sie wurden nicht ausgeschlossen. Die Ergebnisse blieben in Reanalysen allerdings ohne diese CK weitgehend erhalten. Die Langzeitkonsumenten weisen zwischen 17 und 32 Konsumjahre auf, die Kurzzeitkonsumenten aber immerhin zwischen 3 und 17 Jahren. Dagegen enthält die Langzeitkonsumenten Probanden ab dem Alter von 34, beide anderen Gruppen Personen ab 19.
(26) Croft et al. (2001) *Evidenzlevel K III a*	18 CK (4 Frauen, M Alter=26.6 Jahre, Lebenszeitkonsum: 7762 Joints) wurden mit 31 Kontrollen ohne Drogenkonsum (17 Frauen, M Alter=23.5 Jahre) hinsichtlich Aufmerksamkeit (Stroop-Test), Motorik (Pegboard-Test), Lernen und Gedächtnis (Coughlan-Liste, Warrington-Test, Zahlenspanne) und exekutiver Funktionen (Benton-Test) verglichen.	UG=18 KG=31	Die Cannabiskonsumenten wiesen deutlich schlechtere Testleistungen als die KG auf (besonders in einem Test zur manuellen Geschicklichkeit, sowie den Bereichen Lernen und Gedächtnis). Inwieweit die Gruppenunterschiede signifikant sind, wird nicht eindeutig berichtet.	Die CK weisen einen geringen Beikonsum an Amphetamin und Kokain auf. Keinerlei toxikologischen Analysen zur Absicherung der Selbstauskünfte zum Drogenkonsum wurden durchgeführt. Es bleibt unklar, ob und ggf. in welchem Maße eine akute Intoxikation der CK zum Untersuchungszeitpunkt vorlag. Vermutlich sind die CK signifikant älter als die abstinenten Kontrollen und haben signifikant mehr Alkohol konsumiert. Die Darstellung der Ergebnisse ist nicht ausführlich genug. Es werden z.B. keine post-hoc-Tests zwischen allen drei Gruppen berichtet. Eine kombinierte Gruppe von Ecstasy- und Cannabiskonsumenten wird mit der KG ver-

Studie	Methoden/Design	N	Hauptbefunde	Limitationen
				glichen. Dementsprechend bleibt unklar, in welchen der neuropsychologischen Tests sich die Cannabiskonsumenten und die abstinenten Kontrollen signifikant unterscheiden.
(27) Skosnik et al. (2001) *Evidenzlevel K III a*	15 aktuelle CK (40% Frauen, M Alter=22.3, mittlerer Konsum 1.3 Konsumgelegenheiten/Woche), 10 ehemalige CK (30% Frauen, M Alter=23.6, mindestens einmal konsumiert, jedoch 45 Tage kein Konsum) und 15 abstinente Kontrollen (70% Frauen, M Alter=24.1) wurden neuropsychologisch (Negative Priming, Geruchsidentifikation, räumliches Arbeitsgedächtnis) sowie mit einem Schizotypiefragebogen (SPQ) untersucht.	UG=15 KG1=10 KG2=15	Die UK zeigte signifikant weniger Negative Priming (geringere Aufmerksamkeitsinhibition), aber auch schnellere Reaktionszeiten im Vergleich zu beiden KGs. Keine Unterschiede im räumlichen Arbeitsgedächtnis und Geruchserkennung. Signifikante Unterschiede fanden sich in der schizotypischen Positivsymptomatik, nicht jedoch in den Skalen zur Negativsymptomatik: erhöhte Werte der UG im Vergleich zu beiden KGs.	Keine toxikologischen Analysen: Konsum psychotroper Substanzen allein durch Selbstauskunft erfasst, anderer Drogenkonsum nicht validiert. Stichprobe hinsichtlich des Geschlechts ungleichmäßig zusammengesetzt. Der Artikel liefert keine ausreichend detaillierten Drogenkonsumdaten. Der Sinn von KG1 ist angesichts des minimalen CK fraglich.
(28) Gouzoulis-Mayfrank et al. (2000) *Evidenzlevel K III a*	28 CK (13 Frauen, M Alter=22.9 Jahre, durchschnittliche tägliche Dosis 724mg bei 21 Konsumtagen pro Monat) wurden mit 28 Kontrollen ohne Konsum illegaler Drogen (11 Frauen, M Alter=23.5 Jahre) hinsichtlich Reaktionszeit (TAP), Aufmerksamkeit (TAP), Lernen und Gedächtnis (VLMT, WAIS-R) und exekutiver Funktionen (Variation des Benton-Tests, LPS) verglichen.	UG=28 KG=28	In den durchgeführten neuropsychologischen Untersuchungen zeigten sich keine signifikanten Unterschiede zwischen den beiden Gruppen.	20 der 28 CK haben einen positiven Urinbefund bezüglich Cannabis (Werte nicht angegeben).
(29) Rogers et al. (2000) *Evidenzlevel K III a*	15 CK (8 Frauen, M Alter=30.25 Jahre, Cannabiskonsum durchschnittlich an vier Tagen pro Woche über 11 Jahre) wurden mit 15 Kontrollen (9 Frauen, M Alter=32.1 Jahre) hinsichtlich Reaktionszeit (Test neu entwickelt, nicht standardisiert, Aufmerk-	UG=15 KG=15	In den Reaktionszeiten, der Aufmerksamkeit und den Tests zur visuellen Merkfähigkeit zeigten sich keine signifikanten Unterschiede zwischen den beiden Gruppen. In der unmittelbaren und verzögerten Wieder-	Keinerlei toxikologischen Analysen wurden durchgeführt. Es bleibt unklar, ob und ggf. in welchem Maße eine akute Intoxikation der CK zum Untersuchungszeitpunkt vorlag. Die Stichprobe ist

Studie	Methoden/Design	N	Hauptbefunde	Limitationen
	samkeit (WMS-R), visuellem und verbalem Gedächtnis (WMS-R) getestet.		gabe von verbalem Material, zeigten die CK in einem Untertest ("Logical Memory" I und II) signifikant schlechtere Leistungen als die Kontrollen.	klein.
(30) Teichner et al. (2000) *Evidenzlevel K III b*	77 bisher unbehandelte jugendliche Patienten einer Suchteinrichtung (17 Frauen, M Alter=15.3, SD=1.2, 69% Cannabisabhängige) wurden mit dem SCID-IV sowie einer neuropsychologischen Testbatterie (LNNB-III) untersucht.	N=77	53% der Untersuchungspersonen hatten Cannabis-positiven Urin zum Untersuchungszeitpunkt. Die Stichprobe hatte im Mittel an 6.56 Tagen (SD=7.47) des vergangenen Monats Cannabis konsumiert. Keine signifikanten Korrelationen zwischen Merkmalen des Cannabiskonsums (oder Alkohol bzw. andere Drogen) mit den klinischen Skalen der LNNB-III. Die Stichprobe wurde in klinisch beeinträchtigte und nicht beeinträchtigte Personen geteilt. Die Gruppen unterschieden sich in Merkmalen des Cannabiskonsums (oder Alkohol bzw. andere Drogen) nicht signifikant	Statistische (nicht signifikante) Ergebnisse werden nicht einmal in Auswahl präsentiert. Die Teilstichprobengrößen der klinisch beeinträchtigten bzw. nicht beeinträchtigten Personen werden nicht genannt. Verschiedentlich wären nonparametrische statistische Verfahren angemessener gewesen.
(31) Ehrenreich et al. (1999) *Evidenzlevel K III a*	99 CK wurden am Median des Cannabiserstkonsumalters in 48 frühe Erstkonsumenten (20 Frauen, M Alter=21.6, mittlerer CK=3.9 Tage/Woche, mittleres Erstkonsumalter 15.0 Jahre) und 51 späte Erstkonsumenten (16 Frauen, M Alter=24.8, mittlerer CK=3.2 Tage/Woche, mittleres Erstkonsumalter 18.4) geteilt. Sie und 49 abstinente Kontrollen (20 Frauen, M Alter=23.5) wurden neuropsychologisch mit der Testbatterie zur Aufmerksamkeitsprüfung (Alertness, Visual Scanning, Geteilte Aufmerksamkeit,	UG1=48 UG2=51 KG=49	Phasische Alertness, geteilte Aufmerksamkeit sowie Visual Scanning war bei beiden Gruppen von CK im Vergleich zur KG signifikant beeinträchtigt. Im Visual Scanning zeigten die frühen Erstkonsumenten im Vergleich zu den späten signifikant schlechtere Werte. In multiplen Regressionsanalysen zeigte sich das Erstkonsumalter als signifikanter Prädiktor des Visual Scanning (10% Varianzaufklärung), nicht jedoch Alter, Lebens-	Bei der Interpretation ist zu berücksichtigen, dass die frühen Erstkonsumenten signifikant höhere Werte des Lebenszeit-CK sowie des THC/THCOH im Blutplasma aufwiesen. Sie sind zudem signifikant jünger.

Studie	Methoden/Design	N	Hauptbefunde	Limitationen
	Flexibilität, Arbeitsgedächtnis) untersucht. Blut- und Urintests.		zeit-CK sowie THC/THCOH im Blutplasma.	
(32) Elwan et al. (1997) *Evidenzlevel K III a*	37 männliche Cannabisabhängige (M Alter=43.6, 6 Jahre regelmäßiger CK) und 174 Kontrollen (45 Frauen, M Alter=49.1) wurden neuropsychologisch hinsichtlich Aufmerksamkeit (PASAT) und Psychomotorik (TMT-A, TMT-B) untersucht.	UG=37 KG=174	Cannabiskonsumenten zeigten signifikant schlechtere Leistungen hinsichtlich der Aufmerksamkeit, nicht jedoch der Psychomotorik.	Keine toxikologischen Analysen. Keine Angaben zu CK-Konsummengen und zum Konsum anderer Drogen. Unerklärte fehlende Werte in großer Menge: Im Vergleich des TMT-B werden nur 15 Cannabisabhängige und 28 Kontrollen einbezogen.
(33) Pope et al. (1997) *Evidenzlevel K III b*	55 Untersuchungspersonen der Stichprobe von Pope et al. (1996), 25 schwere CK (9 Frauen, Alter 18-24, beinahe täglicher CK, urinpositiv) sowie 30 Gelegenheits-CK (15 Frauen, Alter=18-28, nicht mehr als 3 Konsumgelegenheiten/Monat, urinnegativ) wurden 2 Tage stationär aufgenommen und am 2. Tag neuropsychologisch zusätzlich mit der computergestützten ACE-Batterie (Continious Choice Reaction Time, Stroop-Test, Letter-Detection Task, Checkerboard Test) hinsichtlich Aufmerksamkeit untersucht.	UG1=25 UG2=30	Die beiden Untersuchungsgruppen zeigten keine signifikanten Unterschiede. Im Test zum visuellräumlichen Gedächtnis (Checkerboard Test) wurden Frauen und Männer separat untersucht. Die schweren CK unter den Frauen zeigten in allen 3 Testparametern signifikant schlechtere Leistungen im Vergleich zu den weiblichen leichteren CK. Für die männlichen CK waren keine signifikanten Unterschiede festzustellen.	
(34) Fletcher et al. (1996) *Evidenzlevel K III a*	Eine ältere männliche Kohorte (UG1/KG1 M Alter=45, UG1 34 Jahre täglicher CK) und eine jüngere (UG2/KG2 M Alter=28, UG1 zwischen 5 und 12 Jahren, CK mindestens zweimal wöchentlich) wurden hinsichtlich Aufmerksamkeit, Kurzzeit- sowie Arbeitsgedächtnis neuropsychologisch untersucht. Urinkontrollen 72 Stunden vor und unmittelbar vor dem Test.	UG1=17 KG1=30 UG2=37 KG2=49	Die ältere Kohorte mit früherem Konsumbeginn und einem mittleren CK von zeitweilig geschätzten 80 mg THC täglich zeigte signifikante Unterschiede (subklinische Beeinträchtigungen von Kurzzeit- und Arbeitsgedächtnis sowie Aufmerksamkeit) zur KG, nicht jedoch die jüngere Kohorte mit moderatem CK (und das trotz größeren Gruppen nicht).	Die ältere Kohorte wurde bereits 1973-1975 (keine Unterschiede) und 1985-1986 (vergleichbare Unterschiede, aber keine Urinkontrollen) untersucht, die jüngere dagegen erstmals.

Studie	Methoden/Design	N	Hauptbefunde	Limitationen
(35) Pope und Yurgelun-Todd (1996) *Evidenzlevel K III b*	College-Studierende, 65 schwere CK (27 Frauen, Alter=18-24, beinahe täglicher CK, urinpositiv) sowie 64 Gelegenheits-CK (33 Frauen, Alter=18-28, nicht mehr als 3 Konsumgelegenheiten/Monat, urinnegativ) wurden 2 Tage stationär aufgenommen und am 2. Tag neuropsychologisch hinsichtlich Aufmerksamkeit und Gedächtnis (Stroop-Test, WCST, Benton VFT, WMS, CVLT, ROCF) getestet. Urinkontrollen.	UG1=65 UG2=64	Schwere CK zeigten signifikant schwächere Leistungen des Verbalgedächtnisses (CVLT) und der Exekutivfunktionen (mehr Perseverationen im WCST).	29% der schweren CK und 23% der Gelegenheits-CK erhielten Lifetime-Diagnosen von Substanzabhängigkeit oder -missbrauch hinsichtlich einer anderen Substanz als Cannabis.

Anmerkungen. LS = Longitudinalstudie, CK = Cannabiskonsum bzw. Cannabis konsumierende Personen, UG = Untersuchungsgruppe mit CK, KG = Kontrollgruppe, M = Mittelwert, n.s. = nicht signifikant.

3.4.4 Fahrtauglichkeit und Verkehrsverhalten

Im Rahmen der Recherchen nach den Expertise-relevanten Publikationen aus dem spezifizierten Untersuchungszeitraum konnten zu den Themen dieses Abschnittes 14 Studien gefunden werden (vgl. *Tabellen 28a* und *28b).*

Zwei kontrollierte experimentelle Studien (1) (5) (Evidenzlevel K I) mit geringen Personenzahlen untersuchen den Einfluss von THC auf simuliertes Fahren. Sie stellen bei mittlerer bis hoher THC-Dosis übereinstimmend signifikante Beeinträchtigungen im Fahrsimulator fest.

Für den Einfluss des Cannabiskonsums auf das Verursachen von Verkehrsunfällen liegen zwei Studien vor: eine Fall-Kontroll-Studie von besserer methodischer Qualität (7) (K III a) und eine Längsschnittstudie von schwächerer Qualität (6) (K II). In beiden Untersuchungen ergeben sich signifikante, wenn auch schwache Effekte für das Verursachen von Verkehrsunfällen nach Cannabiskonsum.

Für den Einfluss von Cannabiskonsum auf die Beteiligung an Verkehrsunfällen liegen aus dem Untersuchungszeitraum drei Studien vor: (8), (9), (11). Die beiden Fall-Kontroll-Studien (9) und (11) (Evidenzlevel K III a) zeigen widersprüchliche Befunde, aber auch beide methodische Schwächen. Eine weitere Querschnittsstudie (K III b) bestätigt einen Zusammenhang zwischen Cannabiskonsum und der Beteiligung an Verkehrsunfällen, weist aber ebenfalls methodische Schwächen auf (8).

Zwei Publikationen einer Längsschnittstudie (2) und (4) (K II), eine weitere Längsschnittstudie (3) sowie zwei weitere Querschnittsstudien (10), (14) (K III b) befassen sich mit dem Zusammenhang zwischen Cannabiskonsum und riskantem Führen eines Kraftfahrzeuges. Zwar berichten sie übereinstimmend problematische Einflüsse von Cannabiskonsum (10), (14), Cannabismissbrauch (3) oder Cannabisabhängigkeit (2), (4) auf das Fahrverhalten, erfassen jedoch das Fahrverhalten nur als Fragebogendaten, was die Aussagekraft einschränkt.

Tabelle 28a. Cannabis und Fahrtauglichkeit bzw. Verkehrsverhalten, Evidenzklasse E-A: Randomisierte kontrollierte Studien und Längsschnittstudien

Studie	Methoden/Design	N	Hauptbefunde	Limitationen
(1) Ménètrey et al. (2005) *Evidenzlevel K I*	6 männliche Gelegenheits-CK (Alter=22-30) erhielten in einem doppelblinden cross-over-Design THC (pro Sitzung entweder Placebo, 16.5mg oder 45.7 mg THC im Hanf-Milch-Sud oder 20mg Dronabinol). Danach wurde ein Fahrsimulator bedient. Kontinuierliche Bluttests auf Cannabinoide. Urintests.	UG=6	Die verabreichten mittleren bzw. hohen Dosen an THC induzierten signifikante Beeinträchtigungen der Testleistungen im Road-Sign-Test sowie im Tracking-Test.	Sehr kleine Stichprobe.
(2) Begg und Langley (2004) *Evidenzlevel K II*	Eine Geburtskohorte von 933 Personen (459 Frauen) wurde im Alter von 21 und 26 psychiatrisch untersucht sowie nach ihrem Verhalten im Straßenverkehr befragt. Wurde problematisches Fahrverhalten zu beiden Zeitpunkten identifiziert, wurde es als überdauerndes Verhalten angesehen.	N=933	Cannabisabhängigkeit im Alter von 21 war signifikanter Prädiktor des überdauernden „Aus Spaß zu schnell Fahrens" (Odds Ratio=3.7), nicht jedoch des Fahrens über 120 km/Stunde oder dafür, auf langsamere Fahrer zu dicht aufzufahren.	Selbstauskünfte zum Fahrverhalten sind hinsichtlich des Bezuges zum tatsächlichen Fahren möglicherweise wenig valide.
(3) McDonald et al. (2004) *Evidenzlevel K II*	3 Patientenstichproben mit Missbrauchsdiagnosen bezüglich Alkohol (n=117, M Alter 1994 =37.2), Cannabis (n=80, M Alter 1994 =30.6) und Kokain (n=31.4, M Alter 1994 =37.2) sowie 504 gematchte Kontrollen (M Alter 1994 =34.4) wurden hinsichtlich ihrer Verkehrsdelikte untersucht. Dazu wurden zwei Zeiträume (1988-1993, vor der Behandlung der Missbrauchsgruppen/1995-2000, nach der Behand-	UG=80 KG=504	Zu beiden Zeitpunkten zeigten die Missbrauchsgruppen eine signifikant höhere Zahl der Verkehrsverstöße im Vergleich zu den Kontrollen (bei Berücksichtigung von Alter als Kovariate). Hinsichtlich der Zahl der Kollisionen gibt es keine signifikanten Unterschiede zur Kontrollgruppe.	Signifikante Altersunterschiede: Die Kontrollen sind älter als die CK. Geschlechterverteilung nicht berichtet, nur, dass keine signifikanten Unterschiede bestünden. Varianzanalysen bei nicht normalverteilten Daten und unbalanciertem Design. Abbruch der Behandlung oder fehlender Erfolg war kein Aus-

3 Ergebnisse • 3.4 Neurokognitive Auswirkungen

Studie	Methoden/Design	N	Hauptbefunde	Limitationen
	lung) unterschieden und verglichen.		Die Zeiteffekte waren auch in der Kontrollgruppe signifikant, was auf einen Alterseffekt und keinen Behandlungseffekt hindeutet.	schlusskriterium.
(4) Begg et al. (2003) *Evidenzlevel K II*	Eine Geburtskohorte von 933 Personen (459 Frauen) wurde im Alter von 21 und 26 psychiatrisch untersucht sowie nach ihrem Verhalten im Straßenverkehr befragt. Wurde problematisches Fahrverhalten zu beiden Zeitpunkten identifiziert, wurde es als überdauerndes Verhalten angesehen. Die Auswertung geschah nach Geschlechtern getrennt.	N=933	Cannabisabhängigkeit im Alter von 21 Jahren war kein signifikanter Prädiktor überdauernden alkoholisierten Fahrens, allerdings des Fahrens unter Cannabiseinfluss.	Selbstauskünfte zum Fahrverhalten sind hinsichtlich des Bezuges zum tatsächlichen Fahren möglicherweise wenig valide.
(5) Liquori et al. (2002) *Evidenzlevel K I*	11 regelmäßige CK (4 Frauen, M Alter=24) erhielten in 9 Testdurchgängen jeweils Alkohol (0, 0.25 und 0.5g/Kg) und THC-Zigaretten (0, 1.75%, 3.33%). Gemessen wurde körperliches Gleichgewicht und simuliertes Fahren (Bremsen). Urinkontrollen.	UG=11	Nur die höchste THC-Dosis allein oder in Kombination mit Alkohol senkte signifikant die Fähigkeit, ein körperliches Gleichgewicht zu halten (composite equilibrium scores). Die Bremsverzögerung (brake latency) wurde durch CK nicht beeinflusst. Es wurden keine signifikanten additiven Effekte von Alkohol und CK auf die untersuchten Parameter festgestellt.	Sehr kleine Stichprobe.
(6) Fergusson und Horwood (2001) *Evidenzlevel K II*	Eine Geburtskohorte von 907 im Alter von 18-21 Jahren autofahrenden Personen wurden im Alter von 21 Jahren hinsichtlich ihres Drogenkonsums, ihres Verhaltens im Straßenverkehr und ihrer Verkehrsunfälle befragt.	N=907	477 aktive und 147 passive Verkehrsunfälle wurden berichtet. Der CK war signifikanter Prädiktor der Häufigkeit aktiver, nicht jedoch passiver Unfälle. Nach Einbeziehung zahlreicher konfundierender Faktoren (Fahrverhalten, Geschlecht, riskante Verhaltensweisen) war der Zusammenhang	Keine Angaben über die Geschlechtszusammensetzung, weitere soziodemographische Merkmale und den Drogenkonsum. Informationen beruhen nur auf Selbstauskünften mit zum Teil selbstkonstruierten Instrumenten. Regressionsansätze hängen generell von der Sorgfalt der Überprüfung der Rechenvorausset-

Studie	Methoden/Design	N	Hauptbefunde	Limitationen
			nicht mehr signifikant.	zungen ab, dies ist nicht nachvollziehbar.

Anmerkungen. LS = Longitudinalstudie, CK = Cannabiskonsum, UG = Untersuchungsgruppe mit CK, KG = Kontrollgruppe, M = Mittelwert, n.s. = nicht signifikant.

Tabelle 28b. Cannabis und Fahrtauglichkeit bzw. Verkehrsverhalten, Evidenzklasse E-B: Fall-Kontroll-Studien, Querschnittsstudien und Fallberichte

Studie	Methoden/Design	N	Hauptbefunde	Limitationen
(7) Laumon et al. (2006) *Evidenzlevel* K III a	Von 10748 in Verkehrsunfälle verwickelten Personen wurden mit vorliegenden Blutproben wurden die 6766 schuldigen Fahrer (986 Frauen=14.6%) sowie als Kontrollen 3006 nur beteiligte Fahrer (488 Frauen=16.2%) ausgewählt und hinsichtlich Cannabis in den Blutproben untersucht.	N=9772	8.8% der schuldigen und 2.8% der nur beteiligten Fahrer wiesen Cannabisbefunde >1ng/ml auf. Die Beteiligung von Cannabis an der Unfallkausalität zeigte sich auch im multivariaten Modell unter Berücksichtigung konfundierender Variablen als signifikanter, dosisbezogener Effekt. Werden die unadjustierten Odds Ratios verglichen, zeigt sich ein weit deutlicherer Effekt der Präsenz von Alkohol im Blut (OR=9.97) als von THC (OR=3.17).	
(8) Wadsworth et al. (2006[b]) *Evidenzlevel* K III b	Eine aus dem Wahlregister gezogene Zufallsstichprobe von 7979 Personen (4601 Frauen, M Alter=45.61) wurde mit einem Fragebogen hinsichtlich des Drogenkonsums und der Prävalenz von Unfällen und Verletzungen untersucht.	N=7979	CK erhöhte selbst bei einem geringen Level anderer Risikofaktoren signifikant das Auftreten von Verkehrsunfällen (Odds Ratio=2.91), dabei besonders arbeitsbezogener Verkehrsunfälle (Odds Ratio=3.24). Bezüglich kleiner Verletzungen und nicht verkehrsbezogenen Unfällen waren die Beziehungen zum CK nur bei gleichzeitigem Vorliegen weiterer Risikofaktoren signifikant.	Da der zeitliche Zusammenhang zwischen CK und den Unfällen nicht hergestellt werden kann, müssen die Verkehrsunfälle nicht notwendigerweise durch akuten CK verursacht worden sein.

3 Ergebnisse • 3.4 Neurokognitive Auswirkungen

Studie	Methoden/Design	N	Hauptbefunde	Limitationen
(9) Blows et al. (2005) *Evidenzlevel K III a*	571 an Verkehrsunfällen mit Personenschäden beteiligte Fahrer (198 Frauen, M Alter=36.6) sowie 588 Kontrollfahrer ohne Unfallbeteiligung (226 Frauen, M Alter=40.8) wurden hinsichtlich Demographie, Drogenkonsum und Unfallrisikofaktoren befragt.	N=1159	96.5% der Fälle und 99.6 der Kontrollen gaben CK im vergangenen Jahr an, einmal pro Woche oder mehr 10% der Fälle und 0.9% der Kontrollen. Nach Kontrolle diverser konfundierender Faktoren inklusive Blutalkohol war gewohnheitsmäßiger CK ein signifikanter Prädiktor (Odds Ratio=9.5) der Beteiligung an einem Verkehrsunfall.	Keine toxikologischen Analysen. Beteiligung an einem Verkehrsunfall bedeutet nicht, dass der Unfall schuldhaft verursacht wurde.
(10) Terry und Wright (2005) *Evidenzlevel K III b*	63 regelmäßige CK (27 Frauen, M Alter=28.8, 39.7% täglicher Konsum) und 46 Studenten (20 Frauen, M Alter=21.5, 17.1% täglicher Konsum) wurden hinsichtlich ihrer Einstellungen zum Autofahren mit einem Fragebogen untersucht.	UG=109	82% der regelmäßigen CK und 40% der Studenten geben an, unter Cannabiseinfluss ein KFZ zu bedienen. 42.6% der regelmäßigen CK und 12.5% der Studenten geben an, dies täglich zu tun.	Qualitative Studie mit nicht repräsentativen Stichproben und geringem Aussagewert
(11) Movig et al. (2004) *Evidenzlevel K III a*	Eine Stichprobe von 110 beim Führen eines Kfzs verletzten Personen (29 Frauen, 12% THC-Nachweis) wurde mit 816 bei Verkehrskontrollen untersuchten unauffälligen Fahrern (214 Frauen, 6% THC-Nachweis) erfasst. Toxikologische Untersuchung von Urin und Serum.	N=926	Ein nicht signifikanter Odds Ratio von 1.22 für den toxikologischen Cannabisnachweis wurde errechnet: Cannabis allein erhöht das Risiko für verkehrsunfallbedingte Verletzungen nicht.	Altersmittelwerte nicht berichtet, jedoch vergleichbare Altersverteilung in Untersuchungs- und Kontrollgruppe. Siehe auch (12).
(12) Mathijssen et al. (2002) *Evidenzlevel K III a*	Die Studie ist eine umfangreichere holländische Publikation der Daten von Studie (11).	N=926	Siehe Studie (11).	Zusätzliche Informationen: 1029 Kontrollen wurden untersucht, aber 20.7% verweigerten die Blut-/Urin-Kontrollen. Movig et al. (2004) liest sich, als wäre jeweils Serum und Urin untersucht worden. Hier steht allerdings, dass entweder Blut oder Urin untersucht worden sei: Untersuchungsgruppe

Studie	Methoden/Design	N	Hauptbefunde	Limitationen
				39.1% nur Urin, Kontrollgruppe 84.8% nur Urin.
(13) Alberty et al. (2000) *Evidenzlevel* K III b	71 autofahrende Personen nach drogenbezogener Behandlung (14 Frauen, 94.7% CK im letzten Monat, im Mittel 19.74 Tage) wurden hinsichtlich ihres Drogenkonsums, ihres Fahrens unter Drogeneinfluss sowie ihrer Unfallhäufigkeit befragt.	N=71	58 Personen (81.7%) geben an, unmittelbar nach Drogenkonsum ein Kfz zu bedienen. Von den 24, die mindestens einen Verkehrsunfall berichten konnten, gaben 15 die Beteiligung von Drogen an.	Das Alter der autofahrenden Teilstichprobe wird nicht benannt. Angesichts der Vielfalt der unterschiedlichen konsumierten Drogen ist das Ergebnis nicht interpretierbar.
(14) Everett et al. (1999) *Evidenzlevel* K III b	Fragebogenuntersuchung an repräsentativ ausgewählten 2847 Collegestudierenden zwischen 18 und 24 (52% Frauen). Der Fragebogen enthält Items zum Drogenkonsum sowie zum Fahrverhalten.	N=2847	CK (aber auch Raucher und Konsumenten anderer Drogen) beschrieben signifikant riskanteres Fahrverhalten (alkoholisiertes Fahren, Fahren ohne Gurte).	Die Untersuchung ist wohl eher hinsichtlich des Effekts von Risikobereitschaft auf Substanzkonsum zu interpretieren.

Anmerkungen. LS = Longitudinalstudie, CK = Cannabiskonsum, UG = Untersuchungsgruppe mit CK, KG = Kontrollgruppe, M = Mittelwert, n.s. = nicht signifikant.

4 Integrierende Diskussion der Befunde

4.1 Einleitung

In Abschnitt 2.3 dieser Expertise konnte gezeigt werden, dass die Zahl wissenschaftlicher Publikationen zu Cannabis und Cannabinoiden seit 1996 erheblich gestiegen ist und das überproportional im Verhältnis zum Anstieg der Gesamtforschung weltweit. Als Entscheidungsbasis hinsichtlich der potenziellen Risiken des Cannabiskonsums ist die vom Bundesgesundheitsministerium beauftragte Expertise von Kleiber und Kovar (1998) immer noch bedeutsam. Sie kann allerdings nur den Forschungsstand bis Frühjahr 1996 beschreiben. Sind die in der Expertise von Kleiber und Kovar (1998) getroffenen Bewertungen hinsichtlich der Risiken des Cannabiskonsums auf der Basis neuerer Forschung zu revidieren oder zu ergänzen?

Das Bundesgesundheitsministerium hat die Autoren der vorliegenden Expertise damit beauftragt, auf der Basis eines Systematischen Reviews der Forschungsarbeiten, die zu organmedizinischen, psychischen und psychosozialen sowie neurokognitiven Beeinträchtigungen im Zusammenhang mit Cannabiskonsum im Untersuchungszeitraum zwischen Frühjahr 1996 und Frühjahr 2006 erschienen sind, mögliche Revisionen oder Ergänzungen zur Expertise von Kleiber und Kovar (1998) zu erarbeiten.

Wie im Kapitel 2 detailliert beschrieben, wurde aus 7670 identifizierten Publikationen in einem zweistufigen kriteriengestützten Evaluationsprozess ein Kerndatensatz von 246 Studien dokumentiert. Während in der ersten Stufe des Prozesses ausschließlich Relevanzkriterien entscheidend waren, wurden in der zweiten Stufe auch drei methodische Minimalkriterien überprüft: Wurde eine valide und reliabel festgestellte Beeinträchtigung im Zusammenhang mit Cannabiskonsum untersucht? Wurden für den Zusammenhang zwischen Cannabiskonsum und Beeinträchtigung in größeren Stichproben statistische Methoden eingesetzt? Ist der Einfluss von Cannabiskonsum hinreichend von Effekten anderer konsumierter Substanzen unterscheidbar?

Strengere methodische Einschlusskriterien sind vorstellbar (toxikologische Validierung von Substanzkonsum bzw. -abstinenz, Angemessenheit der statistischen Methoden, adäquate Stichprobengröße hinsichtlich des zu erwartenden Effektes etc.). Sie wurden jedoch bei der Auswahl des Kerndatensatzes des Systematischen Reviews nicht angewendet, da der Kerndatensatz ansonsten um eine erhebliche Anzahl von Studien reduziert worden wäre, die trotz methodischer Schwächen interpretierbar sind.

Sind statistische Zusammenhänge zwischen Beeinträchtigungen und Cannabiskonsum in Studien festgestellt worden, ist der Cannabiskonsum damit noch nicht notwendigerweise als kausaler Faktor identifiziert. Hinsichtlich kausaler Fragestellungen ist das Studiendesign für den resultierenden Erkenntnisgewinn von entscheidender Bedeutung. Daher wurden für die Bewertung der Studien im Ergebnisteil zwei Evidenzklassen unterschieden. Von höherer Evidenz für kausale Fragestellungen sind randomisierte kontrollierte Studien und Längsschnittstudien. Von niedrigerer Evidenz sind Fall-Kontroll-Studien, Querschnittstudien und Fallberichte. Diese grobe Einteilung hat den Vorteil einer guten Nachvollziehbarkeit.

Nachdem die Ergebnisse des Systematischen Reviews in Kapitel 3 beschrieben sind, werden in diesem Kapitel die Ergebnisse in den Zusammenhang bisheriger Forschung gestellt. Dazu werden die Ergebnisse des Systematischen Reviews mit weiteren deutsch- oder englischsprachigen Cannabis-Expertisen verglichen, die seit 1996 erschienen sind. Unter „Cannabis-Expertise" wird in diesem Zusammenhang jede Publikation einer öffentlichen Institution eines Staates verstanden, die den Forschungsstand zu Beeinträchtigungen im Zusammenhang mit Cannabiskonsum oder THC-Einnahme auf wissenschaftlicher Basis zusammenfassend bewertet. Jeweils am Ende der Abschnitte der Diskussion wird der Erkenntnisstand dieser Expertisen tabellarisch berichtet.

Danach wird die Frage beantwortet, ob und inwiefern die in der Expertise von Kleiber und Kovar (1998) getroffenen Bewertungen hinsichtlich der Risiken des Cannabiskonsums auf der Basis neuerer Forschung zu revidieren oder zu ergänzen sind. Dazu folgt im letzten Abschnitt dieses Kapitels eine tabellarische Gegenüberstellung der Erkenntnisse aus Kleiber und Kovar (1998) und der Erkenntnisse dieses Systematischen Reviews. Nach einer Aufstellung der wichtigsten Forschungsbedarfe wird das Kapitel mit einem Ausblick abgeschlossen.

4.2 Auswirkungen des Cannabiskonsums auf den Körper

Zum einen hat die Forschung zum menschlichen Endocannabinoidsystem erheblich zugenommen, zum anderen ist auch eine Vielzahl neuer Fragen aufgeworfen worden. Immerhin kann auf dem jetzigen Stand bereits ausgesagt werden, dass das Endocannabinoidsystem auf zellulärer Ebene und auf der Ebene von Organsystemen eine feinregulatorische und körperliche Gleichgewichte stabilisierende Rolle erfüllt. In nahezu allen Organsystemen, in denen bisher nach der RNA von Cannabinoidrezeptoren gesucht wurde, wurde sie auch gefunden. Wenn aber Cannabinoidrezeptoren über den gesamten Körper verbreitet sind und wenn THC zumindest in seiner pharmakologisch aktiven Phase die Wirkung körpereigener Cannabinoide stört, müsste chronischer Cannabiskonsum auch langfristige körperliche Effekte verursachen, da eine körperliche Anpassung an den beständigen Störprozess zu erwarten ist.

Im Übrigen ergeben die auf körperliche Risiken des Cannabiskonsums bezogenen Publikationen des Untersuchungszeitraumes 1996-2006 überraschend wenig neue Befunde im Vergleich zum Stand 1996, die hier in der Folge zusammengefasst und mit den Ergebnissen von zehn weiteren Cannabis-Expertisen verglichen werden, die seit 1996 erschienen sind. Die themenrelevanten Aussagen der Expertisen sind in *Tabelle 29* zusammengefasst, die am Ende dieses Kapitels folgt. Die Expertisen sind nach dem Erscheinungsjahr absteigend durchnummeriert und werden im Text mit ihrer in *Tabelle 29* zu findenden Kennziffer angesprochen.

Bezüglich der respiratorischen Auswirkungen des Cannabiskonsums ist deutlich zwischen den Effekten der Verbrennung von Cannabis in Verbindung mit der Inhalation der Verbrennungsprodukte und der pharmakologischen Wirkung von THC zu unterscheiden. Diese Unterscheidung ist besonders hinsichtlich der respiratorischen Risiken und der Beurteilung der Karzinogenität wichtig. Das „National Toxicology Program" der USA hat 1996 eine umfangreiche Serie von tierexperimentellen Studien durchgeführt, deren einheitliche Befunde der Annahme einer Karzinogenität von THC als Wirkstoff deutlich widersprechen (National Toxicity Program, 1996, S. 7). Auf dem derzeitigen Stand der Forschung zeigt der Wirkstoff THC keine karzinogenen sondern im Gegenteil sogar antiproliferative Effekte, so dass Cannabinoide als mögliche Medikamente gegen Krebs diskutiert werden (vgl. Guzmán, 2005, S. 637) – allerdings ist ihr Einsatz vermutlich nicht in näherer Zukunft zu erwarten.

Das Rauchen von Cannabis dagegen ist in seiner karzinogenen Wirkung weitgehend dem Zigarettenkonsum vergleichbar. So ist das Cannabisrauchen auch als kausaler Faktor für die Entwicklung von Tumoren zu sehen, die üblicherweise mit dem Tabakkonsum in Zusammenhang stehen. Es weist auch weitgehend die gleichen respiratorischen Symptomentwicklungen (u.a. Kurzatmigkeit, Brustenge, Sputumproduktion) auf. In dieser Auffassung ist prinzipielle Übereinstimmung der zehn Experten mit der vorliegenden festzustellen. Die Experten (3), (6) und (7) weisen über den festgestellten Befund hinaus darauf hin, dass Cannabis im Tierexperiment unabhängig vom Tabak die Immunantwort des respiratorischen Systems schwächen würde. Mit Expertise (9) ist allerdings darauf hinzuweisen, dass dieser Effekt am Menschen noch nicht hinreichend belegt ist (vergleiche weiter unten die Ausführungen zum Immunsystem).

Eine Cannabis-Expertise der Weltgesundheitsorganisation (WHO) (10) stellte 1997 fest, dass die kardiovaskulären Folgen des Cannabiskonsums in der zukünftigen epidemiologischen Forschung mit Priorität zu untersuchen wären (WHO, 1997, S. 31). Im Speziellen wurden umfangreiche Fall-Kontroll-Studien zur Risikoabschätzung gefordert, von denen aber innerhalb von zehn Jahren nur eine einzige vorgelegt wurde. Diese Studie belegt ein erhöhtes Risiko, im Verlauf der ersten Stunde nach dem Rauchen von Marihuana einen Herzinfarkt zu erleiden. Akuter Cannabiskonsum stellt eine Beanspruchung des Herz-Kreislaufsystems dar, die sich für kardial vorbelastete Personen als Überbeanspruchung mit lebensbedrohlichen Folgen auswirken kann. Die Beurteilung des Risikos wird dadurch kompliziert, dass die Akutwirkung biphasisch mit Kreislaufstimulierung in niedrigen und -dämpfung in hohen THC-Dosen zu sein scheint (Musty, 2005, S. 143f.; Viveros et al., 2005, S. 334). Zudem ist bei regelmäßigen Marihuanakonsumenten eine Toleranzbildung zu bedenken. Ob ein erhöhtes kardiovaskuläres Risiko über einen Personenkreis mit bestehender Vorschädigung hinaus angenommen werden kann, bedarf weiterer Untersuchungen. Bei der Stichprobenzusammensetzung dieser zukünftigen Fall-Kontroll-Studien ist insbesondere auf eine bezüglich des Geschlechts ausgewogene Verteilung zu achten. Für die bezüglich der kardiovaskulären Risiken getroffenen Feststellungen besteht Übereinstimmung mit allen Experten, die zu diesem Aspekt der Cannabiseffekte Stellungnahmen abgeben (3), (4), (6), (8), (9), (10).

Hinsichtlich der Auswirkungen von Cannabis auf das Immunsystem ist festzustellen, dass der tierexperimentelle Befund einer Schwächung des Immunsystems bisher durch Studien am Menschen kaum unterstützt werden konnte. Alle Studien ohne Befund einer Beeinträchtigung des Immunsystems entstammen dem Kontext mit oral verabreichtem THC behandelter Patientengruppen (HIV-Infizierte/Patienten mit Multipler Sklerose). Eine Fall-Kontroll-Studie belegte an Zellproben aus der Lunge eine reduzierte Zelltötung und Phagozytose sowie Zytokinproduktion der Alveolarmakrophagen von Cannabisrauchern im Vergleich zu Tabakkonsumenten und abstinenten Kontrollen. Dieser Befund einer Cannabis-induzierten Schwächung der Immunabwehr der Lungenschleimhaut hinsichtlich bakterieller Infektionen und der Entwicklung von Tumoren bedarf zusätzlicher Studien. Auf der Basis des aktuellen Forschungsstandes ist eine immunsuppressive Wirkung von Cannabis am Menschen nicht hinreichend belegt. Der Widerspruch zur tierexperimentellen Forschung bleibt allerdings erklärungsbedürftig, so dass weitere Untersuchungen an größeren Stichproben benötigt werden. Diese Auffassung befindet sich in Übereinstimmung mit den Expertisen (1), (3), (4), (9) und (10). Die Expertisen (2), (6) und (7) nehmen immunsuppressive Wirkungen von Cannabis an, begründen allerdings ausschließlich auf der Basis tierexperimenteller oder In-vitro-Befunde.

Die Auswirkungen des Cannabiskonsums auf die menschliche Fortpflanzung und die hormonellen Systeme wurden im Untersuchungszeitraum nicht durch Humanstudien bereichert. Eine in vitro beobachtete THC-induzierte Verminderung der Beweglichkeit menschlicher Spermien (Whan et al., 2006) kann als Beleg einer reduzierten Fruchtbarkeit des männlichen Cannabiskonsumenten in den Forschungsstand aufgenommen werden. Die Expertisen (1), (6), (9) und (10) gehen von zumindest vorübergehenden Effekten des Cannabiskonsums auf die Fertilität bei beiden Geschlechtern aus (z.B. reduzierte Spermienzahl, Beeinträchtigung der Ovulation und Menstruation). Die Expertisen (3), (4) und (10) halten den Forschungsstand für zu schwach und ergänzungsbedürftig.

Die Auswirkungen des Cannabiskonsum in der Schwangerschaft bedürfen einer besonders vorsichtigen Bewertung, da sich ein primär selbstschädigendes Verhalten wie Cannabiskonsum durch seine Fortsetzung in der Schwangerschaft auch als fremdschädigendes Verhalten auswirken kann. Angesichts der bereits in Kapitel 1.1.2 festgestellten Zunahme des Cannabiskonsums unter jungen Erwachsenen dürfte auch die Prävalenz des Cannabiskonsums bei Schwangeren erhöht sein. Williamson et al. (2006) analysierten die Stuhlproben (Meconium) von 400 neugeborenen Kindern in Dundee/Schottland. Es hatten 12.2% von 400 Neugeborenen positive Befunde für Cannabinoide, was einen Cannabiskonsum der Mütter selbst noch im letzten Trimester der Schwangerschaft belegt.

Untersuchungen zu den Auswirkungen mütterlichen Cannabiskonsums auf Körpergröße oder -gewicht bzw. vergleichbare Parameter des körperlichen Entwicklungszustandes der Neugeborenen kamen zu widersprüchlichen Befunden, die keine eindeutigen Aussagen zulassen. Eine Studie berichtet über eine signifikante Risikoerhöhung bezüglich des Plötzlichen Kindstodes (SIDS), die etwa dem des Tabakkonsums während der Schwangerschaft entspricht. Dieser Zusammenhang bedarf allerdings weiterer Untersuchungen. Zu den Einflüssen mütterlichen Cannabiskonsums auf die körperliche Kindesentwicklung äußern sich die Expertisen (3), (4), (6), (7), (8), (9) und (10) mit Hinweis auf eine unzureichende Befundlage vorsichtig derart, dass sie Schädigungen im Embryonal- bzw. Fetalstadium bzw. ein geringeres Geburtsgewicht (3), (6), (7), (8), (9), (10) durch mütterlichen Cannabiskonsum für wahrscheinlich halten. Dieser Mehrheit kann sich die vorliegende Expertise anschließen. Studie (1) ist der Auffassung, dass für Cannabis kein reproduktionstoxischer Effekt belegt sei.

Tierexperimentell konnte eine bedeutsame funktionelle Rolle des Endocannabinoidsystems bei der frühen Hirnentwicklung belegt werden (Ramos, 2005). Die Schwangerschaft ist für THC-Auswirkungen eine besonders kritische sensitive Phase (Bernard et al., 2005, S. 9393) und es sind durch THC-Aktivität erhebliche Konsequenzen für die Hirnentwicklung zu erwarten (S. 9388). Mit Ausnahme einer Studie, die im Zusammenhang mit mütterlichem Cannabiskonsum Veränderungen des dopaminergen Systems in Gehirnen von Föten nach Abort feststellte, fehlen Befunde zur frühen menschlichen Gehirnentwicklung. Die frühesten neuropsychologischen Studien an Kindern mit mütterlichem Cannabiskonsum liegen aus dem vierten Lebensjahr vor (Noland et al., 2003, 2005). Es werden keine Beeinträchtigungen berichtet, allerdings ist in einem so frühen Alter eine valide neuropsychologische Diagnostik nur sehr eingeschränkt möglich. Zwei gut dokumentierte Langzeitstudien haben Kinder im Alter zwischen 9 und 12 Jahren untersucht (Fried et al., 1997, 1998; Fried & Watkinson, 2000; Goldschmidt et al., 2000, 2004; Gray et al., 2005; Richardson et al., 2002). Die Befunde sind uneinheitlich und schwach. Allein eine Studie, die statt neuropsychologischen eher schulische Leistungsparameter erfasste, konnte deutlichere Leistungsminderungen bei Kindern schwer Cannabis konsumierender Mütter belegen (Goldschmidt et al., 2004). Untersuchungen im Alter zwischen 13 und 16 Jahren (Fried et al., 2003; Fried & Watkinson, 2001) stellten schwache Minderungen der Daueraufmerksamkeit bei Kindern schwer Cannabis konsumierender Mütter fest. Obwohl gleiche Stichproben in unterschiedlichem Alter untersucht wurden, konnte kein bedeutsamer auf die Leistung oder psychische Befindlichkeit bezogener Effekt aufgezeigt werden, der sich relativ kontinuierlich über mehrere Untersuchungszeitpunkte hinweg gezeigt hätte. Die Expertisen (2), (7), (9), (10) nehmen kognitive Schäden der Kinder durch mütterlichen Cannabiskonsum an oder halten sie für möglich (9). Die vorliegende Expertise hält die Evidenz für kognitive oder psychopathologische Langzeiteffekte des mütterlichen Cannabiskonsums aus den vorliegenden Humanstudien zwar bisher für schwach, weist aber auch auf die geringe Anzahl an bisher untersuchten Stichproben und methodische Limitationen der Studien hin.

Tabelle 29. Körperliche Effekte des Cannabiskonsums nach den Informationen von nach 1996 erschienen Cannabisexpertisen, aufgeteilt in akute und Langzeiteffekte

Expertise	Staat	Vertretene Auffassung
(1) Royal College of Physicians (2005)	England	AKUT: THC kann in die Reproduktion involvierte Hormone und den Menstruationszyklus reversibel (S. 23) beeinflussen sowie die Spermienzahl vorübergehend senken (S. 22).
		LANGZEIT: Cannabisrauchen kann präkanzeröse Läsionen in der Lunge erzeugen. Ein erhöhtes Lungenkrebsrisiko ist anzunehmen, allerdings nicht nachgewiesen (S. 22). Es gibt keine Evidenz dafür,

Expertise	Staat	Vertretene Auffassung
		dass Cannabiskonsum menschliche Föten schädigt (S. 22) oder das Immunsystem beeinträchtigt (S. 23).
(2) NIDA (2005)	USA	AKUT: Das Immunsystem wird beeinträchtigt (S. 5). Nach Marihuanarauchen besteht vorübergehend ein erhöhtes Herzinfarktrisiko.
		LANGZEIT: Respiratorische Probleme wie bei Zigarettenrauchern (Husten, Sputumproduktion, akute bronchopulmonale Erkrankungen, Obstruktion der Atemwege) (S. 4). Marihuanarauchen erhöht das Risiko für Krebserkrankungen der Lunge und anderer Teile des Respirationstrakts (S. 4). Cannabiskonsum in der Schwangerschaft kann die spätere kognitive Leistungsfähigkeit der Kinder beeinträchtigen (S. 5).
(3) Ministry Belgium (2002)	Belgien Frankreich Deutschland Niederlande Schweiz	AKUT: Erhöhte Herzfrequenz, Blutdrucksteigerung, Appetitanregung, verminderter Muskeltonus (S. 45).
		LANGZEIT: Magen/Darm: Die Magenmotilität sinkt CB1-Rezeptor vermittelt, da glatte Muskelmasse abnimmt. Mögliche Folge ist Obstipation. Antiemetische und appetitsteigernde Wirkung. Endokrin: Mehrere Ovarialhormone vermindert sezerniert, ACTH-Ausschüttung steigt, was nur bei Tieren klinische Relevanz erreicht. Keine Beeinflussung des menschlichen Reproduktionssystems und der Fertilität bekannt. Kardiovaskulär: katecholvermittelte Frequenzsteigerung, Gefäßtonuserhöhung, dann Toleranzentwicklung und durch Adaption des Parasympathikus entgegengesetzte Wirkung mit orthostatischer Hypotension. Kardial vorbelastete Personen besonders gefährdet. Respirationstrakt: Histologische Veränderungen, chronische Entzündung, Fibrose, Symptome chronischer Bronchitis sind erwiesen, zu großem Teil jedoch dem parallel konsumierten Tabak zuzuschreiben. Außerdem bronchodilatativ, Begünstigung der Teeraufnahme. Aktivität alveolärer Makrophagen gehemmt. Immunsystem: Einfluss unklar. In vitro Hemmung der Aktivität vieler Immunzellen, allerdings lymphozytäre Antikörperproduktion erhöht. Effekt kann nicht sicher der THC-CB-Rezeptor-Interaktion zugeschrieben werden. Schwangerschaft: THC ist placentagängig und wirkt im Tierversuch in hohen Dosen teratogen und toxisch. Anreicherung in der Muttermilch. Minderung des Geburtsgewichtes, aber nicht so stark wie durch Tabak. Wegen vieler Interferenzen schwierig zu beurteilen (S. 45ff.).
(4) Senate Canada (2002)	Kanada	AKUT: Herzfrequenz, Auswurfvolumen und zerebraler Blutfluss erhöht, was die Entwicklung von Herzerkrankungen begünstigt. Risiko eines Myokardinfarktes in den ersten Stunden post inhalationem deutlich erhöht. Hypotension im Liegen. Effekte dosisabhängig. Bronchodilatation 60min. nach Konsum, Bindehautrötung, Mundtrockenheit, Hypoglykämie und Hunger, antiemetisch, antidiarrhoisch, antidiuretisch (S. 139ff.).
		LANGZEIT: Karzinogene Wirkung im Respirationstrakt wegen hohem Benzpyrengehalt, Hemmung der Alveolarmakrophagenaktivität und Begünstigung bakterieller Lungeninfektionen. Über die Beeinträchtigung der Lungenfunktion besteht kein Konsens. Erhöhung der Inzidenz von Präkanzerosen, vermehrte maligne Tumoren konnten aber nicht nachgewiesen werden. Intensiver Konsum hat einen vergleichbaren karzinogenen Effekt wie Tabakrauchen. Keine einheitliche Datenlage zu Einflüssen auf das Immunsystem, manche ohnehin

Expertise	Staat	Vertretene Auffassung
		nur minimal und nur experimentell nachweisbar. Diese Effekte sind sehr heterogen und dosisabhängig. In Tierstudien negative Wirkung auf das endokrine Reproduktionssystem. Humanstudien liefern widersprüchliche Ergebnisse, die meist nicht klinisch relevant sind. Obwohl Cannabinoide plazentagängig sind, ist der Effekt auf den Föten nicht ausreichend erforscht, weil weitere Einflussfaktoren kaum zu beurteilen sind. Bei gelegentlichem Konsum konnte kein Effekt nachgewiesen werden, es besteht aber Grund zur Annahme von Kindesschädigung und Missbildung. Bei kardiovaskulär erkrankten Personen kann THC zu Komplikationen führen. In bestimmten Dosen kann es die Herzfrequenz senken (S. 143ff.).
(5) Rickard (2001)	Australien	LANGZEIT: Verdacht auf Lungenfunktionsstörungen und Lungenerkrankungen (Emphysem), Bronchitis), Tumore des Mund und Rachenraumes (S. 10).
(6) House of Commons (2000)	Großbritannien	AKUT: Erhöhung der Herzfrequenz, niedriger Blutdruck, gerötete Augen, Mundtrockenheit, Schwindel. Effekte auf das kardiovaskuläre System können für vorbelastete Personen mit Risiken verbunden sein (S. 24f.). LANGZEIT: Cannabisraucher leiden öfter an Lungenerkrankungen wie Husten, Bronchitis und Asthma. Da Cannabis nach Verbrennung vergleichbare Inhaltsstoffe wie Tabak aufweist, ist in nächster Zeit der Nachweis einer karzinogenen Wirkung auf die Lunge zu erwarten. Präkanzerosen und eine Schwächung der Immunabwehr bezüglich Tumorzellen kommen gehäuft vor. Ein schädlicher Effekt auf die Reproduktion und Fertilität ist nicht bewiesen, Cannabis vermindert aber die Spermatogenese. Durch Cannabiskonsum in der Schwangerschaft (wie durch Tabakrauch) ist das Geburtsgewicht gemindert, was auf die Inhalation von Kohlenmonoxid und dadurch verminderte Blutsauerstoffsättigung zurückzuführen ist. Fetale Missbildungen und Schäden sind nicht ausgeschlossen (S. 29f.).
(7) EKDF (1999)	Schweiz	AKUT: Rötung der Konjunktiven (Augenbindehaut), Erniedrigung der Körpertemperatur, Mundtrockenheit, Hunger, leichte Erhöhung der Herzfrequenz, orthostatische Hypotension und Hypertonie im Liegen werden nach Cannabiskonsum beobachtet. Die akute Toxizität ist gering. LANGZEIT: Cannabis enthält lungenreizende und karzinogene Stoffe und verursacht bei starkem Konsum Bronchialreizungen, Bronchialentzündungen und Schleimhautveränderungen. Die Makrophagen- und Cilienaktivität ist vermindert. Ein erhöhtes Krebsrisiko ist zu vermuten, aber schwer gegen die Effekte des Tabaks abzugrenzen. Bei Marihuanarauchern werden vermehrt chromosomale Aberrationen beobachtet, die im klinischen Versuch reversibel sind. Bezüglich der Wirkung auf die ungeborenen Föten besteht kein Konsens. Eine kürzere Schwangerschaftsdauer, ein niedrigeres Geburtsgewicht sowie protrahierte Geburten und Missbildungen sind belegt. Eine Beeinträchtigung der späteren kognitiven Leistungen des Kindes ist nicht auszuschließen (S. 29f.).
(8) House of Lords (1998)	Großbritannien	AKUT: Akute Toxizität ist gering. Erhöhte Herzfrequenz und Hypotonus stellen ein Risiko für kardiovaskulär vorgeschädigte Personen dar (4.3, 4.4). LANGZEIT: Beeinträchtigung der Sexualhormone im Tierversuch, jedoch beim Menschen genauso wenig nachzuweisen wie Chromo-

Expertise	Staat	Vertretene Auffassung
		somenaberrationen und Gendefekte. Starker Konsum in der Schwangerschaft führt zu verkürzter Gestationsdauer, niedrigerem Geburtsgewicht, verursacht durch die kohlenmonoxidbedingt erniedrigte Sauerstoffbindungskapazität des Hämoglobins. Effekte ähnlich wie bei Tabakrauchen. Vor Missbildungen durch Cannabis wird gewarnt, auch wenn noch kein Nachweis erbracht wurde. Im Cannabisrauch sind hohe Mengen von Toxinen und Karzinogenen sowie Kohlenmonoxid enthalten. Die Wirkungen sind kaum von denen des Tabaks abzugrenzen, da oft zusammen konsumiert. Vermehrte Lungenerkrankungen wie Husten, Bronchitis, Asthma und Entzündungen. Erhöhtes Krebsrisiko analog zum Tabak ist anzunehmen. Erhöhte Inzidenz von malignen Tumoren des Mund/Rachenraumes wurde beobachtet, noch konnte aber kein signifikanter Zusammenhang bewiesen werden (4.15-4.18).
(9) Kleiber und Kovar (1998)	Deutschland	AKUT: Cannabis bewirkt eine Erhöhung der Herzfrequenz, Rötung der Konjunktiven, Hyperglykämie. Der Blutdruck bleibt unverändert, in hohen Dosen orthostatische Hypotonie mit Schwindel. Außerdem Mundtrockenheit, Reizhusten, Kopfschmerzen, Übelkeit, Erbrechen. Die akute Toxizität ist gering (S. 54). LANGZEIT: Sympathikusvermittelte Tachykardie, Hypertonie im Liegen, orthostatische Hypotonie im Stehen. Diesbezüglich Toleranzentwicklung bei chronischem Konsum, dann gegensätzliche Wirkung. Personen mit koronarer Herzerkrankung und Angina Pectoris sind dadurch infarktgefährdet. Pulmonale Wirkungen ähneln denen von Tabak und sind schwer dagegen abzugrenzen. Bronchitis, Schleimhautentzündungen, Präkanzerosen sowie die Entwicklung einer Obstruktion. Außerdem sind Hyperreagibilität und eingeschränkte Lungenfunktion Folgen des Cannabisrauchens. THC wirkt bronchodilatatorisch und erhöht das Risiko einer Lungenaspergillose bei immundefizienten Personen. Der Augeninnendruck sinkt. Eine Hemmung der Aktivität immunkompetenter Zellen sowie Begünstigung opportunistische Infektionen und Malignome ist im Tierversuch gut belegt, konnte jedoch bei Menschen noch nicht mit einer klinischen Relevanz nachgewiesen werden. Zusammensetzung von Cannabisrauch ähnelt der von Tabak und erhöht das Risiko für Lungen- und Bronchialkrebs sowie das Risiko für maligne Tumoren des Mund/Rachenraumes. Synergistischer Effekt mit Tabak wird diskutiert. Über eine Häufung von Leukämien bei während der Schwangerschaft mit Cannabis belasteter Kinder wird berichtet. Unter bestimmten Umständen können THC und CBN in vitro und im Tierversuch tumorhemmend wirken. In vitro können hohe Dosen THC, CBD und THC antibakteriell gegenüber Staphylokokken und Streptokokken, sowie antiviral gegen den Herpes-simplex-Virus wirken. Ein therapeutischer Einsatz ist aber nicht zu empfehlen. Über den Effekt auf Hypophysenhormone liegen uneinheitliche Studien vor. Sie sollen wie auch Sexualhormone vermindert ausgeschüttet werden. Des weiteren sind die Spermatogenese, die Ovulation, der Menstruationszyklus und die sexuelle Funktion beeinträchtigt. Toleranzentwicklung gegenüber den Zyklusstörungen wurde im Tierversuch beobachtet. Cannabinoide sind muttermilch- und plazentagängig. Teratogene Effekte konnten nicht bestätigt werden. Kausal ist aber der Zusammenhang mit verkürzter Gestationsdauer und vermindertem Geburtsgewicht. Spätere neurokognitive und neuropsychologische Defizite der Kinder wurden beobachtet, müssen jedoch angesichts der vielen anderen Einflussfaktoren differenziert betrachtet werden (S. 54f.).

Expertise	Staat	Vertretene Auffassung
(10) WHO (1997)	WHO	LANGZEIT: Chronisch obstruktive Bronchitis, Husten, Lungenfunktionsminderung, chronische Entzündung, Fibrose, Alveolarzellhypoplasie, Metaplasien, Verminderung der T-Zellzahl, erhöhtes Risiko für Plattenepithelkarzinome werden im Zusammenhang mit Cannabisrauchen beschrieben. Mehrheitlich kein additiver Effekt von Cannabis und Tabak. Hemmung der Alveolarmakrophagenaktivität begünstigt pulmonale Infekte. Über Fälle von Lungenkrebs wurde berichtet. Hypophysen- und Sexualhormone können durch Cannabis beeinflusst werden, Ergebnisse sind aber unklar. Zum Teil zeigte sich kein Effekt. Zyklusstörungen unter Cannabis sind belegt. Geschlechtsorgane wie Hoden, Nebenhoden, Prostata und Ovarien atrophieren, während das Gewicht der Hypophyse zunimmt. Oxytocin- und Thyroxinausschüttung im Tierversuch vermindert. Beeinträchtigung des Föten während der Schwangerschaft schwierig zu belegen, da weitere schädigende Faktoren wie Alkohol und Tabak nicht auszuschließen sind. Milchproduktion kann gestört sein, ebenso wie die Entwicklung des Kindes mit kleinerer Körpergröße und geringerem Geburtsgewicht. Gestationszeit verkürzt. Einige Studien deuten auf eine vermehrte Anfälligkeit der Kinder für maligne Erkrankungen hin. Neurokognitive und psychologische Defizite als Folgen des mütterlichen Cannabiskonsums während der Schwangerschaft sind wahrscheinlich. Die Mutagenität der Cannabinoide wird kontrovers diskutiert, während die Interferenz mit dem Zellzyklus nachgewiesen ist. Im Tierversuch war die Bildung von Mikrotubuli und Mikrofilamenten (wichtig für das Zellskelett) gestört. Cannabinoide wirken als Immunmodulatoren, obwohl das Immunsystem eine hohe Resistenz aufweist. Einige Studien zeigen Hemmung der Immunkompetenz. Effekte sind jedoch heterogen und betreffen viele verschiedene Komponenten. Am Herzen tachykarde Wirkung, erhöhtes Auswurfvolumen, erst Hyper-, dann Hypotonie. Kardiovaskuläre Effekte ähneln denen von Tabak. Vorgeschädigte Patienten sind besonders gefährdet. Auch antiemetisch und wirksam gegen Übelkeit (S. 20ff.).

4.3 Auswirkungen des Cannabiskonsums auf das psychische und psychosoziale Befinden

Die in diesem Abschnitt zusammengefassten und diskutierten Ergebnisse folgen der Reihenfolge des Ergebnisteils dieser Expertise (Cannabis als Einstiegsdroge?/Cannabisabhängigkeit/Cannabis und schizophrene Psychosen/Cannabis und weitere psychische Störungen [Ängstlichkeit, Depression etc.]/Psychosoziale Auswirkungen des Cannabiskonsums [Motivation, Schulabschlüsse, beruflicher Erfolg]). Nacheinander werden die aus den im Ergebnisteil untersuchten Studien aus dem Zeitraum 1996 – 2006 gewonnenen neuen Erkenntnisse zusammengefasst und mit den Ergebnissen von zehn weiteren Cannabis-Expertisen verglichen, die seit 1996 erschienen sind. Die themenrelevanten Aussagen der Expertisen sind in *Tabelle 30* zusammengefasst, die am Ende dieses Kapitels folgt. Die Expertisen sind nach dem Erscheinungsjahr absteigend durchnummeriert und werden im Text mit ihrer in *Tabelle 30* zu findenden Kennziffer angesprochen.

Einer der robustesten Effekte in wissenschaftlichen Untersuchungen zum Drogenmissbrauch bezieht sich auf die Reihenfolge des Erstkonsums unterschiedlicher Drogen: Konsumenten von Heroin, Kokain oder Ecstasy haben ihren Substanzkonsum mit alkoholischen Getränken und Zigaretten begonnen und als erste illegale Droge Cannabis konsumiert, bevor sie weitere illegale Drogen probiert haben. Andere Reihenfolgen der Konsumentwicklung sind stets eher die Ausnahme. Es ist relativ leicht erklärbar, wie Erfahrungen mit Alkohol und Nikotin den Konsum von Cannabis begünstigen können. Nur wer Rauch ohne zu husten inhalieren kann, wird Cannabis rauchen können. Am Alkoholrausch können Erfahrungen der Beherrschbarkeit und Akzeptanz von kognitiven und emotionalen Rauschwirkungen gemacht werden (BZgA, 2004, S. 42). Warum Cannabis allerdings in der Regel die erste der konsumierten illegalen Drogen ist, bleibt unklar. Wenn nur einfach die am ungefährlichsten eingeschätzte illegale Droge zunächst probiert wird, stellt sich die Frage, warum die Risikoeinschätzung für die Wahl der auf Cannabis folgenden Drogen nicht mehr bestimmt ist.

Denise Kandel (1975) formulierte die sogenannte „Gateway-Hypothese" des Drogenmissbrauchs (vgl. Hall, 2006; Kandel et al., 2006). Kandel beschrieb ursprünglich die Entwicklungsschritte des Drogenmissbrauchs von den legalen bis zu den gefährlichsten illegalen Drogen. Innerhalb dieser Entwicklungsschritte habe auch Cannabis eine Gateway-Funktion: Cannabiskonsum bahne den Weg zu den weiteren illegalen Drogen. Ihr Gateway-Begriff wird häufig in Engführung auf Cannabis allein angewendet, um damit zu beschreiben, dass der Cannabiskonsum die Wahrscheinlichkeit für den Konsum anderer illegaler Drogen erhöhe.

Zur Fragestellung, warum Cannabiskonsum diesen Effekt auf den Konsum anderer illegaler Drogen hat, trägt der tierexperimentelle Forschungsstand bei. Dieser legt nahe, dass Cannabis die als angenehm erlebten Effekte anderer psychotroper Substanzen möglicherweise verstärkt. Versuchstiere, die im Experiment die Menge der zugeführten psychotropen Stoffe selbst kontrollieren können, erhöhen unter der Wirkung von THC und anderen Cannabinoiden die zugeführte Menge und senken sie unter dem Einfluss von CB1-Antagonisten (Parolaro et al., 2005). Diese Erkenntnisse lassen in Verbindung mit dem ansteigenden Wissensstand zu Interaktionen zwischen dem körperlichen Opioid-, Dopamin- sowie Endocannabinoidsystem erwarten, dass es in Zukunft möglicherweise einen pharmakologischen Beitrag zur Erklärung der Gateway-Hypothese geben mag. Ob und durch welchen genauen Mechanismus und in welcher Dosierung Cannabiskonsum möglicherweise für den Gebrauch anderer Drogen sensitivierende langfristige Hirnveränderungen (Hall, 2006, S. 107) verursachen kann, muss unter die viel versprechenden aber noch nicht hinreichend erforschten Hypothesen zurückgewiesen werden.

Viele der im Ergebnisteil zu dieser Frage untersuchten Studien zeichnen sich durch hohen Aufwand an Kontrolle konfundierender Merkmale und eine insgesamt hohe methodische Qualität und damit verbundene Evidenz aus. Es konnte ein geringer bis mittlerer Effekt des Cannabiskonsums auf den späteren Konsum weiterer illegaler Drogen festgestellt werden. Insbesondere die Langzeitstudie von Fergusson et al. (2006) zeigte deutlich erhöhte Risiken für späteren Konsum weiterer illegaler Drogen bei sorgfältiger Einbeziehung von Erstkonsumalter und konsumierter Dosis. Demnach erhöht insbesondere ein früher und regelmäßiger Konsum von Cannabis das Risiko für den späteren Konsum anderer illegaler Drogen deutlich, während späterer Konsum wesentlich geringere und schwache Risikoerhöhungen aufweist. In ähnlicher Richtung ist auch die Zwillingsstudie von Lynskey et al. (2003) zu interpretieren. Zukünftige Modelle, die auf eine kausale Erklärung des festgestellten Zusammenhanges zwischen Cannabiskonsum und dem Konsum weiterer Drogen hinarbeiten, sollten insbesondere den Einfluss frühen Konsums einbeziehen, wobei auch die biologische Basis einer möglichen besonderen Vulnerabilität Jugendlicher noch besser herauszuarbeiten ist. Die vorliegende Expertise kommt daher zu dem Schluss, dass die bisherige Evidenz weder dazu ausreicht, die Existenz eines kausalen Erklärungsansatzes für den sicheren Befund des Zusammenhangs zwischen Cannabiskonsum und späterem Konsum weiterer illegaler Drogen zurückzuweisen, noch irgendeinen der kausalen Erklärungsansätze anzunehmen. Es ist daher mit Expertise (2) festzustellen, dass früher Cannabiskonsum die Wahrscheinlichkeit späteren Drogenmissbrauchs erhöht. Mit Expertise (3) und (10) wird die Auffassung geteilt, dass die Gateway-Hypothese bisher nicht wissenschaftlich nachgewiesen werden konnte, allerdings ist sie auch nicht widerlegt worden, wie die Expertisen (5) und (6) aussagen. Eine präzisere Formulierung unter Differenzierung bezüglich des Konsumalters und vor allem unter Berücksichtigung von psychosozialen Mediatoren scheint erforderlich, wie die Befunde der Metaanalyse von Gorman und Derzon (2002) nahe legen. Im Gegensatz zu Expertise (9) wird der Zusammenhang von Cannabiskonsum und späterem Konsum weiterer illegaler Drogen insbesondere unter Berücksichtigung frühen Konsums nicht als schwach eingeschätzt.

Hinsichtlich der Thematik der Abhängigkeitserkrankungen im Zusammenhang mit Cannabiskonsum zeigt der Befund deutlich, dass durch Cannabiskonsum ein Abhängigkeitssyndrom entstehen kann und regelmäßig und keinesfalls selten auch Symptome einer körperlichen Abhängigkeit (Toleranzbildung, Entzugssymptome) ausgebildet werden. Entzugssymptome konnten auch durch Untersuchungen unter experimentellen Entzugsbedingungen überzeugend demonstriert werden, wobei die Abgegrenztheit, Intensität und der zeitliche Verlauf des Cannabisentzugssyndroms weiter zu untersuchen sind. Diese Auffassung entspricht den Expertisen (1) und (2). Die Expertise (4) hält Cannabisabhängigkeit eher für eine Gewöhnung an eine Substanz als für eine Abhängigkeitserkrankung. Die Expertisen (3), (5), (6), (7), (8), (9) und (10) halten auch körperliche Abhängigkeitssymptome für möglich, wenn auch für selten oder nicht nachgewiesen (10), was dem in der vorliegenden Expertise festgestelltem Befund widerspricht. Insbesondere ist der Auffassung entgegenzutreten, Cannabisabhängigkeit stelle aufgrund ihrer geringen Prävalenz kein Problem dar. In diesem Zusammenhang ist auf den in Kapitel 3.1.2 beschriebenen Anstieg der Behandlungszahlen bezüglich Cannabis-bezogener Störungen hinzuweisen. Zusätzlich ist mit Chen et al. (2005) darauf hinzuweisen, dass ein früher Konsum von Cannabis die Wahrscheinlichkeit einer schnellen Abhängigkeitsentwicklung deutlich zu erhöhen scheint.

Obwohl Psychosen in der Bevölkerung zu den vergleichsweise seltenen psychiatrischen Störungen gehören, ist der Zusammenhang zwischen Cannabis und Psychose einer der meistdiskutierten und mittlerweile auch am Besten untersuchten Effekte des Cannabiskonsums. Die

Befunde von geringen bis mittleren Erhöhungen des Psychoserisikos bei Cannabiskonsum legen die Interpretation nahe, Cannabiskonsum als einen möglichen Auslöser einer schizophrenen Erkrankung bei vulnerablen Personen anzusehen. Frühere Deutungen, den Zusammenhang zwischen Cannabiskonsum und Psychose ausschliesslich auf einen höheren Cannabiskonsum Schizophrener (z.b. im Sinne einer Selbstmedikation) zurückzuführen, sind widerlegt. Cannabiskonsum trägt bei Schizophrenen vielmehr zu einer deutlichen Verschlechterung der Symptomatik bei. Der Einfluss eines Polymorphismus des in den Dopamin-Metabolismus involvierten Katechol-O-Methyltransferase-Gens (COMT), der im Zusammenhang mit adoleszentem Cannabiskonsum das Psychoserisiko deutlich erhöht, ist weiter zu untersuchen. Möglicherweise wurde hier ein genetischer Aspekt einer Psychosevulnerabilität entdeckt, der im Zusammenhang mit frühem Cannabiskonsum zu psychotischen Störungen führen kann. Die vertretene Auffassung befindet sich in Übereinstimmung mit den Experten (1), (5), (8) und (10), während die Experten (3), (4) und (9) keine gesicherten Erkenntnisse zum Zusammenhang von Cannabiskonsum und Psychose annehmen und auf mögliche positive Aspekte des Cannabiskonsums Schizophrener hinweisen.

Die Befunde bezüglich des Cannabiskonsums und weiterer psychischer Störungen (Ängstlichkeit, Depression etc.) sind widersprüchlich, bei einer Gewichtung ist ein schwacher Zusammenhang mit erhöhter Depressivität und Suizidalität in Übereinstimmung mit der Metaanalyse von Gorman und Derzon (2002) und dem systematischen Review von McLeod et al. (2004) festzustellen. Hinsichtlich einer Kausalität des Cannabiskonsums sind derzeit keine Aussagen möglich. Dieser Befund befindet sich in Übereinstimmung mit allen Experten mit Ausnahme von Expertise (2), von denen nur diese einen bedeutsamen Einfluss von Cannabiskonsum auf Symptomentwicklungen in Richtung auf depressive Störungen und Angststörungen annimmt.

Bezüglich der psychosozialen Auswirkungen des Cannabiskonsums ist eine Verminderung der schulischen Leistung und die erhöhte Wahrscheinlichkeit für einen Schulabbruch festzustellen. Bezüglich des Erreichens beruflicher Ziele ist die Evidenz für die Feststellung eines Effektes nicht ausreichend. Es gibt derzeit keine Evidenz für ein unabhängig von den Symptomen akuter Intoxikation auftretendes amotivationales Syndrom im Zusammenhang mit Cannabiskonsum.

Die vorliegende Expertise befindet sich in ihrer Einschätzung des beeinträchtigenden Effektes des Cannabiskonsums auf schulische Leistungen bzw. Schulabbrüche in Übereinstimmung mit Expertise (2) und im Gegensatz zu (5), (7) und (10). Die Experten (3) – (10) halten wie die vorliegende Expertise die Existenz eines amotivationalen Syndroms für nicht belegt.

Tabelle 30. Psychische und psychosoziale Effekte des Cannabiskonsums nach den Informationen von nach 1996 erschienen Cannabisexpertisen, aufgeteilt in akute und Langzeiteffekte

Expertise	Staat	Vertretene Auffassung
(1) Royal College of Physicians (2005)	England	AKUT: Induktion von Panikattacken in unerfahrenen Konsumenten (S. 23). Cannabis kann kurze psychotische Zustände erzeugen und bestehende psychotische Symptome exazerbieren (S. 23).

Expertise	Staat	Vertretene Auffassung
		LANGZEIT: Cannabiskonsum ist möglicherweise ein unabhängiger Risikofaktor für die Entstehung von Psychosen. Dieses Risiko ist dosisabhängig und größer in jüngeren Populationen (Konsum vor dem Alter von 15) (S. 24). Die Risikoerhöhung ist allerdings nur gering (zwei- bis dreifach). Die Bedeutung des COMT-Gens ist weiter zu untersuchen. Cannabis erzeugt eine Substanzabhängigkeit bei möglicherweise bis zu 10% der Konsumenten, inklusive Toleranzentwicklung und Entzugserscheinungen (S. 25).
(2) NIDA (2005)	USA	AKUT: Cannabiskonsum führt gelegentlich zu Ängstlichkeit, Panik oder Misstrauen. Die initiale Euphorie kann sich in depressive Zustände wandeln (S. 3). Bei hohen Dosen sind akute toxische Psychosen möglich, häufiger allerdings bei oralem Konsum im Vergleich zum Rauchen (S. 4). LANGZEIT: Cannabiskonsum beeinträchtigt die Schulleistung und die Wahrscheinlichkeit schulischer Abschlüsse; bei Arbeitnehmern erhöht er die Wahrscheinlichkeit beruflicher Probleme (S. 5). Depression, Ängstlichkeit und Persönlichkeitsstörungen sind mit dem Cannabiskonsum assoziiert (S. 5). Geschätzte 9.1% der US-amerikanischen Bevölkerung waren 2003 Cannabis-abhängig (S. 6). Mit Cannabisabhängigkeit ist ein Entzugssyndrom verbunden (S. 7). Früher Cannabiskonsum erhöht die Wahrscheinlichkeit für den Konsum weiterer Drogen in der Folgezeit (S. 7).
(3) Ministry Belgium (2002)	Belgien Frankreich Deutschland Niederlande Schweiz	AKUT: Cannabis kann nach allgemeiner Auffassung akute, vorübergehende psychotische Reaktionen auslösen (S. 51). Schwerer Alkoholkonsum und die meisten Drogen können das auch (S. 53). LANGZEIT: Cannabis kann wohl keine chronischen Psychosen erzeugen, die nach Abstinenz persistieren (S. 52). Es ist nicht mit Sicherheit bekannt und extrem kontrovers, ob Cannabis zu den Psychose auslösenden Stressfaktoren gehört (S. 52). Cannabis mag für Schizophrene schädlich sein. Auf der anderen Seite erleichtert es vielleicht auch Symptome (S. 52). Ein amotivationales Syndrom konnte in Feldstudien nicht bestätigt werden (S. 58). Depressive Störungen und Angststörungen werden unter Cannabiskonsumenten häufig gefunden, der Zusammenhang ist jedoch unklar (S. 58). Insbesondere ist unklar, ob nicht die Störung vor dem Konsum bestand (S. 58). Cannabis kann Toleranzbildung und ein Entzugssyndrom erzeugen. Bei üblichen Konsummustern ist Cannabisabhängigkeit jedoch selten. Nur eine geringe Zahl von Cannabiskonsumenten sucht Behandlung (S. 64). Die Gateway-Theorie ist nicht nachgewiesen (S. 124).
(4) Senate Canada (2002)	Kanada	AKUT: In hohen Dosen oder bei unerfahrenen Konsumenten sind Angstzustände und Panikattacken möglich, auch Paranoia und Depersonalisation. Selten (weniger als 1 Fall/1000 psychiatrische Einweisungen) kommen vorübergehende kurze (1 Woche bis 4 Monate) akute Psychosen vor (Kap. 7, S. 9f.). LANGZEIT: Die Beziehung zwischen Cannabiskonsum und Psychose ist unklar (Kap. 7, S. 9). Ein amotivationales Syndrom im Zusammenhang mit Cannabiskonsum oder Cannabiseffekte auf die Motivation können nicht bestätigt werden, da unklar bleibt, ob der Cannabiskonsum Ursache oder Folge ist. Ähnliches gilt für Zusammenhänge mit depressiven oder Angststörungen (Kap. 7, S. 15). Cannabiskonsum scheint eher psychischen Störungen zu folgen (S. 16). Cannabiskonsum erzeugt eher eine Gewöhnung als eine Abhängigkeit (Kap. 7,

Expertise	Staat	Vertretene Auffassung
		S. 18). Eine körperliche Abhängigkeit von Cannabis ist nicht bekannt (Kap. 7, S. 25). Schwerer Konsum (>1g Cannabis/Tag) hat aversive Einflüsse auf das soziale und persönliche Wohlbefinden (S. 28f.).
(5) Rickard (2001)	Australien	AKUT: Cannabiskonsum kann dosisabhängig und insbesondere bei unerfahrenen Konsumenten Stimmungsveränderungen (Panik, Angst, milde Paranoia) erzeugen (S. 9). Vulnerable Menschen zeigen ein erhöhtes Risiko für psychotische Zustände nach Cannabiskonsum (S. 9).
		LANGZEIT: Der Zusammenhang zwischen Cannabis und Psychose ist komplex und ungeklärt (S. 10). Cannabiskonsum kann schizophrene Symptome exazerbieren (S. 10) sowie die das Auftreten einer schizophrenen Erkrankung in vulnerablen Personen induzieren (S. 11). Alkoholmissbrauch ist ein vierfach stärkerer Prädiktor psychotischer Symptome als Cannabis (S. 11). Ob Cannabisabhängigkeit psychologische oder auch körperliche Symptome aufweist, ist unklar (S. 11). Das amotivationale Syndrom ist möglicherweise nur Ausdruck einer Cannabisakutwirkung (S. 12). Der Effekt von Cannabis auf Schulabbrüche und berufliche Probleme ist ungeklärt (S. 12). Es gibt einen Zusammenhang zwischen Cannabiskonsum und dem späteren Konsum harter Drogen, eine Kausalinterpretation (Gateway-Hypothese) ist jedoch abzulehnen (S. 12).
(6) House of Commons et al. (2000)	Großbritannien	AKUT: Weniger extreme Gefühle von Angst, Panik und Misstrauen treten nicht selten auf, mit höheren Dosen können Wahrnehmungsveränderungen und Verwirrtheitszustände vorkommen sowie unterschiedliche Intensitäten von psychischem Stress (S. 25). Die Symptomatik von Menschen mit psychischen Störungen kann verschlechtert werden. Schwere Cannabiskonsumenten unter dauernder Cannabiswirkung können apathisch und energielos wirken sowie in ihrer Leistung geschwächt sein. Dieser Zustand kann bis zu Wochen nach Konsumbeendigung anhalten (S. 25).
		LANGZEIT: Die Beziehung zwischen Cannabis und Psychose ist beunruhigend aber ungeklärt (S. 25). Psychische Abhängigkeit von Cannabis ist belegt, körperliche Abhängigkeit wohl selten und umstritten (S. 26). Für ein amotivationales Syndrom gibt es keine Evidenz (S. 26). Die Gateway-Theorie ist widerlegt, die erhöhte Wahrscheinlichkeit des Konsums weiterer illegaler Drogen bei Cannabiskonsum hat weitgehend soziale Gründe (S. 44).
(7) EKDF (1999)	Schweiz	AKUT: Ängstlichkeit, Konfusion, aggressive Gefühle und (Pseudo-)Halluzinationen wurden bei hohen Dosen berichtet und können auch bei erfahrenen Konsumenten auftreten, sind allerdings nicht weit verbreitet (S. 21). Hohe Dosen können vorübergehende psychotische Zustände auslösen (S. 21).
		LANGZEIT: Ein amotivationales Syndrom wurde nie bestätigt (S. 22). Zusammenhänge des Cannabiskonsums mit dem vorzeitigen Schulabbruch sind eher durch den familiären Hintergrund bedingt (S. 22). Cannabis kann zu psychischer Abhängigkeit führen, die Tendenz einer körperlichen Abhängigkeitsentwicklung ist sehr schwach (S. 22). Entzugssymptome sind beschrieben (S. 23). Da Cannabisabhängigkeit nur bei hohen Dosen über eine lange Zeit entsteht, was nicht dem üblichen Konsummuster entspricht, stellt Cannabisabhängigkeit kein ernsthaftes Problem dar (S. 23).

Expertise	Staat	Vertretene Auffassung
(8) House of Lords (1998)	Großbritannien	AKUT: Eine Einzeldosis für einen unerfahrenen Konsumenten oder eine Überdosis für einen erfahrenen Konsumenten kann für einige Stunden intensive Gefühle von Angst, Panik und Paranoia erzeugen (4.10). In seltenen Fällen kann eine vorübergehende toxische Psychose ausgebildet werden (4.11).
		LANGZEIT: Cannabiskonsum kann schizophrene Symptome exazerbieren, aber es gibt wenig Evidenz dafür, dass diese Störung oder andere psychiatrische Störungen durch Cannabiskonsum in Personen ausgelöst werden können, die nicht bereits für diese Störungen prädisponiert sind (4.11). Die Existenz eines amotivationalen Syndroms ist widerlegt (4.14). Etwa die Hälfte der täglichen Cannabiskonsumenten werden abhängig, etwa einer von 10, die die Droge gebrauchen (4.27). Entzugssymptome sind mild und kurzlebig (4.24). Cannabis kann psychologische Abhängigkeit in einigen Konsumenten erzeugen und möglicherweise körperliche Abhängigkeit in wenigen (4.33).
(9) Kleiber und Kovar (1998)	Deutschland	AKUT: Bei hoher Dosierung sind Halluzinationen und Depersonalisationserlebnisse möglich. Angstzustände bis zu im Extremfall akute Panikreaktionen bzw. leichte paranoide Zustände können auftreten – vor allem bei unerfahrenen Konsumenten (S. 241). Kein Beleg für eine eigenständige Cannabis-Psychose bzw. Flashbacks (S. 241).
		LANGZEIT: Der Konsum von Cannabis ist im Allgemeinen nicht mit einer Verschlechterung der psychischen Gesundheit verbunden, allerdings konsumieren problembehaftete Personen besonders häufig (S. 243). Es gibt auch Hinweise, dass Cannabis auf das psychische Befinden positive Effekte haben kann (S. 244). Der Einfluss des Cannabiskonsums auf die Entstehung und den Verlauf von Psychosen ist umstritten (S. 244). Möglicherweise verschlechtert schwerer Konsum die schizophrene Symptomatik, während leichter Konsum sie verbessert (S. 244f.). Die Aussage, Cannabis sei die typische Einstiegsdroge für den Gebrauch harter Drogen, ist nicht haltbar, obwohl es geringe Zusammenhänge des Cannabiskonsums mit dem Konsum weiterer illegaler Drogen gibt (S. 182f.). Cannabisabhängigkeit ist eine mäßig starke psychische Abhängigkeit, die aber nicht primär aus der Substanzwirkung, sondern aus vorher bestehenden psychischen Problemen zu erklären ist (S. 245). Bei unregelmäßigem Konsum bzw. geringen Dosen, „... wie er eigentlich den Normalfall darstellt ...", spielen Toleranzentwicklungen und Abhängigkeitssymptome keine Rolle (S. 77). Die Existenz eines durch Cannabiskonsum entstehenden amotivationalen Syndroms ist nicht belegt (S. 246).
(10) WHO (1997)	WHO	LANGZEIT: Cannabiskonsum erhöht die Wahrscheinlichkeit des späteren Konsums anderer Drogen, jedoch eine kausale mögliche Rolle bleibt kontrovers (S. 17). Die Existenz eines amotivationalen Syndroms durch Cannabis oder einer Cannabis-Psychose ist bisher nicht gesichert (S. 18). Etwa die Hälfte der täglichen Cannabiskonsumenten werden Cannabis-abhängig, wobei die Belege für Toleranzentwicklung und Entzugssymptome nur im tierexperimentellen Bereich überzeugen (S. 18). Cannabiskonsum scheint ein Risikofaktor für die Entwicklung von Psychosen zu sein (S. 19). Die Beziehungen zwischen Cannabiskonsum und psychischer Gesundheit sind nach Kontrolle konfundierender Merkmale schwach (S. 17). Die Beziehungen zwischen Cannabiskonsum und dem vorzeitigen Schulabbruch oder Job-Instabilitäten werden übertrieben (S. 17).

4.4 Auswirkungen des Cannabiskonsums auf neurokognitive Prozesse

Die in diesem Abschnitt zusammengefassten und diskutierten Ergebnisse untersuchen schwerpunktmäßig die Frage, ob es Evidenz dafür gibt, dass im Zusammenhang mit dem Cannabiskonsum langfristige Veränderungen der Hirnfunktion entstehen können, die sich als neuroadaptive Prozesse oder gar als neurotoxische Schäden interpretieren lassen. Die zusammengefassten Ergebnisse werden wieder mit den Ergebnissen von zehn weiteren Cannabis-Expertisen verglichen, die seit 1996 erschienen sind. Die themenrelevanten Aussagen der Expertisen sind in *Tabelle 31* zusammengefasst, die am Ende dieses Kapitels folgt. Die Expertisen sind nach dem Erscheinungsjahr absteigend durchnummeriert und werden im Text mit ihrer in *Tabelle 31* zu findenden Kennziffer angesprochen.

Aus der tierexperimentellen Forschung gibt es deutliche Belege für neuroadaptive Prozesse bei chronischer Applikation von THC im Sinne einer Toleranzbildung. THC wirkt sich auf das Endocannabinoidsystem im Gehirn aus, welches für die Feinregulation zahlreicher Prozesse im Gehirn zuständig ist. Eine wichtige Rolle bei der Vermittlung der Effekte spielen die CB1-Rezeptoren, über die die in geringer Menge lokal produzierten Endocannabinoide ihre im Vergleich zu THC wesentlich subtileren Wirkungen entfalten können. Der tierexperimentelle Befund einer verminderten Bindung an CB1-Rezeptoren bei chronischer Applikation von THC oder anderer Exocannabinoide bedeutet, dass sich die Gehirne von Tieren auf die ständige Zufuhr von fremden Cannabinoiden einstellen können. Diese Einstellung bedeutet allerdings auch eine reduzierte Empfindlichkeit der Gehirne für die Endocannabinoide und somit eine längerfristige Störung des Endocannabinoidsystems und seiner Funktionen.

Es ist bisher unklar, wie weit sich derartige Befunde auf den Menschen übertragen lassen, so werden z.B. die im Tierversuch applizierten Dosen nur von wenigen Hochdosiskonsumenten erreicht. An Gehirnen von verstorbenen Schizophrenen mit Cannabiskonsum wurden reduzierte CB1-Rezeptorbindungen schon festgestellt (Dean et al., 2001; Newell et al., 2006; Zavitsanou et al., 2004). Es werden daher dringend Befunde mit speziellen bildgebenden Verfahren (SPECT/PET) am lebenden Menschen benötigt, die allerdings bis jetzt noch nicht möglich sind, da die Entwicklung eines an die CB1-Rezeptoren bindenden radioaktiven Liganden besserer Qualität die Wissenschaft vor schwerwiegende und bisher ungelöste technische Probleme zu stellen scheint (Lindsey et al., 2005).

Die im Ergebnisteil dieser Arbeit untersuchten und beschriebenen Studien ergaben Veränderungen des zerebralen Blutflusses: Erhöhungen bei THC-Gabe, Verminderungen bei abstinenten Konsumenten. Chronische Cannabiskonsumenten weisen demnach im abstinenten Zustand einen längerfristig verminderten zerebralen Blutfluss auf, wobei der zeitliche Verlauf dieser Veränderung und seiner möglichen Rückbildung bisher ungeklärt ist. Untersuchungen mit funktioneller Magnetresonanztomographie deuten auf unterschiedliche Aktivierungsmuster bei Cannabiskonsumenten und Abstinenten, wobei bisher keine systematischen langfristigen Veränderungen identifiziert werden konnten. Der Forschungsstand wirkt noch lückenhaft, insbesondere fehlen Untersuchungen an minderjährigen Cannabiskonsumenten bzw. Personen mit sehr frühem Konsumbeginn. Insgesamt können aus dem Forschungsstand bezüglich bildgebender Verfahren bisher keine Schlüsse auf langfristige Veränderungen oder gar neurotoxische Cannabiseffekte gezogen werden. Dies entspricht dem Befund der untersuchten zehn Expertisen, von denen keine THC-induzierte neurotoxische Schäden annimmt und mit den Ergebnissen bildgebender Verfahren begründet.

Im Ergebnis der neuropsychologischen Untersuchungen ist zwischen Akuteffekten und längerfristigen Effekten zu unterscheiden. Unter der Akutwirkung von Cannabis zeigen sich die Bereiche Aufmerksamkeit sowie Gedächtnis/Lernen beeinträchtigt. Weiter ist eine akut verlangsamte Reaktionszeit belegt. Als längerfristige Beeinträchtigung sind Defizite in der unmittelbaren und verzögerten Wiedergabe aufgenommener Informationen ein relativ deutlicher Befund, wobei diese Defizite im Einklang mit der Metaanalyse von Grant et al. (2003) subtil sind und daher wohl mehrheitlich nicht in den klinisch relevanten Bereich einzuordnen sind. Eine längerfristige Verminderung der Aufmerksamkeit und Verlangsamung der Reaktionszeit konnte nicht bestätigt werden. Die neurokognitiven Auswirkungen des Cannabiskonsums bei sehr frühem Konsumbeginn sind möglicherweise gravierender, hier besteht Forschungsbedarf. Von den rund 1500 im Rahmen der betrachteten Studien untersuchten Cannabiskonsumenten sind nur etwas mehr als ein Viertel Frauen. Da eine Studie Hinweise auf Geschlechtsunterschiede der neurokognitiven Auswirkungen von Cannabiskonsum ergibt, und die Gruppe der täglich Cannabis konsumierenden Frauen jedenfalls auf der Basis der untersuchten Studien hinsichtlich der neurokognitiven Cannabiseffekte weitgehend nicht beurteilbar ist, besteht hier gleichfalls Forschungsbedarf. Die vorliegende Expertise befindet sich hinsichtlich ihrer Beurteilung der neurokognitiven Effekte des Cannabiskonsums in weitgehender Übereinstimmung mit den Expertisen (2), (4), (9) und (10), da die Konsumbeendigung überdauernde Defizite angenommen werden, deren mögliche Rückbildung aber noch ungeklärt ist. Expertise (1) hält die Defizite für zwar die Intoxikationszeit überdauernd, aber vorübergehend. Expertise (5) nimmt im Gegensatz zu der vorliegenden Expertise umfassende subtile kognitive Beeinträchtigungen von ungeklärter Permanenz an. Expertise (6) betont die Exekutivfunktionen, während die vorliegende Expertise den Befund zu den Exekutivfunktionen für uneinheitlich und widersprüchlich hält. Die Expertisen (3), (7) und (8) halten die Annahme möglicher permanenter Auswirkungen für widerlegt oder sehen keine den Konsum überdauernden neurokognitiven Effekte des Cannabiskonsums.

Bezüglich der Einschätzung des Cannabiskonsums im Straßenverkehr kommt die vorliegende Expertise zu den folgenden Schlüssen: THC beeinträchtigt für das Autofahren relevante Leistungen bei der Fahrsimulation signifikant. Akuter Cannabiskonsum führt zu einem signifikant erhöhten Risiko, im Straßenverkehr einen Unfall zu verursachen. Die Risikoerhöhung bewegt sich im Rahmen der Effekte einer Blutalkoholkonzentration von 0.5 Promille. Diese Einschätzung ist in Übereinstimmung mit den Expertisen (1), (2), (3), (5), (6), (7), (9) und (10). Die Expertisen 4 und 8 sehen die Fahrtauglichkeit bei akutem Cannabiskonsum als nicht eingeschränkt an, da Cannabiskonsumenten in intoxiziertem Zustand vorsichtiger fahren würden. Aus der Sicht der vorliegenden Expertise fehlt die Datengrundlage für diese Interpretation, denn es liegt ein erhöhtes Unfallrisiko nach Cannabiskonsum vor.

Tabelle 31. Neurokognitive Effekte des Cannabiskonsums nach den Informationen der nach 1996 erschienen Cannabisexpertisen, aufgeteilt in akute und Langzeiteffekte

Expertise	Staat	Vertretene Auffassung
(1) Royal College of Physicians (2005)	England	AKUT: Die Fahrtauglichkeit ist beeinträchtigt (S. 23). Das Kurzzeitgedächtnis ist gestört, weiter Antwortinhibition, Vigilanz, Rechenfertigkeit, Geschwindigkeit komplexer Reaktionen, Balance, psychomotorische Kontrolle (S. 5).
		LANGZEIT: Eine vorübergehende Beeinträchtigung kognitiver und psychomotorischer Fähigkeiten auch nach Ende der Intoxikation ist möglich (S. 23).
(2) NIDA (2005)	USA	AKUT: Kurzzeitgedächtnis beeinträchtigt, Zeitempfinden verlangsamt. Schwerer Konsum beeinträchtigt die Fähigkeit, Erinnerungen zu bilden, Ereignisse abzurufen sowie die Aufmerksamkeit auf das jeweils Notwendige zu fokussieren. Bewegungskoordination, Balance und Reaktionszeit sind gestört. Die Fahrtauglichkeit ist beeinträchtigt (S. 3f.).
		LANGZEIT: Das Kurzzeitgedächtnis wird geschädigt, möglicherweise wird der altersbedingte Verlust an Hippocampusneuronen verdoppelt (S. 4). Gedächtnis und Lernfähigkeit sind die Intoxikation überdauernd gestört, möglicherweise aber nicht permanent (S. 5).
(3) Ministry Belgium (2002)	Belgien Frankreich Deutschland Niederlande Schweiz	AKUT: THC beeinträchtigt Lernprozesse, geteilte und Daueraufmerksamkeit, die Reaktionszeit sowie die Fähigkeit, zu organisieren und komplexe Informationen zu integrieren (S. 8), ebenso wie die Fahrtauglichkeit (S. 76).
		LANGZEIT: THC produziert keine permanenten oder irreversiblen Veränderungen der kognitiven oder psychomotorischen Funktionen (S. 79)
(4) Senate Canada (2002)	Kanada	AKUT: Störung der psychomorischen Leistung, verminderte Aufmerksamkeit und Konzentrationsfähigkeit, verminderte Reflexe und langsamere Reaktionszeit, Probleme der Bewegungskoordination, verminderte Fähigkeit, komplexe Aufgaben zu erfüllen. Verminderte Leistung des Kurzzeitgedächtnisses (S. 141). Wenig Effekt auf die Fahrtauglichkeit, Fahrer fahren insgesamt vorsichtiger (S. 189).
		LANGZEIT: Langfristige negative Konsequenzen für die Hirnfunktion sind (selbst für Langzeitkonsumenten) nicht belegt, solange der Konsum nicht vor dem Alter von 16 beginnt (S. 149). Schwerer Konsum kann Konzentration und Lernen beeinträchtigen (S. 166).
(5) Rickard (2001)	Australien	AKUT: Beeinträchtigung der psychomotorischen Koordination und Reaktionszeit, der Aufmerksamkeit und des Gedächtnisses. Gestörte Raum- und Zeitwahrnehmung. Fahrtauglichkeit eingeschränkt (S. 9).
		LANGZEIT: Subtile Beeinträchtigung von Gedächtnis, Aufmerksamkeit und Kapazitäten, komplexe Informationen zu organisieren und zu integrieren. Unklar ist der Grad der Beeinträchtigung der Alltagsbewältigung sowie ob die Beeinträchtigungen nach längerer Abstinenz remittieren (S. 10).
(6) House of Commons et al. (2000)	Großbritannien	AKUT: Kurzzeitgedächtnis möglicherweise gestört. Körperkoordination beeinträchtigt, so auch Fahrtauglichkeit. Mit höheren Dosen Wahrnehmungsstörungen, Vergesslichkeit und Konfusion (S. 25).

Expertise	Staat	Vertretene Auffassung
		LANGZEIT: Beeinträchtigungen der Exekutivfunktionen möglich. Effekte sind gering und insgesamt umstritten (S. 29).
(7) EKDF (1999)	Schweiz	AKUT: Kurzzeitgedächtnis beeinträchtigt, das Lernen nicht oder nur gering, Zeitempfinden ändert sich stark. Ob höhere kognitive Funktionen betroffen sind, ist unklar (S. 25). Reduziertes Reaktionsvermögen, Veränderungen in bezug auf Wahrnehmung, Aufmerksamkeit und Informationsverarbeitung. Fahrtauglichkeit beeinträchtigt (S. 26-27).
		LANGZEIT: Auswirkungen chronischen Konsums nicht nachgewiesen (S. 27).
(8) House of Lords (1998)	Großbritannien	AKUT: Leichte Beeinträchtigung psychomotorischer und kognitiver Funktionen (4.6). Die Fahrtauglichkeit ist selbst unmittelbar nach Konsum nicht schwerwiegend beeinträchtigt, da intoxizierte Fahrer/Fahrerinnen vorsichtiger agieren (4.7).
		LANGZEIT: Langzeiteffekte sind insbesondere bei schweren Konsumenten möglich: Wenig oder geringe Störungen des Kurzzeitgedächtnisses, bedeutsame Störungen der Bewältigung von Aufgaben, die komplexerer Manipulationen gelernten Materials bedürfen (Exekutivfunktionen). Inwiefern solche Beeinträchtigungen die Konsumbeendigung überdauern, ist umstritten (4.13).
(9) Kleiber und Kovar (1998)	Deutschland	AKUT: Verlangsamtes Zeitempfinden (S. 1). Mit Assoziationen verbundenes Lernen, assoziatives Denken und Psychomotorik beeinträchtigt (S. 74). Wahrnehmung, Aufmerksamkeit und Informationsverarbeitung beeinträchtigt. Fahrtauglichkeit bis zu 24 Stunden eingeschränkt (S. 75).
		LANGZEIT: Die Frage nach kognitiven Langzeitfolgen lässt sich nicht eindeutig beantworten (S. 144). Kognitive und psychomotorische Störungen sind zumeist wohl reversibel (S. 1).
(10) WHO (1997)	WHO	AKUT: Cannabis beeinträchtigt die kognitive Entwicklung und Lernfähigkeit, dazu assoziative Prozesse. Psychomotorische Funktionen werden gestört: Bewegungskoordination, geteilte Aufmerksamkeit, die Erfüllung einer Vielzahl von Aufgabentypen. Die Fahrtauglichkeit ist eingeschränkt (S. 29). Chronischer Konsum beeinträchtigt die Organisation und Integration komplexer Informationen sowie das Herausfiltern irrelevanter Informationen (S. 16).
		LANGZEIT: Chronischer Konsum kann zu alltagsrelevanten kognitiven Störungen führen, die sich möglicherweise mit Konsumbeendigung nicht zurückbilden (S. 16).

4.5 Fortschritte der Forschung, Forschungsdesiderata und Ausblick

Zunächst wird in diesem Abschnitt betrachtet, welche Veränderungen im Forschungsstand im Hinblick auf Kleiber und Kovar (1998) festzuhalten sind (vgl. *Tabelle 32*).

Tabelle 32. Veränderungen des Forschungsstandes seit Kleiber und Kovar (1998)

	Kleiber und Kovar (1998)	Die vorliegende Expertise
1.	Die kognitiven und psychomotorischen Beeinträchtigungen durch akuten Cannabiskonsum sind als im Rahmen von Stunden reversibel anzusehen. Die Fahrtauglichkeit ist bis zu 24 Stunden eingeschränkt (S. 1f.).	Bei regelmäßigem, intensiven Cannabiskonsum können Beeinträchtigungen im Bereich des Lernens und des Gedächtnisses auftreten, die zwar in der Regel kein dauerhaftes klinisch bedeutsames Ausmaß annehmen, die jedoch noch Tage nach der akuten Intoxikation persistieren. Eine Rückbildung der Beeinträchtigung ist im Rahmen von Wochen der Abstinenz wahrscheinlich. Identische Aussage zur Fahrtauglichkeit.
2.	Belege für eine Verschlechterung der psychischen Gesundheit in der Folge von Cannabiskonsum sind nicht zu finden (S. 2).	Cannabiskonsumenten weisen ein erhöhtes Risiko für depressive Symptome und Suizidalität auf.
3.	Die Abhängigkeit von Cannabis kann nicht primär aus den pharmakologischen Wirkungen der Droge, sondern vielmehr aus vorab bestehenden psychischen Stimmungen und Problemen erklärt werden (S. 2).	Im Zusammenhang mit längerfristigem intensivem Cannabiskonsum entstehen häufig Abhängigkeitssyndrome, die auch die körperlichen Symptome der Toleranzentwicklung und Entzugssymptome umfassen.
4.	Es gibt keine gesicherten Nachweise einer Hirnschädigung (S. 77).	Identische Aussage.
5.	Die These, Cannabiskonsum führe mit einer gewissen Regelmäßigkeit zu einem amotivationalen Syndrom, kann nicht belegt werden (S. 3).	Identische Aussage.
6.	Der Einfluss von Cannabiskonsum auf die Entstehung und den Verlauf von Psychosen ist zur Zeit noch nicht abschließend zu beurteilen (S. 245).	Cannabiskonsum führt bei vulnerablen Personen zu einer früheren Manifestation der schizophrenen Symptomatik. Der Cannabiskonsum Schizophrener hat ungünstige Effekte auf den Verlauf der Krankheit.
7.	Die These, Cannabiskonsum hätte eine Schrittmacherfunktion für den Einstieg in den Konsum von weiteren oder härteren illegalen Drogen, ist zurückzuweisen (S. 2).	Cannabiskonsumenten weisen insbesondere bei frühem Konsum ein erhöhtes Risiko für den Konsum weiterer illegaler Drogen auf. Zu den diskutierten Erklärungsmodellen gehört die unwiderlegte These einer pharmakologischen Schrittmacherfunktion ebenso wie alternative Modelle.
8.	Unter den medizinischen Anwendungsgebieten von Cannabinoiden sind die antiemetische, bronchodilatorische und den Augeninnendruck senkende Wirkung gut belegt (S. 247f.).	Medizinische Anwendungen sind nicht Gegenstand der Expertise.

Kleiber und Kovar (1998)	Die vorliegende Expertise
9. Insgesamt erweisen sich pharmakologische Wirkungen und psychosoziale Konsequenzen des Cannabiskonsums als weniger riskant als weithin angenommen (S. 1).	Insgesamt erweisen sich die Risiken des Cannabiskonsums insbesondere bei regelmäßigem Konsum vor dem Alter von 16 als größer als bisher angenommen.

Hinsichtlich der meisten organmedizinischen Risiken des Cannabiskonsums kann eine gute Übereinstimmung mit den Ergebnissen von Kleiber und Kovar (1998) festgestellt werden. Bezüglich der neurokognitiven Effekte des Cannabiskonsums sind zusätzlich langfristige Defizite der Leistungen im Bereich des Gedächtnisses/des Lernens als Resultat des Systematischen Reviews festzuhalten. Ob und in welchem zeitlichen Rahmen sich diese Beeinträchtigungen zurückbilden, bedarf weiterer Forschung.

Besondere Unterschiede im Vergleich zu dem bei Kleiber und Kovar (1998) referierten Forschungsstand ergeben sich im Bereich der psychischen und psychosozialen Auswirkungen. So sind bedeutsame Fortschritte des Forschungsstandes zum Zusammenhang von Cannabiskonsum mit späterer Drogenaffinität bzw. mit der Entwicklung psychotischer Störungen zu verzeichnen. Die Möglichkeit einer pharmakologischen Schrittmacherfunktion des Cannabiskonsums in Bezug auf den Konsum anderer Drogen wird wieder diskutiert. Allerdings liegt dieser Annahme das Postulat einer besonderen Vulnerabilität oder besonderer Konsumbedingungen zugrunde. So lange nicht erklärt werden kann, warum Cannabiskonsum nicht in allen Konsumenten die Drogenaffinität erhöht oder die Entwicklung einer psychotischen Störung begünstigt, können von der pharmakologischen Wirkung des Cannabis unabhängige Erklärungsalternativen nicht ausgeschlossen werden. Weiterer Forschung bedarf auch der festgestellte Effekt des Zusammenhangs des Cannabiskonsums mit der Entwicklung depressiver Symptome.

Als bedeutsame Weiterentwicklung des Forschungsstandes seit Kleiber und Kovar (1998) ist festzuhalten, dass im Zusammenhang mit längerfristigem, intensivem Cannabiskonsum spezifische Abhängigkeitssyndrome entstehen, die auch die körperlichen Symptome der Toleranzentwicklung und Entzugssymptome umfassen können.

Zwei Ansatzpunkte sind für zukünftige Forschung besonders zu betonen. Zunächst bedarf der Cannabiskonsum im frühen Jugendalter besonderer Berücksichtigung. Während das Erstkonsumalter bezüglich Cannabis in der Bevölkerung sinkt (Monshouwer et al., 2005), zeichnen sich im Forschungsstand deutliche Hinweise auf stärkere Beeinträchtigungen bei frühem regelmäßigem Cannabiskonsum ab. Demnach erhöht besonders früher Cannabiskonsum das Risiko späterer Drogenaffinität, das Psychoserisiko, das Risiko einer besonders schnellen Entwicklung einer Cannabisabhängigkeit sowie das Ausmaß neurokognitiver Beeinträchtigungen im Zusammenhang mit Cannabiskonsum. Die auffällige Häufung, mit der das Erstkonsumalter als Einflussfaktor hinsichtlich unterschiedlicher Beeinträchtigungen genannt wird, mag teilweise das Resultat einer besonderen Aufmerksamkeit auf dieses Merkmal sein.

Diese Tatsache kann allerdings nicht die Vielzahl signifikanter Befunde im Zusammenhang mit frühem Erstkonsum erklären.

Ein weiterer Ansatzpunkt sind Untersuchungen mit bildgebenden Methoden zur Messung der Dichte der Cannabinoidrezeptoren im Gehirn bei abstinenten Cannabiskonsumenten im Vergleich zu Kontrollen. Da die meisten Effekte des THC über Cannabinoidrezeptoren vermittelt werden, dürften sich langfristige Adaptationsprozesse oder gar neurotoxische Schädigungen des Gehirns durch Cannabiskonsum am ehesten dort zeigen. Die Entwicklung eines geeigneten SPECT-Liganden mit hoher spezifischer Bindung oder, unter Nutzung der höheren Sensitivität von PET-Kameras, eines PET-Liganden, ist bisher noch nicht gelungen (Lindsey et al., 2005, S. 435). Derartige Untersuchungen werden allerdings bereits in näherer Zukunft möglich sein.

Das besondere Verdienst der Expertise von Kleiber und Kovar (1998) war es, viele dramatisierende Auffassungen zu den Beeinträchtigungen im Zusammenhang mit Cannabiskonsum auf wissenschaftlicher Basis zu entkräften. Mehrere Aussagen allerdings, die dort zu den psychischen und neurokognitiven Auswirkungen des Cannabiskonsums getroffen worden sind, können auf der Basis des aktuellen Forschungsstandes nicht aufrechterhalten werden. Insbesondere muss der frühe adoleszente Cannabiskonsum, der seit Erarbeitung der Expertise von Kleiber und Kovar (1998) erheblich zugenommen hat, deutlich stärker problematisiert werden.

5 Anhang

Tabelle A.1. Zusatzinformationen zu zentralen Begriffen der Expertise

Begriff	Bedeutung und Herkunft des Begriffes
„Cannabis"	Der Begriff „Cannabis" für Hanf soll aus der Skythischen Sprache stammen, der griechische Historiker Herodot (5. vorchristliches Jahrhundert) sah Cannabiskonsum als integralen Teil des Skythischen Totenkultes. Frühere Wurzeln in semitischen Sprachen (Hebräisch) werden immer wieder in die Diskussion eingebracht (Spicer, 2002). Heutzutage meint der Begriff „Cannabis" in internationaler Übereinkunft die Blüten und Früchte des Hanfes, soweit aus ihnen das Harz noch nicht extrahiert worden ist, sowie unterschiedliche Produkte daraus (UNODC, 1998). Cannabis besteht aus ca. 483 chemischen Substanzen (ElSohly, 2004, S. 46). Darunter sind 120 Terpene, die den charakteristischen Geruch des Cannabis bilden und 66 Cannabinoide.
„Cannabinoide"	Der Begriff „Cannabinoide" meinte ursprünglich sauerstoffhaltige, aromatische C21-Hydrocarbonverbindungen, die in der Cannabispflanze vorkommen (Pertwee, 2005, S. 2). Der erweiterte biochemisch-funktionelle Begriff beinhaltet zusätzlich alle Substanzen, die an Cannabinoidrezeptoren binden (Pfitzer, 2005, S. 7). Howlett et al. (2002, S. 164f.) unterscheidet die in der Cannabispflanze vorkommenden „klassischen Cannabinoide", die synthetischen „nichtklassischen Cannabinoide" und „Aminoalkylindole" sowie die „Eicosanoide". Die Eicosanoide werden in Lebewesen gebildet und auch als „Endocannabinoide" bezeichnet.
„Cannabinoidrezeptoren"	Cannabinoidrezeptoren sind Bindungsstellen im Körper, über die Cannabinoide pharmakologisch aktiv werden. Die Existenz zweier Typen solcher Rezeptoren (CB1, CB2), die sich in ihren Aminosäuresequenzen, ihren Signalmechanismen und ihrer Geweberverteilung unterscheiden, gilt als gesichert (Howlett et al., 2002, S. 164). Der CB1-Rezeptor ist insbesondere im Gewebe des zentralen und peripheren Nervensystems lokalisiert. Die meisten, wenn nicht gar alle psychoaktiven Effekte des THC entstehen über die Aktion des THC am CB1-Rezeptor (Mackie, 2005, S. 299). CB2-Rezeptoren wurden hauptsächlich in der Milz, den Mandeln und im Thymus nachgewiesen sowie in diversen Zellen des Immunsystems (Lymphozyten, NK-Zellen, Monozyten etc.) (Howlett et al., 2004, S. 349).
„Endocannabinoide"	Endocannabinoide sind nach bisherigem Erkenntnisstand Metabolite der Arachidonsäure: Arachidonyläthanolamid (Anandamid), 2-Arachidonoylglycerol (2-AG) und 2-Arachidonylglceryläther (Noladinäther) (Howlett et al., 2004, S. 347). Sie werden in Lebewesen lokal in geringen Mengen nach Bedarf synthetisiert und sehr schnell wieder abgebaut, so dass sie schwer nachzuweisen sind. Endocannabinoide wirken über Cannabinoidrezeptoren im Körper. Das System aus Cannabinoidrezeptoren und daran wirksamen Endocannabinoiden ist als ein körperliches Schutzsystem anzusehen, dessen Funktion es ist, dynamische und biochemische Fließgleichgewichte innerhalb einer Spanne fein zu tunen und zu regulieren, die für eine gesunde biologische Funktion notwendig ist (Melamede, 2005, S. 3).
„Haschisch"	Haschisch ist ein Cannabisprodukt aus zusammengepressten Harzdrüsen. Der arabische Botaniker Ibn al-Baytār (gestorben 1248) benutzte den Begriff als Abkürzung von „haschischat al-foqarā", d.h. „Kraut der Armen bzw. Fakire" (Schlimme et al., 2001, S. 369).

Begriff	Bedeutung und Herkunft des Begriffes
„Marihuana"	Marihuana besteht aus getrockneten Hanfblättern und -blüten. Der spanische Begriff soll in Mexiko ursprünglich billigen Tabak bezeichnet haben (vgl. Senate Canada, 2002).
THC	Die Abkürzung THC meint Δ^9-Tetrahydrocannabinol, den Hauptwirkstoff des Cannabis. Im Cannabis ist ca. 95% des THC als Δ^9-Tetrahydrocannabinolsäure (THCA) gebunden und wird erst durch Verbrennen/Erhitzen zu THC. In der Europäischen Union gelten Cannabisprodukte mit einem Anteil ab 0.3% THC bzw. THCA als Drogen (Dussy et al., 2005). Reines THC ist ein geruch- und geschmackloses Öl und sehr schlecht wasserlöslich. Chemische Formel: $C_{21}H_{30}O_2$. Eine übliche effektiven Dosis beträgt etwa 15mg THC, eine tödliche Dosis dürfte bei über 15g liegen (Gable, 2004, S. 689f.). Etwa 5 bis 30mg THC werden beim Rauchen eines typischen Marihuanajoints aufgenommen (Verstraete, 2003, S. 202). Bereits nach ca. 10 Minuten wird im Körper die höchste Wirkstoffkonzentration erreicht. Obwohl die Wirkung etwa 2 Stunden anhält, kann THC bis zu 4 Tage im Blutplasma nachgewiesen werden (Huestis, 2005, S. 675). Im Urin konnte bei einem schweren Cannabiskonsumenten noch nach 93 abstinenten Tagen ein positiver Urinbefund erhoben werden (Vandevenne et al., 2000, S. 327). Bezüglich des Nachweises von Cannabinoiden ist Haar nicht sehr sensitiv (Musshoff et al., 2006).

Tabelle A.2. Zeittafel zu Cannabis in Auswahl mit Quellenbelegen

Jahr	Ereignis	Quelle
ca. 650 v.Chr.	Auf Steintafeln der Assyrischen medizinischen Bibliothek des Assubanipal wird der medizinische Einsatz von Cannabis beschrieben (im Besitz des British Museum of London).	
ca. 100 - 200	Im „Shen nung pen Ts'ao king" (Pên-tsao Ching), dem vielleicht ältesten Buch über Nutz- und Heilpflanzen, wird Hanf als Heilmittel erwähnt. Es soll auf mündlichen Traditionen beruhen, die Kaiser Shên-nung des dritten vorchristlichen Jahrtausends zugeschrieben werden. Li (1974, S. 446) zitiert, dass exzessiver Konsum der Hanffrüchte dazu führe, dass Menschen Teufel sähen.	Du Halde (1736)
ca. 400	Cannabisresiduen wurden in einem auf diese Zeit datierten Skelett einer ca. 14-jährigen jungen Frau aus einem Familiengrab nahe bei Jerusalem gefunden. Interpretation: Einsatz zur Schmerzdämpfung/Geburtshilfe.	Zlas et al. (1993)
1265	Sultan al-Zahir Rukn al-din Baybars al-Bunduqdari (Baybars I) verbietet den Haschisch-Konsum nach einem Attentat eines als psychotisch beschriebenen Cannabisabhängigen auf seinen Repräsentanten in Ägypten (erstes Cannabisverbot einer Regierung).	Hamarneh (1972)
1454	Gutenberg druckte Bibeln auf Hanfpapier.	
1838/40	Der Arzt Sir William Brooke O'Shaughnessy beschrieb seine Untersuchungen an Tieren und Menschen zu medizinischem Cannabis in Indien (Indikationen z.B. Tetanus, Cholera). Während seiner Studien kam es bei jungen erstkonsumierenden Männern zu psychotischen Zuständen, die er als „delirium" (S. 29) bezeichnete. Nach seiner Rückkehr 1841 setzte er sich für den Cannabiseinsatz in der englischen Medizin ein.	O'Shaughnessy (1838/40) House of Lords (1996)
1911	William Beam beschreibt in Bulletin No.4 der Abteilung Chemie der Welcome Tropical Research Laboratories von Khartoum eine durch das später entdeckte Cannabidiol (nicht jedoch durch THC) bewirkte Farbreaktion zum Nachweis von Cannabis, den „Beam-Test".	Beam (1911)
1940	Erste Phytocannabinoide (Cannabinol, Cannabidiol) werden in ihrer chemischen Struktur unabhängig durch zwei Arbeitsgruppen um Roger Adams bzw. den späteren Chemienobelpreisträger Lord Alexander R. Todd beschrieben.	Adams et al. (1940) Jacob und Todd (1940)
1961	Mit der „Single Convention on Narcotic Drugs" wird Cannabis im internationalen Recht faktisch dem Opium gleichgestellt, siehe Artikel 28, 1: „If a Party permits the cultivation of the cannabis plant for the production of cannabis or cannabis resin, it shall apply thereto the system of controls as provided in article 23 respecting the control of the opium poppy" sowie 28 (3): "The Parties shall adopt such measures as may be necessary to prevent the misuse of, and illicit traffic in, the leaves of the cannabis plant".	United Nations (1961)
1964	Δ^9-Tetrahydrocannabinol (THC) wird in seiner chemischen Struktur durch Yehiel Gaoni und Raphael Mechoulam identifiziert.	Gaoni und Mechoulam (1964)
1986	In den USA werden am 31.05.1985 durch die FDA und am 13.05.1986 durch die DEA Gelatinekapseln mit synthetischem THC als („Dronabinol") in Sesamöl unter dem Markennamen „Marinol®"	

Jahr	Ereignis	Quelle
	als Medikament zugelassen.	
1988	Entdeckung spezifischer Cannabinoidrezeptoren in Säugetieren (CB1) durch die Forschergruppe um A.C. Howlett.	Devane et al. (1988)
1990	Die Aminosäuresequenz des CB1-Rezeptorgens wird aufgeklärt.	Matsuda et al. (1990)
1992	Identifikation des ersten endogenen Cannabinoidrezeptoragonisten Arachidonoylethanolamid (Anandamid, AEA, spezifisch für CB1) durch eine Arbeitsgruppe um Raphael Mechoulam.	Devane et al. (1992)
1993	Entdeckung der peripheren CB2-Cannabinoidrezeptoren auf Makrophagen und Monozyten der Rattenmilz.	Munro et al. (1993)
1995	Identifikation eines zweiten endogenen Liganden für Cannabinoidrezeptoren 2-Arachidonoylethanolamid (2-AG).	Mechoulam et al. (1995)
2002	Die gentechnische Erzeugung transgener Mäuse ohne CB1-Rezeptoren ermöglicht neue Erkenntnisse über die Bedeutung der Endocannabinoide bei der Angstverarbeitung.	Marsicano et al. (2002)
2003	Die erste große kontrollierte klinische Studie mit THC und Cannabisextrakt als Medikament (Multiple Sklerose) wird vorgelegt.	Zajcek et al. (2003)
2004	Das pflanzliche Gen, welches über die THCA-Synthase den THC bzw. THCA-Gehalt von Cannabis sativa L. reguliert, wird molekular beschrieben (ermöglicht die gentechnische Erzeugung THCA-reicherer Pflanzen).	Sirikantamaras et al. (2004)
2005	CB1-Rezeptoren werden selbst auf peripheren Nervenfasern der menschlichen Haut nachgewiesen.	Ständer et al. (2005)

Ergänzende Annmerkung zum Diskussionsteil:

Das „Institut de la santé et de la recherche médicale" (www.inserm.fr) hat 2001 eine Expertise „Cannabis - Quels effets sur le comportement et la santé? Synthèse et recommandations" vorgelegt, die zu den einflussreichsten Expertisen zum Thema gezählt werden muss. Zumindest die Expertinnen und Experten innerhalb der Leserschaft werden dieses Werk zu Recht unter den zehn Expertisen, die im Diskussionsteil genutzt wurden, vermisst haben. Für die Entscheidung, zu diesem wichtigen Text im Diskussionsteil nicht ausführlich Bezug zu nehmen, war der folgende Aspekt wesentlich: Die kanadische Expertise (Senate Canada, 2002) bezieht sich in ihrer Risikoeinschätzung weitgehend auf die INSERM-Expertise und gibt ganze Textteile und Tabellen in englischer Übersetzung wieder. Der Zugang zur englischen Fachsprache der kanadischen Expertise war wesentlich leichter als der zur französischen Fachsprache der INSERM-Expertise, so dass Missverständnisse mit größerer Sicherheit ausgeschlossen werden konnten.

6 Verzeichnisse

6.1 Tabellenverzeichnis

Seite

Tabelle 1:	Vergleich zentraler Ergebnisse von Kleiber und Kovar (1998) mit dem Forschungsstand Frühjahr 2002 (dargestellt anhand des „Cannabis 2002 Report", Ministry of Public Health of Belgium, 2002)	1
Tabelle 2:	Diverse Drogen und Indikatoren der Publikationshäufigkeit in wissenschaftlichen Veröffentlichungen und im Internet	8
Tabelle 3:	Zur Relevanz von Studien für diese Expertise	11
Tabelle 4:	Zur Anzahl von Publikationen der unterschiedlichen Relevanzklassen	12
Tabelle 5:	Definition relevanter Studiendesigns nach DEGAM (2000)	15
Tabelle 6:	Evidenzlevel relevanter Studiendesigns bei Kausalitätsfragen nach DEGAM (2000)	16
Tabelle 7:	Ausgewählte aktuelle Prävalenzdaten des Cannabiskonsums	21
Tabelle 8a:	Untersuchungen zu respiratorischen Risiken des Cannabiskonsums, Evidenzklasse E-A: Randomisierte kontrollierte Studien und Längsschnittstudien	30
Tabelle 8b:	Untersuchungen zu respiratorischen Risiken des Cannabiskonsums, Evidenzklasse E-B: Fall-Kontroll-Studien, Querschnittsstudien und Fallberichte	31
Tabelle 9a:	Untersuchungen zu karzinogenen Effekten des Cannabiskonsums, Evidenzklasse E-A: Randomisierte kontrollierte Studien und Längsschnittstudien	33
Tabelle 9b:	Untersuchungen zu karzinogenen Effekten des Cannabiskonsums, Evidenzklasse E-B: Fall-Kontroll-Studien, Querschnittsstudien und Fallberichte	34
Tabelle 10a:	Untersuchungen zu kardiovaskulären Risiken des Cannabiskonsums, Evidenzklasse E-A: Randomisierte kontrollierte Studien und Längsschnittstudien	37
Tabelle 10b:	Untersuchungen zu kardiovaskulären Risiken des Cannabiskonsums, Evidenzklasse E-B: Fall-Kontroll-Studien, Querschnittsstudien und Fallberichte	38
Tabelle 11a:	Untersuchungen zu Risiken des Cannabiskonsums in Bezug auf das Immunsystem, Evidenzklasse E-A: Randomisierte kontrollierte Studien und Längsschnittstudien	41

Seite

Tabelle 11b:	Untersuchungen zu Risiken des Cannabiskonsums in Bezug auf das Immunsystem, Evidenzklasse E-B: Fall-Kontroll-Studien, Querschnittsstudien und Fallberichte	43
Tabelle 12:	Untersuchungen zur Auswirkung des Cannabiskonsums auf die Sexualität, Evidenzklasse E-B: Fall-Kontroll-Studien, Querschnittsstudien und Fallberichte	44
Tabelle 13a:	Untersuchungen zur Auswirkung mütterlichen Cannabiskonsums auf die Schwangerschaft und die körperliche Kindesentwicklung, Evidenzklasse E-A: Randomisierte kontrollierte Studien und Längsschnittstudien	45
Tabelle 13b:	Untersuchungen zur Auswirkung mütterlichen Cannabiskonsums auf die Schwangerschaft und die körperliche Kindesentwicklung, Evidenzklasse E-B: Fall-Kontroll-Studien, Querschnittsstudien und Fallberichte	45
Tabelle 14:	Untersuchungen zu Auswirkungen mütterlichen Cannabiskonsums auf die seelische Gesundheit und Leistungsfähigkeit des Kindes, Evidenzklasse E-B: Fall-Kontroll-Studien, Querschnittsstudien und Fallberichte	48
Tabelle 15a:	Untersuchungen zur Auswirkung des Cannabiskonsums auf die spätere Drogenaffinität, Evidenzklasse E-A: Randomisierte kontrollierte Studien und Längsschnittstudien	54
Tabelle 15b:	Untersuchungen zur Auswirkung des Cannabiskonsums auf die spätere Drogenaffinität, Evidenzklasse E-B: Fall-Kontroll-Studien, Querschnittsstudien und Fallberichte	58
Tabelle 16a:	Untersuchungen zur Cannabisabhängigkeit, Evidenzklasse E-A: Randomisierte kontrollierte Studien und Längsschnittstudien	62
Tabelle 16b:	Untersuchungen zur Cannabisabhängigkeit, Evidenzklasse E-B: Fall-Kontroll-Studien, Querschnittsstudien und Fallberichte	67
Tabelle 17a:	Untersuchungen zu Zusammenhängen von Cannabiskonsum und psychotischen Störungen, Evidenzklasse E-A: Randomisierte kontrollierte Studien und Längsschnittstudien	71
Tabelle 17b:	Untersuchungen zu Zusammenhängen von Cannabiskonsum und psychotischen Störungen; Evidenzklasse E-B: Fall-Kontroll-Studien, Querschnittsstudien und Fallberichte	75
Tabelle 18:	Ergebnisse der Metaanalyse von Gorman und Derzon (2002, S. 197f.)	79
Tabelle 19:	Studienlage zur psychischen Belastung im Zusammenhang mit Cannabiskonsum	80

Seite

Tabelle 20a:	Untersuchungen zu Zusammenhängen von Cannabiskonsum und Merkmalen psychischer Belastung, Evidenzklasse E-A: Randomisierte kontrollierte Studien und Längsschnittstudien	81
Tabelle 20b:	Untersuchungen zu Zusammenhängen von Cannabiskonsum und Merkmalen psychischer Belastung, Evidenzklasse E-B: Fall-Kontroll-Studien, Querschnittsstudien und Fallberichte	85
Tabelle 21a:	Cannabis und Motivation, Schulabschluss, beruflicher Erfolg, Evidenzklasse E-A: Randomisierte kontrollierte Studien und Längsschnittstudien	96
Tabelle 21b:	Cannabis und Motivation, Schulabschluss, beruflicher Erfolg, Evidenzklasse E-B: Fall-Kontroll-Studien, Querschnittsstudien und Fallberichte	98
Tabelle 22a:	Untersuchungen mit bildgebender Methodik, Evidenzklasse E-A: Randomisierte kontrollierte Studien und Längsschnittstudien	103
Tabelle 22b:	Untersuchungen mit bildgebender Methodik, Evidenzklasse E-B: Fall-Kontroll-Studien, Querschnittsstudien und Fallberichte	104
Tabelle 23:	Übersicht über die kontrollierten Studien zu Cannabisakuteffekten	112
Tabelle 24:	Untersuchungen zu neurokognitiven Akuteffekten des Cannabiskonsums, Evidenzklasse E-A: Randomisierte kontrollierte Studien und Längsschnittstudien	113
Tabelle 25:	Übersicht über die Studien zu Langzeiteffekten von Cannabis bei Nichtausschluss von Studien ohne Urinkontrollen	119
Tabelle 26:	Übersicht über die Studien zu Langzeiteffekten von Cannabis bei Ausschluss von Studien ohne Urinkontrollen	119
Tabelle 27a:	Untersuchungen zu neurokognitiven Langzeiteffekten des Cannabiskonsums, Evidenzklasse E-A: Randomisierte kontrollierte Studien und Längsschnittstudien	120
Tabelle 27b:	Untersuchungen zu neurokognitiven Langzeiteffekten des Cannabiskonsums, Evidenzklasse E-B: Fall-Kontroll-Studien, Querschnittsstudien und Fallberichte	125
Tabelle 28a:	Cannabis und Fahrtauglichkeit bzw. Verkehrsverhalten, Evidenzklasse E-A: Randomisierte kontrollierte Studien und Längsschnittstudien	135
Tabelle 28b:	Cannabis und Fahrtauglichkeit bzw. Verkehrsverhalten, Evidenzklasse E-B: Fall-Kontroll-Studien, Querschnittsstudien und Fallberichte	138

Seite

Tabelle 29:	Körperliche Effekte des Cannabiskonsums nach den Informationen von nach 1996 erschienenen Cannabisexpertisen, aufgeteilt in akute und Langzeiteffekte	145
Tabelle 30:	Psychische und psychosoziale Effekte des Cannabiskonsums nach den Informationen von nach 1996 erschienenen Cannabisexpertisen, aufgeteilt in akute und Langzeiteffekte	152
Tabelle 31:	Neurokognitive Effekte des Cannabiskonsums nach den Informationen der nach 1996 erschienenen Cannabisexpertisen, aufgeteilt in akute und Langzeiteffekte	157
Tabelle 32:	Veränderungen des Forschungsstandes seit Kleiber und Kovar (1998)	160
Tabelle A.1:	Zusatzinformationen zu zentralen Begriffen der Expertise	163
Tabelle A.2:	Zeittafel zu Cannabis in Auswahl mit Quellenbelegen	165

6.2 Abbildungsverzeichnis

Seite

Abbildung 1: Bei PubMed verzeichnete Publikationen „Cannabis OR Marijuana" 6

Abbildung 2: Bei PubMed verzeichnete Publikationen „Cannabis OR Marijuana OR Cannabinoid" 7

Abbildung 3: Bei PubMed verzeichnete Publikationen „Cannabis OR Marijuana" und „Cannabis OR Marijuana OR Cannabinoid" in Prozent der Gesamtpublikationstätigkeit 7

Abbildung 4: Zahl der Links für ausgewählte themenrelevante Begriffe zum Wortfeld „Cannabis", geschätzt durch die Internet-Suchmaschine Google (http://www.google.de) am 05.01.2006 8

Abbildung 5: Prozess der Bildung des Kerndatensatzes für das Systematische Review 14

Abbildung 6: Cannabiserfahrung (%) von Jugendlichen und jungen Erwachsenen (12-25 Jährige) anhand der drei repräsentativen Befragungen der BZgA zur Drogenaffinität Jugendlicher im Untersuchungszeitraum (Quelle: BZgA, 1997, 2001, 2004) 20

Abbildung 7: Cannabis-Probierbereitschaft (links, %) und mittleres Erstkonsumalter (rechts, in Jahren) von Jugendlichen und jungen Erwachsenen (12-25 Jährige) anhand der vier repräsentativen Befragungen der BZgA zur Drogenaffinität Jugendlicher vor und im Untersuchungszeitraum (Quelle: BZgA, 1997, 2001, 2004) 21

Abbildung 8: Jährliche Menge des sichergestellten Haschisch und Marihuana in 1000 Kg (Zahlen des Bundeskriminalamtes, BKA, 2005, S. 63, http://www.bka.de) 23

Abbildung 9: Erfasste Drogendelikte im Zusammenhang mit Cannabis (Zahlen des Bundeskriminalamtes, BKA, 2005, S. 63, http://www.bka.de) 24

Abbildung 10: Neuzugänge von Cannabisklienten zu ambulanter Betreuung (Quelle: bis 2002 Simon et al., 2004, S. 38; danach Simon et al., 2005, S. 61) 25

Abbildung 11: Prozentualer Anteil von Cannabis als Hauptdroge bei der Behandlung drogenbezogener Probleme in westeuropäischen Staaten 2003 (UNODC, 2005, S. 369) und Bevölkerungsanteil mit Cannabiskonsum (%) im vergangenen Jahr in westeuropäischen Staaten 2003 (UNODC, 2005, S. 373) 26

Abbildung 12: Prozentualer Anteil der Hauptdiagnosen „Schädlicher Gebrauch/Abhängigkeit" bezüglich Opiaten und Cannabis an den Hauptdiagnosen im Bereich stationärer Behandlungen (Quelle: Simon et al., 2001, 2002, 2004, 2005; Hoch et al., 2000; Spegel et al., 2003) 27

Abbildung 13: Prozentualer Anteil der Frauen an den Klienten ambulanter Beratungsstellen bzw. stationärer Einrichtungen nach Hauptdiagnosesubstanzklasse (Quelle: Simon et al., 2005, S. 106f.) 27

6.3 Literaturverzeichnis

*Abrams, D. I., Hilton, J. F., Leiser, R. J., Shade, S. B., Elbeik, T. A., Aweeka, F. T., et al. (2003). Short-Term Effects of Cannabinoids in Patients with HIV-1 Infection. A Randomized, Placebo-Controlled Clinical Trial. *Annals of Internal Medicine, 139*, 258-266.

Adams, R., Baker, B. R., & Wearn, R. B. (1940). Structure of cannabinol. III. Synthesis of cannabinol. l-hydroxy-3-n-amyl-6,6,9-trimethyl-6-dibenzopyran. *Journal of the American Chemical Society, 62*, 2204-2207.

*Agosti, V., Nunes, E., & Levin, F. (2002). Rates of Psychiatric Comorbidity among U.S. Residents with Lifetime Cannabis Dependence. *American Journal of Drug and Alcohol Abuse, 28*(4), 643-652.

Agrawal, A., Jacobson, K. C., Prescott, C. A., & Kendler, K. S. (2004). A Twin Study of Personality and Illicit Drug Use and Abuse/Dependence. *Twin Research, 7*(1), 72-81.

Agrawal, A., Neale, M. C., Prescott, C. A., & Kendler, K. S. (2004). A twin study of early cannabis use and subsequent use and abuse/dependence of other illicit drugs. *Psychological Medicine, 34*, 1227-1237.

*Agrawal, A., Prescott, C. A., & Kendler, K. S. (2004). Forms of Cannabis and Cocaine: A Twin Study. *American Journal of Medical Genetics Part B (Neuropsychiatric Genetics), 129B*, 125-128.

*Aharonovich, E., Liu, X., Samet, S., Nunes, E., Waxman, R., & Hasin, D. (2005). Postdischarge Cannabis Use and Its Relationship to Cocaine, Alcohol, and Heroin Use: A Prospective Study. *American Journal of Psychiatry, 162*, 1507-1514.

*Ahrens, A. G. M. S., & Bressi, T. (2005). Should Marijuana Be Considered a Risk Factor for Oral Cancer? *Additive Disorders & Their Treatment, 4*(2), 77-80.

*Albery, I. P., Strang, J., Gossop, M., & Griffiths, P. (2000). Illicit drugs and driving: prevalence, beliefs and accident involvement among a cohort of current out-of-treatment drug users. *Drug and Alcohol Dependence, 58*, 197-204.

*Amen, D. G., & Waugh, M. (1998). High Resolution Brain SPECT Imaging of Marijuana Smokers with AD/HD. *Journal of Psychoactive Drugs, 30*(2), 209-214.

*Arendt, M., & Munk-Joergensen, P. (2004). Heavy cannabis users seeking treatment. *Social Psychiatry and Psychiatric Epidemiology, 39*, 97-105.

*Arendt, M., Rosenberg, R., Foldager, L., Perto, G., & Munk-Joergensen, P. (2005). Cannabis-induced psychosis and subsequent schizophrenia-spectrum disorders: follow-up study of 535 incident cases. *British Journal of Psychiatry, 187*, 510-515.

*Arseneault, L., Cannon, M., Poulton, R., Murray, R., Caspi, A., & Moffitt, T. E. (2002). Cannabis use in adolescence and risk for adult psychosis: longitudinal prospective study. *British Medical Journal, 325*, 1212-1213.

*Baldwin, G. C., Tashkin, D. P., Buckley, D. M., Park, A. N., Dubinett, S. M., & Roth, M. D. (1997). Marijuana and Cocaine Impair Alveolar Macrophage Function and Cytokine Production. *American Journal of Respiratory Critical Care Medicine, 156*, 1606-1613.

*Barnes, T. R. E., Mutsatsa, S. H., Hutton, S. B., Watt, H. C., & Joyce, E. M. (2006). Comorbid substance use and age at onset of schizophrenia. *British Journal of Psychiatry, 188*, 237-242.

*Barnwell, S. S., Earleywine, M., & Wilcox, R. (2006). Cannabis, motivation, and life satisfaction in an internet sample. *Substance Abuse Treatment, Prevention and Policy, 1*(1), 2.

*Barsky, S. H., Roth, M. D., Kleerup, E. C., Simmons, M. S., & Tashkin, D. P. (1998). Histopathologic and Molecular Alterations in Bronchial Epithelium in Habitual Smokers of Marijuana, Cocaine, and/or Tobacco. *Journal of the National Cancer Institute, 90*(16), 1198-1205.

*Baumeister, S. E., & Tossmann, P. (2005). Association between Early Onset of Cigarette, Alcohol and Cannabis Use and Later Drug Use Patterns: An Analysis of a Survey in European Metropolises. *European Addiction Research, 11*, 92-98.

Baumgärtner, T. (2004). *Ausgewählte Ergebnisse der Schüler- und Lehrerbefragung zum Umgang mit Suchtmitteln "Hamburger SCHULBUS" 2004* (Report). Hamburg: Büro für Suchtprävention.

Beam, W. A. (1911). Test for Hashish. *Wellcome Research Laboratories Reports, 4B*, 25-26.

*Beautrais, A. L., Joyce, P. R., & Mulder, R. T. (1999). Cannabis abuse and serious suicide attempts. *Addiction, 94*(8), 1155-1164.

*Begg, D. J., & Langley, J. D. (2004). Identifying predictors of persistent non-alcohol or drug-related risky driving behaviours among a cohort of young adults. *Accident Analysis and Prevention, 36*, 1067-1071.

*Begg, D. J., Langley, J. D., & Stephenson, S. (2003). Identifying factors that predict persistent driving after drinking, unsafe driving alter drinking, and driving after using cannabis among young adults. *Accident Analysis and Prevention, 35*, 669-675.

*Berding, G., Müller-Vahl, K., Schneider, U., Gielow, P., Fitschen, J., Stuhrmann, M., et al. (2004). [^{123}I]AM281 Single-Photon Emission Computed Tomography Imaging of Central Cannabinoid CB_1 Receptor Before and After delta^9-Tetrahydrocannabinol Therapy and Whole-Body Scanning for Assessment of Radiation Dose in Tourette Patients. *Biological Psychiatry, 55*, 904-915.

*Berding, G., Schneider, U., Gielow, P., Buchert, R., Donnerstag, F., Knapp, W. H., et al. (2006). Feasibility of central CB_1 receptor imaging with [^{124}I]AM281 PET demonstrated in a schizophrenic patient. *Psychiatry Research: Neuroimaging*.

Bernard, C., Milh, M., Morozov, Y. M., Ben-Ari, Y., Freund, T. F., & Gozlan, H. (2005). Altering cannabinoid signaling during development disrupts neuronal activity. *Proceedings of the National Academy of Sciences, 102*(26), 9388-9393.

*Best, D., Gross, S., Manning, V., Gossop, M., Witton, J., & Strang, J. (2005). Cannabis use in adolescents: the impact of risk and protective factors and social functioning. *Drug and Alcohol Review, 24*, 483-488.

*Block, R. I. et al. (2000^a). Effects of frequent marijuana use on brain tissue volume and composition. *NeuroReport, 11*(3), 491-496.

*Block, R. I. et al. (2000^b). Cerebellar hypoactivity in frequent marijuana users. *NeuroReport, 11*, 749-753.

*Block, R. I. et al. (2002). Effects of frequent marijuana use on memory-related regional cerebral blood flow. *Pharmacology, Biochemistry and Behavior, 72*, 237-250.

*Blows, S. et al. (2005). Marijuana use and car crash injury. *Addiction, 100*, 605-611.

*Bogorodzki, P., Rogowska, J., IEEE, M., & Yurgelun-Todd, D. A. (2005). Structural Group Classification Technique Based on Regional fMRI BOLD Responses. *IEEE Transactions on Medical Imaging, 24*, 389-398.

*Boles Ponto, L. L., O'Leary, D. S., Koeppel, J., Block, R. I., Watkins, G. L., Richmond, J. C. W., et al. (2004). Effect of Acute Marijuana on Cardiovascular Function and Central Nervous System Pharmacokinetics of [^{15}O]Water: Effect in Occasional and Chronic Users. *Journal of Clinical Pharmacology, 44*, 751-766.

*Bolla, K. I., Brown, K., Eldreth, D., Tate, K., & Cadet, J. L. (2002). Dose-related neurocognitive effects of marijuana use. *Neurology, 59*, 1337-1343.

*Bolla, K. I., Eldreth, D. A., Matochik, J. A., & Cadet, J. L. (2005). Neural substrates of faulty decision-making in abstinent marijuana users. *NeuroImage, 26*, 480-492.

*Bonn-Miller, M. O., Zvolensky, M. J., Leen-Feldner, E. W., Feldner, M. T., & Yartz, A. R. (2005). Marijuana Use Among Daily Tobacco Smokers: Relationship to Anxiety-Related Factors. *Journal of Psychopathology and Behavioral Assessment, 27*(4), 279-289.

Borowsky, I. W., Ireland, M., & Resnick, M. D. (2001). Adolescent Suicide Attempts: Risks and Protectors. *Pediatrics, 107*, 485-493.

*Bovasso, G. B. (2001). Cannabis Abuse as a Risk Factor for Depressive Symptoms. *American Journal of Psychiatry, 158*, 2033-2037.

*Boys, A., Farrell, M., Taylor, C., Marsden, J., Goodman, R., Brugha, T., et al. (2003). Psychiatric morbidity and substance use in young people aged 13-15 years: results from the Child and Adolescent Survey of Mental Health. *British Journal of Psychiatry, 182*, 509-517.

*Bray, J. W., Zarkin, G. A., Ringwalt, C., & Qi, J. (2000). The relationship between marijuana initiation and dropping out of high school. *Health Economics, 9*, 9-18.

*Brodbeck, J., Matter, M., & Moggi, F. (2005). Konsumhäufigkeit von Cannabis als Indikator für biopsychosoziale Belastungen bei Schweizer Jugendlichen. *Zeitschrift für Klinische Psychologie und Psychotherapie, 34*,(3), 188-195.

*Brook, D. W., Brook, J. S., Zhang, C., Cohen, P., & Whiteman, M. (2002). Drug Use and the Risk of Major Depressive Disorder, Alcohol Dependence, and Substance Use Disorders. *Archives of General Psychiatry, 59*, 1039-1044.

Budney, A. J., & Hughes, J. R. (2006). The cannabis withdrawal syndrome. *Current Opinion in Psychiatry, 19*(3), 233-238.

*Budney, A. J., Hughes, J. R., Moore, B. A., & Novy, P. L. (2001). Marijuana Abstinence Effects in Marijuana Smokers Maintained in Their Home Environment. *Archives of General Psychiatry, 58*(10), 917-924.

*Budney, A. J., Moore, B. A., Vandrey, R. G., & Hughes, J. R. (2003). The Time Course and Significance of Cannabis Withdrawal. *Journal of Abnormal Psychology, 112*(3), 393-402.

Bundeskriminalamt (BKA). (2005). *Bundeslagebild Rauschgift 2004 Bundesrepublik Deutschland*. Wiesbaden: Bundeskriminalamt.

Bundeszentrale für gesundheitliche Aufklärung (BZgA). (1998). *Die Drogenaffinität Jugendlicher in der Bundesrepublik Deutschland 1997. Eine Wiederholungsbefragung der Bundeszentrale für gesundheitliche Aufklärung, Köln* (Report). Köln: Bundeszentrale für gesundheitliche Aufklärung (BZgA).

Bundeszentrale für gesundheitliche Aufklärung (BZgA). (2001). *Die Drogenaffinität Jugendlicher in der Bundesrepublik Deutschland 2001. Eine Wiederholungsbefragung der Bundeszentrale für gesundheitliche Aufklärung, Köln* (Report). Köln: Bundeszentrale für gesundheitliche Aufklärung (BZgA).

Bundeszentrale für gesundheitliche Aufklärung (BzgA). (2004). *Die Drogenaffinität Jugendlicher in der Bundesrepublik Deutschland 2004. Eine Wiederholungsbefragung der Bundeszentrale für gesundheitliche Aufklärung, Köln. Teilband Illegale Drogen.* Köln: Bundeszentrale für gesundheitliche Aufklärung (BzgA).

*Buttler, G. K., & Montgomery, A. M. (2004). Impulsivity, risk taking and recreational 'ecstasy' (MDMA) use. *Drug and Alcohol Dependence, 76*(1), 55-62.

*Cahn, W., Hulshoff Pol, H. E., Caspers, E., van Haren, N. E. M., Schnack, H. G., & Kahn, R. S. (2004). Cannabis and brain morphology in recent-onset schizophrenia. *Schizophrenia Research, 67*, 305-307.

Campbell, D. T., & Stanley, J. C. (1963). *Experimental and quasi-experimental designs for research.* Chicago IL: Rand McNally.

*Caspi, A., Moffitt, T. E., Cannon, M., McClay, J., Murray, R. M., Harrington, H. L., et al. (2005). Moderation of the Effects of Adolescent-Onset Cannabis Use on Adult Psychosis by a Functional Polymorphism in the Catechol-O-Methyltransferase Gene: Longitudinal Evidence of a GeneX Environment Interaction. *Biological Psychiatry, 57*, 1117-1127.

*Chabrol, H., Duconge, E., Casas, C., Roura, C., & Carey, K. B. (2005). Relations between cannabis use and dependence, motives for cannabis use and anxious, depressive and borderline symptomatology. *Addictive Behaviors, 30*, 829-840.

*Chang, L., Yakupov, R., Cloak, C., & Ernst, T. (2006). Marijuana use is associated with a reorganized visual-attention network and cerebellar hypoactivation. *Brain, 129*, 1096-1112.

*Chen, C. Y., O'Brien, M. S., & Anthony, J. C. (2005). Who becomes cannabis dependent soon after onset of use? Epidemiological evidence from the United States: 2000-2001. *Drug and Alcohol Dependence, 79*, 11-22.

Chen, J., Errico, S. L., & Freed, W. J. (2005). Reactive oxygen species and p38 phosphorylation regulate the protective effects of delta-9-tetrahydrocannabinol in the apoptotic response to NMDA. *Neuroscience Letters, 389*, 99-103.

Chen, J., Lee, C.-T., Errico, S., Deng, X., Cadet, J. L., & Freed, W. J. (2005). Protective effects of Δ^9-tetrahydrocannabinol against N-methyl-D-aspartte-induced AF5 cell death. *Molecular Brain Research, 134*, 215-225.

Chen, J., Matias, I., Dinh, T., Lu, T., Venezia, S., Nieves, A.., Woodward, D. F., & Di Marzo, V. (2005). Finding of endocannabinoids in human eye tissues: Implications for glaucoma. *Biochemical and Biophysical Research Communications, 330*, 1062-1067.

Cheng, J. Y. K., Chan, D. T. W., & Mok, V. K. K. (2005). An epidemiological study on alcohol/drugs related fatal traffic crash cases of deceased drivers in Hong Kong between 1996 and 2000. *Forensic Science International, 153*, 196-201.

Cichewicz, D. L. (2004). Synergistic interactions between cannabinoid and opioid analgesics. *Life Sciences, 74*, 1317-1324.

*Coffey, C., Carlin, J. B., Degenhardt, L., Lynskey, M., Sanci, L., & Patton, G. C. (2002). Cannabis dependence in young adults: an Australian population sudy. *Addiction, 97*, 187-194.

*Combemale, P., Consort, T., Denis-Thelis, L., Estival, J.-L., Dupin, M., & Kanitakis, J. (2005). Cannabis arteritis. *British Journal of Dermatology, 152*, 166-169.

Compton, W. M., Grant, B. F., Colliver, J. D., Glantz, M. D., & Stinson, F. S. (2004). Prevalence of marijuana use disorders in the United States. 1991 – 1992 and 2001 – 2002. *Journal of the*

American Medical Association, 291, 2114-2121.

*Croft, R. J., Mackay, A. J., Mills, A. T., & Gruzelier, J. G. (2001). The relative contributions of ecstasy and cannabis to cognitive impairment. *Psychopharmacology (Berl), 153*(3), 373-379.

*Curran, H. V., Brignell, C., Fletcher, S., Middleton, P., & Henry, J. (2002). Cognitive and subjective dose-response effects of acute oral tetrahydrocannabinol (THC) in infrequent cannabis users. *Psychopharmacology, 164*, 61-70.

*Dafters, R. I., Hoshi, R., & Talbot, A. C. (2004). Contribution of cannabis and MDMA ("ecstasy") to cognitive changes in long-term polydrug users. *Psychopharmacology, 173*, 405-410.

Daumann, J., Pelz, S., Becker, S., & Tuchtenhagen, F. (2001). Psychological profile of abstinent recreational Ecstasy (MDMA) users and significance of concomitant cannabis use. *Human Psychopharmacol Clin Exp, 16*, 627-633.

De Mendelssohn, A., Kasper, S., & Tauscher, J. (2004). Neuroimaging in substance abuse disorder. *Nervenarzt, 75*(7), 651-652.

Dean, B., Sundram, S., Bradbury, R., Scarr, E., & Copolov, D. (2001). Studies on [^{3}H]CP-55940 binding in the human central nervous system: regional specific changes in density of cannabinoid-1 receptors associated with schizophrenia and cannabis use. *Neuroscience, 103*(1), 9-15.

*Degenhardt, L., & Hall, W. (2001). The association between psychosis and problematical drug use among Australian adults: findings from the National Survey of Mental Health and Well-Being. *Psychological Medicine, 31*, 659-668.

*Degenhardt, L., Hall, W., & Lynskey, M. (2001[a]). The relationship between cannabis use, depression and anxiety among Australian adults: finding from the National Survey of Mental Health and Well-Being. *Social Psychiatry and Psychiatric Epidemiology, 36*, 219-227.

*Degenhardt, L., Hall, W., & Lynskey, M. (2001[b]). The relationship between cannabis use and other substance use in the general population. *Drug and Alcohol Dependence, 64*, 319-327.

*Degenhardt, L., Hall, W., & Lynskey, M. (2003). Exploring the association between cannabis use and depression. *Addiction, 98*, 1493-1504.

*DeLisi, L. E., Bertisch, H. C., Szulc, K. U., Majcher, M., Brown, K., Bappal, A., et al. (2006). A preliminary DTI study showing no brain structural change associated with adolescent cannabis use. *Harm Reduction Journal (in press), 3*.

Department of the Parliamentary Library. (2001). *Reforming the Old and Refining the New: A Critical Overview of Australian Approaches to Cannabis. Research Paper No. 6 2001-02.*

Deutsche Gesellschaft für Allgemeinmedizin und Familienmedizin (DEGAM). (2000). *Autorenmanual „Levels of Evidence".* Sektion Qualitätsförderung – AK Leitlinien.

Devane, W. A., Dysarz, F. A., Johnson, M. R., Melvin, S. L., Howlett, A. C. (1988). Determination and characterization of a cannabinoid receptor in rat brain. *Molecular Pharmacology, 34*, 605-613.

Devane, W. A., Hanus, L., Breuer, A., Pertwee, R. G., Stevenson, L. A., Griffin, G., Gibson, D., Mandelbaum, A., Etinger, A., Mechoulam, R. (1992). Isolation and structure of a brain constituent that binds to the cannabinoid receptor. *Science, 258*, 1946-1949.

*DeWit, D. J., Hance, J., Offord, D. R., & Ogborne, A. (2000). The influence of early and frequen use of marijuana on the risk of desistance and of progression to marijuana-related harm. *Preventive Medicine, 31*, 455-464.

*Diego, M. A., Field, T. M., & Sanders, C. E. (2003). Academic performance, popularity, and depression predict adolescent substance use. *Adolescence, 38*(149), 35-42.

*Disdier, P., Granel, B., Serratrice, J., Constans, J., Michon-Pasturel, U., Hachulla, E., et al. (2001). Cannabis Arteritis Revisited. Ten New Case Reports. *Angiology, 52*(1), 1-5.

Du Halde, J.-B. (1736). *Description géographique, historique etc. de la Chine*. Paris.

*Ducasse, E., Chevalier, J., Dasnoy, D., Speziale, F., Fiorani, P., & Puppinck, P. (2004). Popliteal Artery Entrapment Associated with Cannabis Arteritis. *European Journal of Vascular and Endovascular Surgery, 27*, 327-332.

Dussy, F. E., Hamberg, C., Luginbühl, M., Schwerzmann, T., & Briellmann, T. A. (2005). Isolation of delta-9-THCA-A from hemp and analytical aspects concerning the determination of delta-9-THC in cannabis products. *Forensic Science International, 149*, 3-10.

*Ehrenreich, H., Rinn, T., Kunert, H. J., Moeller, M. R., Poser, W., Schilling, L., et al. (1999). Specific attentional dysfunction in adults following early start of cannabis use. *Psychopharmacology, 142*, 295-301.

Eidgenössische Kommission für Drogenfragen (EKDF). (1999). *Cannabisbericht* (Report). Zürich: Bundesamt für Gesundheit, Koordinations- und Dienstleistungsplattform Drogen, Schweiz.

*Eldreth, D. A., Matochik, J. A., Cadet, J. L., & Bolla, K. I. (2004). Abnormal brain activity in prefrontal brain regions in abstinent marijuana users. *NeuroImage, 23*, 914-920.

Ellgren, M., Hurd, Y. L., & Franck, J. (2004). Amphetamine effects on dopamine levels and behavior following cannabinoid exposure during adolescence. *European Journal of Pharmacology, 497*, 205-213.

*Elwan, O., Hassan, A. A. H., Naseer, M. A., Elwan, F., Deif, R., El Serafy, O. E., et al. (1997). Brain aging in a sample of normal Egyptians cognition, education, addiction and smoking. *Journal of Neurological Sciences, 148*, 79-86.

Essau, C. A., Stigler, H., & Scheipl, J. (2002). *Epidemiology and comorbidity*. In C. A. Essau (Ed.). Substance abuse and dependence in adolescence. (pp. 63-85). Hove (UK): Brunner-Routledge.

European Monitoring Centre for Drugs and Drug Addiction (EMCDDA). (2005). *Thematic Papers - Youth Media* (Report). Lisbon: European Monitoring Centre for Drugs and Drug Addiction (EMCDDA).

*Everett, S. A., Lowry, R., Cohen, L. R., & Dellinger, A. M. (1999). Unsafe motor vehicle practices among substance-using college students. *Accident Analysis and Prevention, 31*, 667-673.

*Ferdinand, R. F., van den Ende, J., Bongers, I., Selten, J.-P., Huizink, A., & Verhulst, F. C. (2005). Cannabis-psychosis pathway independent of other types of psychopathology. *Schizophrenia Research, 79*, 289-295.

Ferdinand, R. F. et al. (2005). Cannabis use predicts future psychotic symptoms, and vice versa. *Addiction, 100*, 612-618.

*Fergusson, D. M., & Horwood, L. J. (2000). Cannabis use and dependence in a New Zealand birth cohort. *New Zealand Medical Journal, 113*, 156-158.

*Fergusson, D. M., & Horwood, L. J. (2000). Does cannabis use encourage other forms of illicit drug use? *Addiction, 95*(4), 505-520.

*Fergusson, D. M., & Horwood, L. J. (2001). Cannabis use and traffic accidents in a birth cohort of young adults. *Accident Analysis and Prevention, 33*, 703-711.

*Fergusson, D. M., Horwood, L. J., & Beautrais, A. L. (2003). Cannabis and educational achievement.

Addiction, 98, 1681-1692.
Fergusson, D. M., Horwood, L. J., & Ridder, E. M. (2005). Mirken refuted: Reasons for Believing that the Association between Cannabis Use and Risk of Psychosis is probably causal. *Addiction, 100,* 715-716.
*Fergusson, D. M., Horwood, L. J., & Ridder, E. M. (2005). Tests of causal linkages between cannabis use and psychotic symptoms. *Addiction, 100,* 354-366.
*Fergusson, D. M., Horwood, L. J., & Swain-Campbell, N. (2002). Cannabis use and psychosocial adjustment in adolescent and young adulthood. *Addiction, 97,* 1123-1135.
Fergusson, D. M., Horwood, L. J., & Swain-Campbell, N. (2003). Cannabis dependence and psychotic symptoms in young people. *Psychological Medicine, 33,* 15-21.
Fergusson, D. M., Horwood, L. J., Lynskey, M. T., & Madden, P. A. F. (2003). Early Reactions to Cannabis Predict Later Dependence. *Archives of General Psychiatry, 60,* 1033-1039.
*Fergusson, D. M., Horwood, L. J., Northstone, K., & Team, A. S. (2002). Maternal use of cannabis and pregnancy outcome. *BJOG: International Journal of Obstetrics and Gynaecology, 109,* 21-27.
*Fergusson, D. M., Poulton, R., Smith, P. F., & Boden, J. M. (2006). Cannabis and psychosis. *British Medical Journal, 332,* 172-175.
*Fletcher, J. M., Page, J. B., Francis, D. J., Copeland, K., Naus, M. J., Davis, C. M., Morris, R., Krauskopf, D., & Satz, P. (1996). Cognitive correlates of long-term cannabis use in Costa Rican men. *Archives of General Psychiatry, 53*(11), 1051-1057.
*Fligiel, S. E. G., Roth, M. D., Kleerup, E. C., Barsky, S. H., Simmons, M. S., & Tashkin, D. P. (1997). Tracheobronchial histopathology in habitual smokers of cocaine, marijuana, and/or tobacco. *Chest, 112,* 319-326.
Fried, P. A. (2004). *Schwangerschaft.* In F. Grotenhermen (Hrsg.). Cannabis und Cannabinoide. Bern, Göttingen: Verlag Hans Huber.
*Fried, P. A., & Watkinson, B. (2000). Visuoperceptual functioning differs in 9- to 12-year olds prenatally exposed to cigarettes and marihuana. *Neurotoxicology and Teratology, 22,* 11-20.
*Fried, P. A., & Watkinson, B. (2001). Differential effects on facets of attention in adolescents prenatally exposed to cigarettes and marihuana. *Neurotoxicology and Teratology, 23,* 421-430.
*Fried, P. A., Watkinson, B., & Gray, R. (1998). Differential Effects on Cognitive Functioning in 9- to 12-Year Olds Prenatally Exposed to Cigarettes and Marihuana. *Neurotoxicology and Teratology, 20*(3), 293-306.
*Fried, P. A., Watkinson, B., & Gray, R. (1999). Growth from birth to early adolescence in offspring prenatally exposed to cigarettes and marijuana. *Neurotoxicology and Teratology, 21*(5), 513-525.
*Fried, P. A., Watkinson, B., & Gray, R. (2003). Differential effects on cognitive functioning in 13- to 16-year-olds prenatally exposed to cigarettes and marihuana. *Neurotoxicology and Teratology, 25,* 427-436.
*Fried, P. A., Watkinson, B., & Gray, R. (2005). Neurocognitive consequences of marihuana - a comparison with pre-drug performance. *Neurotoxicology and Teratology, 27,* 231-239.
*Fried, P. A., Watkinson, B., & Siegel, L. S. (1997). Reading and language in 9- to 12-year olds prenatally exposed to cigarettes and marijuana. *Neurotoxicology and Teratology, 19*(3), 171-83.
*Fried, P., Watkinson, B., James, D., & Gray, R. (2002). Current and former marijuana use: prelimi-

nary findings of a longitudinal study of effects on IQ in young adults. *Canadian Medical Association Journal, 166*(7), 887-891.

*Friedman, A. S., Glassman, K., & Terras, A. (2001). Violent Behavior as Related to Use of Marijuana and Other Drugs. *Journal of Addictive Diseases, 20*(1), 49-72.

Gable, R. S. (2004). Comparison of acute lethal toxicity of commonly abused psychoactive substances. *Addiction, 99*, 686-696.

Gaoni, Y., Mechoulam, R. (1964). Isolation, structure and partial synthesis of an active constituent of

*Goldschmidt, L., Day, N. L., & Richardson, G. A. (2000). Effects of prenatal marijuana exposure on child behavior problems at age 10. *Neurotoxicology and Teratology, 22*, 325-336.

*Goldschmidt, L., Richardson, G. A., Cornelius, M. D., & Day, N. L (2004). Prenatal marijuana and alcohol exposure and academic achievement at age 10. *Neurotoxicology and Teratology, 26*(4), 521-32.

Gonzalez, R., Carey, C., & Grant, I. (2002). Nonacute (Residual) Neuropsychological Effects of Cannabis Use: A Qualitative Analysis and Systematic Review. *Journal of Clinical Pharmacology, 42*, 48S-57S.

*Goodyear, K., Laws, D. & Turner, J. (2004).Bilateral spontaneous pneumothorax in a cannabis smoker. *Journal of the Royal Society of Medicine, 97*(9), 435-436.

*Gorman, D. M., & Derzon, J. H. (2002). Behavioral traits and marijuana use and abuse A meta-analysis of longitudinal studies. *Addictive Behaviors, 27*, 193-206.

*Gouzoulis-Mayfrank, E., Daumann, J., Tuchtenhagen, F., Pelz, S., Becker, S., Kunert, H. J., Fimm, B., & Sass, H. (2000). Impaired cognitive performance in drug free users of recreational ecstasy (MDMA). *Journal of Neurology, Neurosurgery and Psychiatry, 68*(6), 719-725.

*Grant, I., Gonzalez, R., Carey, C. L., Natarajan, L., & Wolfson, T. (2003). Non-acute (residual) neurocognitive effects of cannabis use: A meta-analytic study. *Journal of the International Neuropsychological Society, 9*, 679-689.

*Gray, K. A., Day, N. L., Leech, S., & Richardson, G. A. (2005). Prenatal marijuana exposure: Effect on child depressive symptoms at ten years of age. *Neurotoxicology and Teratology, 27*, 439-448.

*Green, B. E., & Ritter, C. (2000). Marijuana Use and Depression. *Journal of Health and Social Behavior, 41*, 40-49.

*Green-Hennessy, S. (2002). Factors Associated With Receipt of Behavioral Health Services Among Persons With Substance Dependence. *Psychiatric Services, 53*, 1592-1598.

Grotenhermen, F. (2004). *Cannabis und Cannabinoide*. Bern, Göttingen: Verlag Hans Huber.

*Gruber, A. J., Pope, H. G., & Oliva, P. (1997). Very Long-Term Users of Marijuana in the United States: A Pilot Study. *Substance Use & Misuse, 32*(3), 249-264.

*Gruber, A. J., Pope, H. G., Hudson, J. I., & Yurgelun-Todd, D. (2003). Attributes of long-term heavy cannabis users: a case-control study. *Psychological Medicine, 33*, 1415-1422.

*Gruber, S. A., & Yurgelun-Todd, D. A. (2005). Neuroimaging of marijuana smokers during inhibitory processing: A pilot investigation. *Cognitive Brain Research, 23*, 107-118.

Guzman, M. (2005). Effects on cell viability. *Handb Exp Pharmacol, 168*, 627-642.

*Hale, R. L., Whiteman, S., Muehl, K., & Faynberg, E. (2003). Tridimensional personality traits of college student marijuana users. *Psychological Reports, 92*(2), 661-666.

Hall, W. (2006). The Mental Health Risks of Adolescent Cannabis Use. *PLoS Medicine, 3*(2), e39.

Hall, W. D. (2006). Cannabis use and the mental health of young people. *Australian and New Zealand Journal of Psychiatry, 40*, 105-113.

*Hall, W., Teesson, M., Lynskey, M., & Degenhardt, L. (1999). The 12-month prevalence of substance use and ICD-10 substance use disorders in Australian adults: findings from the National Survey of Mental Health and Well-Being. *Addiction, 94*(10), 1541-1550.

Hamarneh, S. (1972). Pharmacy in Medieval Islam and the history of drug addiction. *Medical History, 16*(3), 226-237.

Haney, M., Ward, A. S., Comer, S. D., Foltin, R. W., & Fischman, M. W. (1999). Abstinence symptoms following smoked marijuana in humans. *Psychpharmacology, 141*, 395-404.

*Hart, C. L., Gorp, W. v., Haney, M., Foltin, R. W., & Fischman, M. W. (2001). Effects of Acute Smoked Marijuana on Complex Cognitive Performance. *Neuropsychopharmacology, 25*(5), 757-765.

*Hazouard, E., Koninck, J. C., Attucci, S., Fauchier-Rolland, F., Brunereau, L., & Diot, P. (2001). Pneumorachis and Pneumomediastinum Caused by Repeated Müller's Maneuvers: Complications of Marijuana Smoking. *Annales of Emergency Medicine, 38*, 694-697.

*Heishman, S. J., Arasteh, K., & Stitzer, M. L. (1997). Comparative Effects of Alcohol and Marijuana on Mood, Memory, and Performance. *Pharmacology, Biochemistry and Behavior, 58*(1), 93-101.

*Henquet, C., Krabbendam, L., Spauwen, J., Kaplan, C., Lieb, R., Wittchen, H.-U., & van Os, J. (2005). Prospective cohort study of cannabis use, predisposition for psychosis, and psychotic symptoms in young people. *British Medical Journal, 330*, 11-.

Hoch, E., Simon, R., Hüllighorst, R., Nöcker, G., Spahlinger, M. P. (2000). *Bericht zur Drogensituation 2000*. Deutsche Referenzstelle für die Europäische Beobachtungsstelle für Drogen und Drogensucht (DBDD).

House of Commons Library. (2000). *Cannabis* (Research Paper No. 00/74). London: House of Commons Library (Science and Environment Section, Social and General Statistics Section).

House of Lords. (1998). *Science and Technology - Ninth Report*. The United Kingdom Parliament.

Howlett, A. C., Barth, F., Bonner, T. I., Cabral, G., Casellas, P., Devane, W. A., Felder, C. C., Herkenham, M., Mackie, K., Martin, B. R., Mechoulam, R., & Pertwee, R. G. (2002). International Union of Pharmacology. XXVII. Classification of Cannabinoid Receptors. *Pharmacological Reviews, 54*(2), 161-202.

Howlett, A. C., Breivogel, C. S., Childers, S. R., Deadwyler, S. A., Hampson, R. E., & Porrino, L. J. (2004). Cannabinoid physiology and pharmacology: 30 years of progress. *Neuropharmacology, 47*, 345-358.

*Huestegge, L., Radach, R., Kunert, H.-J., & Heller, D. (2002). Visual search in long-term cannabis users with early age of onset. *Progress in Brain Research, 140*, 377-394.

Huestis, M. A. (2005). Pharmacokinetics and metabolism of the plant cannabinoids, delta9-tetrahydrocannabinol, cannabidiol and cannabinol. *Handb Exp Pharmacol, 168*, 657-690.

*Hurd, Y. L., Wang, X., Anderson, V., Beck, O., Minkoff, H., & Dow-Edwards, D. (2005). Marijuana impairs growth in mid-gestation fetuses. *Neurotoxicology and Teratology, 27*, 221-229.

*Ilan, A. B., Smith, M. E., & Gevins, A. (2004). Effects of marijuana on neurophysiological signals of working and episodic memory. *Psychopharmacology, 176*, 214-222.

Institut National de la Santé et de la Recherche Médicale (INSERM) (2001). *Cannabis – Quels effets*

sur le comportement et la santé? Expertise collective. Paris: INSERM.
*Isaac, M., Isaac, M., & Holloway, F. (2005). Is cannabis an anti-antpsychotic? The experience in psychiatric intensive care. *Human Psychopharmacology, 20*, 207-210.
Iversen, L. (2005). Long-term effects of exposure to cannabis. *Current Opinion in Pharmacology, 5*, 69-72.
Jacob, A., & Todd, A. R. (1940). Cannabidiol and cannabol, constituents of Cannabis indica resin. *Nature, 145*, 350.
*Jacobsen, L. K., Mencl, W. E., Westerveld, M., & Pugh, K. R. (2004). Impact of Cannabis Use on Brain Function in Adolescents. *Annals New York Academy of Sciences, 1021*, 384-390.
*Jager, G., Kahn, R. S., van den Brink, W., van Ree, J. M., & Ramse (2006). Long-term effects of frequent cannabis use on working memory and attention: an fMRI study. *Psychopharmacology (Berl), 185*(3), 358-368.
*Jemal, A., Chu, K. C., & Tarone, R. E. (2001). Recent Trends in Lung Cancer Mortality in the United States. *Journal of the National Cancer Institute, 93*, 277-283.
*Jeynes, W. H. (2002). The Relationship Between the Consumption of Various Ddrugs by Adolescents and their Academic Achievement. *American Journal of Drug and Alcohol Abuse, 28*(1), 15-35.
*Jockers-Scherübl, M. C., Danker-Hopfe, H., Mahlberg, R., Selig, F., Rentzsch, J., Schürer, F., et al. (2004). Brain-derived neurotrophic factor serum concentrations are incrreased in drug-naive schizophrenic patients with chronic cannabis abuse and multiple substance abuse. *Neuroscience Letters, 371*, 79-83.
*Jockers-Scherübl, M. C., Matthies, U., Danker-Hopfe, H., Lang, U. E., Mahlberg, R., & Hellweg, R. (2003). Chronic cannabis abuse raises nerve growth factor serum concentrations in drug-naive schizophrenic patients. *Journal of Psychopharmacology, 17*(4), 439-445.
*Johns, L. C., Cannon, M., Singleton, N., Murray, R. M., Farrell, M., Brugha, T., et al. (2004). Prevalence and correlates of self-reported psychotic symptoms in the British population. *British Journal of Psychiatry, 185*, 298-305.
*Johnson, M. K., Smith, R. P., Morrison, D., Laszlo, G., & White, R. J. (2000). Large lung bullae in marijuana smokers. *Thorax, 55*, 340-342.
Johnson, S. D., Phelps, D. L. & Cottler, L.B. (2004). The association of sexual dysfunction and substance use among a community epidemiological sample. *Archives of sexual behavior, 33*(1), 55-63.
*Kanayama, G., Rogowska, J., Pope, H. G., Gruber, S. A., & Yurgelun-Todd, D. A. (2004). Spatial working memory in heavy cannabis users: a functional magnetic resonance imaging study. *Psychopharmacology, 176*, 239-247.
Kandel, D. B. (1975). Stages in adolescent involvement in drug use. *Science, 190*, 912-914.
Kandel, D. B., Yamaguchi, K., & Klein, L. C. (2006). Testing the Gateway Hypothesis. *Addiction, 101*, 470-472.
Kapusta, N. D., Ramskogler, K., Hertling, I., Schmid, R., Dvorak, A., Walter, H., et al. (2005). Epidemiology of substance use in a representative sample of 18-year-old males. *Alcohol & Alcoholism (in press)*.
Kathmann, M., Flau, K., Redmer, A., Tränkle, C., & Schlicker, E. (2006). Cannabidiol is an allosteric modulator at mu- and delta-opioid receptors. *Naunyn-Schmiedeberg's Arch Pharmacol, 372*,

354-361.

*Katona, S., Kaminski, E., & Sanders, H. (2005). Cannabinoid influence on cytokine profile in multiple sclerosis. *Clinical and Experimental Immunology, 140,* 580-585.

*Kelder, S. H., Muray, N. G., Orpinas, P., Prokhorov, A., McReynolds, L., Zhang, Q., et al. (2001). Depression and Substance Use in Minority Middle-School Students. *American Journal of Public Health, 91,* 761-766.

*Kelleher, L. M., Stough, C., Sergejew, A. A., & Rolfe, T. (2004). The effects of cannabis on information-processing speed. *Addictive Behaviors, 29,* 1213-1219.

*Killestein, J., Hoogervorst, E. L. J., Reif, M., Blauw, B., Smits, M., Uitdehaag, B. M. J., et al. (2003). Immunomodulatory effects of orally administered cannabinoids in multiple sclerosis. *Journal of Neuroimmunology, 137,* 140-143.

Kleiber, D., & Kovar, K.-A. (1998). *Auswirkungen des Cannabiskonsums. Eine Expertise zu pharmakologischen und psychosozialen Konsequenzen.* Stuttgart: Wissenschaftliche Verlagsgesellschaft mbH.

*Kouri, E. M., & Pope, H. G. Jr. (2000). Abstinence symptoms during withdrawal from chronic marijuana use. *Experimental and Clininical Psychopharmacology, 8*(4), 483-92.

*Kouri, E. M., Pope, H. G., & Lukas, S. E. (1999). Changes in aggressive behavior during withdrawal from long-term marijuana use. *Psychopharmacology, 143,* 302-308.

Kraus, L., & Augustin, R. (2001). Repräsentativerhebung zum Gebrauch psychoaktiver Substanzen bei Erwachsenen in Deutschland 2000. München: IFT-Institut für Therapieforschung.

Kraus, L., & Augustin, R. (2001). Repräsentativerhebung zum Gebrauch psychoaktiver Substanzen bei Erwachsenen in Deutschland 2000. *SUCHT, 47,* 1-87.

Kraus, L., Augustin, R., & Orth, B. (2005). *Repräsentativerhebung zum Gebrauch und Missbrauch psychoaktiver Substanzen bei Erwachsenen in Hamburg. Epidemiologischer Suchtsurvey 2003* (No. 146). München: IFT-Institut für Therapieforschung.

Kraus, L., Heppekausen, K., Barrera, A., Orth, B. (2004). *Die Europäische Schülerstudie zu Alkohol und anderen Drogen (ESPAD): Befragung von Schülerinnen und Schülern der 9. und 10. Klasse in Bayern, Berlin, Brandenburg, Hessen, Mecklenburg-Vorpommern und Thüringen. (IFT-Bericht Bd. 141).* München: IFT-Institut für Therapieforschung.

*Lamers, C. T., Bechara, A., Rizzo, M., & Ramaekers, J. G. (2006). Cognitive function and mood in MDMA/THC users, THC users and non-drug using controls. *Journal of Psychopharmacology, 20*(2), 302-311.

*Lane, S. D., & Cherek, D. R. (2002). Marijuana Effects on Sensitivity to Reinforcement in Humans. *Neuropsychopharmacology, 26,* 520-529.

*Lane, S. D., Cherek, D. R., Lieving, L. M., & Tcheremissine, O. V. (2005). Marijuana Effects on Human Forgetting Functions. *Journal of the Experimental Analysis of Behavior, 83,* 67-83.

Lane, S. D., Cherek, D. R., Tcheremissine, O. V., Lieving, L. M., & Pietras, C. J. (2005). Acute Marijuana Effects on Human Risk Taking. *Neuropsychopharmacology, 30,* 800-809.

*Laumon, B., Gadegbeku, B., Martin, J.-L., Biecheler, M.-B., & Group, S. (2005). (in press). Cannabis intoxication and fatal road crashes in France: population based case-control study. *British Medical Journal, 331,* 1371-.

*Leech, S. L., Richardson, G. A., Goldschmidt, L., & Day, N. L. (1999). Prenatal Substance Exposure: Effects on Attention and Impulsivity of 6-Year-Olds. *Neurotoxicology and Teratology,*

21(2), 109-118.

*Leithäuser, B., Langheinrich, A. C., Rau, W. S., Tillmanns, H., & Matthias, F. R. (2005). A 22-year-old woman with lower limb arteriopathy. Buerger's disease, or methamphetamine- or cannabis-induced arteritis? *Heart Vessels, 20*, 39-43.

*Lessem, J. M., Hopfer, C. J., Haberstick, B. C., Timberlake, D., Ehringer, M. A., Smolen, A., & Hewitt, J. K. (2006). Relationship between adolescent marijuana use and young adult illicit drug use. *Behavior Genetics, 36*(4), 498-506.

Li, C. S., Milivojevic, V., Constable, R. T., & Sinha, R. (2005). Recent cannabis abuse decreased stress-induced BOLD signals in the frontal and cingulate cortices of cocaine dependent individuals. *Psychiatry Research, 140*(3), 271-280.

*Libby, A. M., Orton, H. D., Stover, S. K., & Riggs, P. D. (2005). What came first, major depression or substance use disorder? Clinical characteristics and substance use comparing teens in a treatment cohort. *Addictive Behaviors, 30*, 1649-1662.

*Liguori, A., Gatto, C. P., & Jarrett, D. B. (2002). Separate and combined effects of marijuana and alcohol on mood, equilibrium and simulated driving. *Psychopharmacology, 163*, 399-405.

Lindsey, K. P., Glaser, S. T., & Gatley, S. J. (2005). *Imaging of the Brain Cannabinoid System*. In R. G. Pertwee (Ed.). Cannabinoids (pp. 425-444). Berlin: Springer.

*Lundqvist, T., Jönsson, S., & Warkentin, S. (2001). Frontal lobe dysfunction in long-term cannabis users. *Neurotoxicology and Teratology, 23*, 437-443.

*Lyketsos, C. G., Garrett, E., Liang, K.-Y., & Anthony, J. C. (1999). Cannabis Use and Cognitive Decline in Persons under 65 Years of Age. *American Journal of Epidemiology, 149*, 794-800.

*Lynskey, M. T., Coffey, C., Degenhardt, L., Carlin, J. B., & Patton, G. C. (2003). A longitudinal study of the effects of adolescent cannabis use on high school completion. *Addiction, 98*, 685-692.

*Lynskey, M. T., Glowinski, A. L., Todorov, A. A., Bucholz, K. K., Madden, P. A. F., Nelson, E. C., et al. (2004). Major Depressive Disorder, Suicidal Ideation, and Suicide Attempt in Twins Discordant for Cannabis Dependence and Early-Onset Cannabis Use. *Archives of General Psychiatry, 61*, 1026-1032.

Lynskey, M. T., Heath, A. C., Bucholz, K. K., Slutske, W. S., Madden, P. A. F., Nelson, E. C., Statham, D. J., & Martin, N. G. (2003). Escalation of Drug Use in Early-Onset Cannabis Users vs Co-twin Controls. *Journal of the American Medical Association, 289*, 427-433.

*Lynskey, M. T., Vink, J. M., & Boomsma, D. I. (2006). Early Onset Cannabis Use and Progression to other Drug Use in a Sample of Dutch Twins. *Behavior Genetics (in press)*.

*Lyons, M. J., Bar, J. L., Panizzon, M. S., Toomey, R., Eisen, S., Xian, H., et al. (2004). Neuropsychological consequences of regular marijuana use: a twin study. *Psychological Medicine, 34*, 1239-1250.

*Macdonald, S., Mann, R. E., Chipman, M., & Anglin, K. (2004). Collisions and traffic violations of alcohol, cannabis and cocaine abuse clients before and after treatment. *Accident analysis and prevention, 36*, 795-800.

Mackie, K. (2005). Cannabinoid receptor homo- and heterodimerization. *Life Sciences, 77*, 1667-1673.

Macleod, J., Oakes, R. Copello, A., Crome, I., Egger, M., Hickman, M., Oppenkowski, T., Stokes-Lampard, H., & Smith, G. D. (2004). Psychological and social sequelae of cannabis and other illicit drug use by young people: a systematic review of longitudinal general population studies. *Lancet, 363,* 1579-1588.

*Marinella, M. A. (2001). Stroke After Marijuana Smoking in a Teenager With Factor V Leiden Mutation. *Southern Medical Journal, 94*(12), 1217-1218.

Marsicano, G., Wotjak, C. T., Azad, S. C., Bisognok, T., Rammes, G., Casciok, M. G., Hermann, H., Tang, J., Hofmann, C., Zieglgänsberger, W., Di Marzok, V., & Lutz, B. (2002). The endogenous cannabinoid system controls extinction of aversive memories. *Nature, 418,* 530-534.

*Mathew, R. J. et al. (2002). Time course of tetrahydrocannabinol-induced changes in regional cerebral blood flow measured with positron emission tomography. *Psychiatry Research: Neuroimaging, 116,* 173-185.

*Mathew, R. J., Wilson, W. H., & Davis, R. (2003). Postural syncope after marijuana: a transcranial Doppler study of the hemodynamics. *Pharmacology, Biochemistry and Behavior, 75,* 309-318.

*Mathew, R. J., Wilson, W. H., Coleman, R. E., Turkington, T. G., & DeGrado, T. R. (1997). Marijuana Intoxication and Brain Activation in Marijuana Smokers. *Life Sciences, 60*(23), 2075-2089.

*Mathew, R. J., Wilson, W. H., Turkington, T. G., & Coleman, R. E. (1998). Cerebellar activity and disturbed time sense after THC. *Brain Research, 797,* 183-189.

Matthews, T. J., & MacDorman, M. F. (2006). Infant mortality statistics from the 2003 period linked birth/infant death data set. *National vital statistics reports: from the centers for disease control and prevention, 54*(16), 1-29.

Mathijssen, M. P. M., Koornstra, M. J., & Commandeur, J. J. F. (2002). *Het effect van alcohol-, drugs- en geneesmiddelengebruik op het letselrisico van automobilisten.* Leidschendam: SWOV.

*Mathijssen, M. P. M., Koornstra, M. J., & Commandeur, J. J. F. (2002). *Het effect van alcohol-, drugs- en geneesmiddelengebruik op het letselrisico van automobilisten. Een haalbaarheidsstudie in 2000-2001 in het politiedistrict Tilburg* (Studie). Leidschendam: Stichting Wetenschappelijk Onderzoek Verkeersveiligheid SWOV.

*Matochik, J. A., Eldreth, D. A., Cadet, J. L., & Bolla, K. I. (2005). Altered brain tissue composition in heavy marijuana users. *Drug and Alcohol Dependence, 77,* 23-30.

Matsuda, L. A., Lolait, S. J., Brownstein, M. J., Young, A. C., Bonner, T. I. (1990). Structure of a cannabinoid receptor and functional expression of the cloned cDNA. *Nature, 346,* 561-564.

*Matthias, P., Tashkin, D. P., Marques-Magallanes, J. A., Wilkins, J. N. & Simmons, M. S. (1997). Effects of varying marijuana potency on deposition of tar and delta9-THC in the lung during smoking. *Pharmacology, Biochemistry and Behavior, 58*(4), 1145-1150.

*Mauri, M., Volonteri, L., De Gaspari, I., Colasanti, A., Brambilla, M., & Cerruti, L. (2006). Substance abuse in first-episode schizophrenic patients: a retrospective study. *Clinical Practice and Epidemology in Mental Health, 2,* 4.

*McGee, R., Williams, S., Poulton, R., & Moffitt, T. (2000). A longitudinal study of cannabis use and mental health from adolescence to early adulthood. *Addiction, 95,* 491-503.

Mechoulam, R., Ben-Shabat, S., Hanus, L., Ligumsky, M., Kaminski, N. E., Schatz, N. E., Gopher, A., Almog, S., Martin, B. R., Compton, D. R., Pertwee, R. G., Griffin, G., Bayewitch, M.,

Barg, J., Vogel, Z. (1995). Identification of an endogenous 2-monoglyceride, present in canine gut, that binds to cannabinoid receptors. *Biochemical Pharmacology, 50*, 83-90.

Melamede, R. (2005). Cannabis and tobacco smoke are not equally carcinogenic. *Harm Reduction Journal, 2 (in Press)*.

Melamede, R. (2005). Harm reduction-the cannabis paradox. *Harm Reduction Journal, 2*, 17-.

*Ménètrey, A., Augsburger, M., Favrat, B., Pin, M. A., Rothuizen, L. E., Appenzeller, M., et al. (2005). Assessment of Driving Capability Through the Use of Clinical and Psychomotor Tests in Relation to Blood Cannabinoids Levels Following Oral Administration of 20 mg Dronabinol or of a Cannabis Decoction Made with 20 or 60 mg delta-9-THC. *Journal of Analytical Toxicology, 29*, 327-338.

*Mesec, A., Rot, U., & Grad, A. (2001). Cerebrovascular Disease Associated with Marijuana Abuse: A Case Report. *Cerebrovascular Diseases, 11*, 284-285.

*Messinis, L., Kyprianidou, A., Malefaki, S., & Papathanasopoulos, P. (2006). Neuropsychological deficits in long-term frequent cannabis users. *Neurology, 66*, 737-739.

Ministry of Public Health of Belgium. (2002). *Cannabis 2002 Report*. Brussels: Technical Report of the International Scientific Conference.

*Mitra, M., Wilber, N., & Allen, D. (2005). Prevalence and Correlates of Depression as a Secondary Condition Among Adults With Disabilities. *American Journal of Orthopsychiatry, 75*, 76-85.

Mittleman, M. A., Lewis, R. A., Maclure, M., Sherwood, J. B., & Muller, J. E. (2001). Triggering Myocardial Infarction by Marijuana. *Circulation, 103*, 2805-2809.

Moher, D., Cook, D. J., Eastwood, S., Olkin, I., Rennie, D., & Stroup, D. F. (1999). Improving the quality of reports of meta-analyses of randomised controlled trials: the QUOROM statement. *Lancet, 354*, 1896-1900.

Moher, D., Schulz, K. F., & Altman, D. G. (2005). Das CONSORT Statement. *Schmerz, 19*, 156-162.

Monshouwer, K., Smit, F., de Graaf, R., van Os, J., & Vollebergh, W. (2005). First cannabis use: does onset shift to younger ages? Findings from 1988 to 2003 from the Dutch National School Survey on Substance Use. *Addiction, 100*, 963-970.

*Monshouwer, K., van Dorsselaer, S., Verdurmen, J., ter Bogt, T., de Graaf, R., & Vollebergh, W. (2006). Cannabis use and mental health in secondary school children. *British Journal of Psychiatry, 188*, 148-153.

*Mouzak, A., Agathos, P., Kerezoudi, E., Mantas, A., & Vourdelt-Yiannakoura, E. (2000). Transient Ischemic Attack in Heavy Cannabis Smokers - How 'Safe' Is It? *European Neurology, 44*, 42-44.

*Movig, K. L. L., Mathijssen, M. P. M., Nagel, P. H. A., van Egmond, T., de Gier, J. J., Leufkens, H. G. M., et al. (2004). Psychoactive substance use and the risk of motor vehicle accidents. *Accident Analysis and Prevention, 36*, 631-636.

Mülner, M. (2005). *Erfolgreich wissenschaftlich arbeiten in der klinik. Evidence based medicine*. 2. Aufl.; Wien, New York: Springer.

Munro, S., Thomas, K. L., Abu-Shaar, M. (1993). Molecular characterization of a peripheral receptor for cannabinoids. *Nature, 365*, 61-65.

Musshoff, F., Driever, F., Lachenmeier, K., Lachenmeier, D. W., Banger, M., & Madea, B. (2006). Results of hair analyses for drugs of abuse and comparison with self-reports and urine tests. *Forensic Science International, 156*, 118-123.

Musty, R. E. (2005). *Cannabinoids and anxiety.* In R. Mechoulam (Ed.). Cannabinoids as therapeutics (pp. 141-147). Basel: Birkenhäuser Verlag.

National Toxicology Program (1972). *Toxicology and Carcinogenesis Studies of 1-Trans-Delta^9-Tetrahydrocannabinol in F344/N Rats and B6C3F$_1$ Mice.* U.S. Department of Health and Human Services, National Instituts of Health.

Newell, K. A., Deng, C., & Huang, X. F. (2006). Increased cannabinoid receptor density in the posterior cingulate cortex in schizophrenia. *Experimental Brain Research, 172*(4), 556-60.

*Nicholson, A. N., Turner, C., Stone, B. M., & Robson, P. J. (2004). Effect of Δ-9-Tetrahydrocannabinol and Cannabidiol on Nocturnal Sleep and Early-Morning Behavior in Young Adults. *Journal of Clinical Psychopharmacology, 24*, 305-313.

NIDA. (2005). Marijuana Abuse. *Research Report Series,* 1-8.

*Noland, J. S., Singer, L. T., Arendt, R. E., Minnes, S., Short, E. J., & Bearer, C. F. (2003). Executive Functioning in Preschool-Age Children Prenatally Exposed to Alcohol, Cocaine, and Marijuana. *Alcoholism: Clinical and Experimental Research, 27*, 647-656.

*Noland, J. S., Singer, L. T., Short, E. J., Minnes, S., Arendt, R. E., Kirchner, H. L., et al. (2005). Prenatal drug exposure and selective attention in preschoolers. *Neurotoxicology and Teratology, 27*, 429-438.

*Núnez, L. A., & Gurpegui, M. (2002). Cannabis-induced psychosis: a cross-sectional comparison with acute schizophrenia. *Acta Psychiatrica Scandinavica, 105*, 173-178.

*O'Leary, D. S. et al. (2002). Effects of Smoking Marijuana on Brain Perfusion and Cognition. *Neuropsychopharmacology, 26*, 802-816.

*O'Leary, D. S., Block, R. I., Turner, B. M., Koeppel, J., Magnotta, V. A., Boles Ponto, L., Watkins, G. L., Hichwa, R. D., & Andreasen, N. C. (2003). Marijuana alters the human cerebellar clock. *NeuroReport, 14*, 1145-1151.

O'Shaughnessy, W. B. (1838-40). On the Preparations of the Indian Hemp, or Gunjah. *Transactions of the Medical and Physical Society of Bengal (reprinted)*, 421-461.

*Ostrea, E. M., Ostrea, A. R., & Simpson, P. M. (1997). Mortality Within the First 2 Years in Infants Exposed to Cocaine, Opiate, or Cannabinoid During Gestation. *Pediatrics, 100*, 79-83.

Parolaro, D., Vigano, D., & Rubino, T. (2005). Endocannabinoids and Drug Dependence. *Current Drug Targets - CNS & Neurological Disorders, 4*, 643-655.

*Parrott, A. C., Milani, R. M., Parmar, R., & Turner, J. J. D. (2001). Recreational ecstasy/MDMA and other drug users from the UK and Italy: psychiatric symptoms and psychobiological problems. *Psychopharmacology, 159*, 77-82.

Pertwee, R. G. (2005). Pharmacological actions of cannabinoids. *Handb Exp Pharmacol, 168*, 1-51.

Pertwee, R. G. (Ed.) (2005). *Cannabinoids.* Berlin, Heidelberg, New York: Springer.

Pfitzer, T. (2005). Die Wirkung von Cannabinoiden auf das Herz-Kreislauf-System und die Atmung von Ratten. [Albert-Ludwigs-Universität Freiburg; Dissertation].

*Pillay, S. S., Rogowska, J., Kanayama, G., Jon, D.-I., Gruber, S., Simpson, N., et al. (2004). Neurophysiology of motor function following cannabis discontinuation in chronic canabis smokers: an fMRI study. *Drug and Alcohol Dependence, 76*, 261-271.

*Pope, H. G. et al. (2003). Early-onset cannabis use and cognitive deficits: what is the nature of the association? *Drug and Alcohol Dependence, 69*, 303-310.

*Pope, H. G., & Yurgelun-Todd, D. (1996). The Residual Cognitive Effects of Heavy Marijuana Use in College Students. *Journal of the American Medical Association, 275*, 521-527.

*Pope, H. G., Gruber, A. J., & Yurgelun-Todd, D. (2001[b]). Residual Neuropsychologic Effects of Cannabis. *Current Psychiatriy Reports, 3*, 507-512.

*Pope, H. G., Gruber, A. J., Hudson, J. I., Huestis, M. A., & Yurgelun-Todd, D. (2001[a]). Neuropsychological Performance in Long-term Cannabis Users. *Archives of General Psychiatry, 58*, 909-915.

*Pope, H. G., Gruber, A. J., Hudson, J. I., Huestis, M. A., & Yurgelun-Todd, D. (2002). Cognitive Measures in Long-Term Cannabis Users. *Journal of Clinical Pharmacology, 42*, 41S-47S.

Pope, H. G., Jacobs, A., Mialet, J.-P., Yurgelun-Todd, D., & Gruber, S. (1997). Evidence for a Sex-Specific Residual Effect of Cannabis on Visuospatial Memory. *Psychotherapy and Psychosomatics, 66*, 179-184.

*Poulin, C., Hand, D., Boudreau, B., & Santor, D. (2005). Gender differences in the association between substance use and elevated depressive symptoms in a general adolescent population. *Addiction, 100*, 525-535.

*Quednow, B. B., Kühn, K.-U., Hoppe, C., Westheide, J., Maier, W., Daum, I., et al. (2005). Elevated impulsivity and impaired decision-making cognition in heavy users of MDMA ("Ecstasy"). *Psychopharmacology (in press).*

Ramos, J. A., Gomez, M., & de Miguel, R. (2005). Effects on development. *Hanb Exp Pharmacol, 168*, 643-656.

*Richardson, G. A., Ryan, C., Willford, J., Day, N. L., & Goldschmidt, L. (2002). Prenatal alcohol and marijuana exposure: effects on neuropsychological outcomes at 10 years. *Neurotoxicology and Teratology, 24*(3), 309-20.

*Rodgers, J. (2000). Cognitive performance amongst recreational users of "ecstasy". *Psychopharmacology (Berl), 151*(1), 19-24.

*Rosenberg, M. F., & Anthony, J. C. (2001). Early clinical manifestations of cannabis dependence in a community sample. *Drug and Alcohol Dependence, 64*, 123-131.

Royal College of Physicians (Hrsg.). (2005). *Cannabis and cannabis-based medicines.* Report of a working party, December 2005.

Russo, E. B., Burnett, A., Hall, B., & Parker, K. K. (2005). Agonistic Properties of Cannabidiol at 5-HT1a Receptors. *Neurochemical Research, 30*(8), 1037-1043.

*Sartorius, A., Hermann, D., Welzel, H., Walter, S., Diehl, A., Skopp, G., Ende, G., & Mann, K. (2005). *Dorsolateral prefrontal cortex NAA/creatine loss in male recreational cannabis users.* Paper presented at the 24th Symposium of the AGPN October 5th to 8th 2005 in Munich.

Schlimme, J., Rada, D., & Schneider, U. (2001). Cannabiskonsum und seine psychosozialen Wirkungen im Kulturvergleich. *Fortschritte der Neurologie-Psychiatrie, 69*, 367-373.

*Schneider, H. J., Jha, S., & Burnand, K. G. (1999). Progressive Arteritis Associated with Cannabis Use. *European Journal of Vascular and Endovascular Surgery, 18*, 366-367.

*Schuckit, M. A., Daeppen, J. B., Danko, G. P., Tripp, M. L., Smith, T. L., Li Ti, K., et al. (1999). Clinical Implications for Four Drugs of the DSM-IV Distinction Between Substance Dependence With and Without a Physiological Component. *American Journal of Psychiatry, 156*, 41-49.

*Schuster, C., O'Malley, P. M., Bachman, J. G., Johnston, L. D., & Schulenberg, J. (2001). Adolescent marijuana use and adult occupational attainment: a longitudinal study from age 18 to 28. *Substance Use & Misuse; 36*(8), 997-1014.

*Schweinsburg, A. D., Nagel, B. J., & Tapert, S. F. (2005). FMRI reveals alteration of spatial working memory networks across adolescence. *Journal of the International Neuropsychological Society, 11*(5), 631-644.

*Scragg, R. K., Mitchell, E. A., Ford, R. P., Thompson, J. M., Taylor, B. J., & Stewart, A. W. (2001). Maternal cannabis use in the sudden death syndrome. *Acta Paediatrica, 90*(1), 57-60.

*Semple, D. M., Ramsden, F., & McIntosh, A. M. (2003). Reduced binocular depth inversion in regular cannabis users. *Pharmacology, Biochemistry and Behavior, 75*, 789-793.

Senate Canada. (2002). *Cannabis: Our Position for a Canadian Public Policy*. Senate Special Committee on Illegal Drugs.

Sidney, S., Beck, J. E., Tekawa, I. S., Quesenberry, C. P., & Friedman, G. D. (1997). Marijuana Use and Mortality. *American Journal of Public Health, 87*, 585-590.

*Sidney, S., Quesenberry, C. P., Friedman, G. D., & Tekawa, I. S. (1997). Marijuana use and cancer incidence (California, United States). *Cancer Causes and Control, 8*, 722-728.

Simon, R., David-Spickermann, M., & Farke, W. (2005). *Bericht 2006 des internationalen REITOX-Knotenpunktes an die EBDD. Deutschland. Neue Entwicklungen, Trends und Hintergrundinformationen zu Schwerpunktthemen. Drogensituation 2004*. European Monitoring Centre for Drugs and Drug Addiction (EMCDDA)/Deutsche Referenzstelle für die Europäische Beobachtungsstelle für Drogen und Drogensucht (DBDD).

Simon, R., David-Spickermann, M., & Hüllighorst, R. (2003). *2004 National Report to the EMCDDA by the REITOX National Focal Point. GERMANY. New Developments, Trends and in-depth information on selectes issues. Drug Situation 2003*. European Monitoring Centre for Drugs and Drug Addiction (EMCDDA)/Deutsche Referenzstelle für die Europäische Beobachtungsstelle für Drogen und Drogensucht (DBDD).

Simon, R., Hoch, E., Hüllighorst, R., Nöcker, G., & David-Spickermann (2001). *Bericht zur Drogensituation in Deutschland 2001*. Deutsche Referenzstelle für die Europäische Beobachtungsstelle für Drogen und Drogensucht (DBDD).

Simon, R., Sonntag, D., Bühringer, G., & Kraus, L. (2004). *Cannabisbezogene Störungen: Umfang, Behandlungsbedarf und Behandlungsangebot in Deutschland*. München: IFT-Institut für Therapieforschung.

Simon, R., Spegel, H., Hüllighorst, R., Nöcker, G., & David-Spickermann (2002). *Bericht des Nationalen REITOX Knotenpunktes für Deutschland an die EBDD: Drogensituation 2001*. Deutsche Referenzstelle für die Europäische Beobachtungsstelle für Drogen und Drogensucht (DBDD).

*Singh, G. K. (2000). Atrial Fibrillation Associated with Marijuana Use. *Pediatric Cardiology, 21*, 284.

Sirikantaramas, S., Morimoto, S., Shoyama, Y., Ishikawa, Y., Wada, Y., Shoyama, Y., et al. (2004). The Gene Controlling Marijuana Psychoactivity. *Journal of Biological Chemistry, 279*, 39767-39774.

*Skosnik, P. D., Spatz-Glenn, L., & Park, S. (2001). Cannabis use is associated with schizotypy and attentional disinhibition. *Schizophrenia Research, 48*(1), 83-92.

*Smith, A. M., Fried, P. A., Hogan, M. J., & Cameron, I. (2004[b]). Effects of prenatal marijuana on response inhibition: an fMRI study of young adults. *Neurotoxicology and Teratology, 26*(4), 533-42.

*Smith, A., Fried, P., Hogan, M., & Cameron, I. (2004[a]). The effects of prenatal and current marijuana exposure on response inhibition: A functional magnetic resonance imaging study. *Abstracts I Brain and Cognition, 54*, 133-176.

*Solowij, N., Stephens, R. S., Roffman, R. A., Babor, T., Kadden, R., Miller, M., Christiansen, K., McRee, B., & Vendetti, J. (2002). Cognitive Functioning of Long-term Heavy Cannabis Users Seeking Treatment. *Journal of the American Medical Association, 287*(9), 1123-1131.

Spegel, H., Simon, M., Hüllighorst, R., & David-Spickermann, M. (2003). *Bericht des Nationalen REITOX Knotenpunktes Deutschland and die EBDD. Ddrogensituation 2002.* Deutsche Referenzstelle für die Europäische Beobachtungsstelle für Drogen und Drogensucht (DBDD).

Spicer, L. (2002). *Historical and cultural uses of cannabis and the canadian "Marijuana Clash":* The Senate Special Committee On Illegal Drugs: Library of Parliament.

Ständer, S., Schmelz, M., Metze, D., Luger, T., & Rukwied, R. (2005). Distribution of canabinoid receptor 1 (CB1) and 2 (CB2) on sensory nerve fibers and adnexal structures in human skin. *Journal of Dermatological Science, 38*, 177-188.

*Stefanis, N. C. et al. (2004). Early adolescent cannabis exposure and positive and negative dimensions of psychosis. *Addiction, 99*, 1333-1341.

Stroup, D., Berlin, J. A., Morton, S. C., Olkin, I., Williamson, G. D., Rennie, D., Moher, D., Becker, B. J., Sipe, T. A., & Thacker, S. B. (2000). Meta-analysis of Observational Studies in Epidemiology: A Proposal for Reporting. *Journal of the American Medical Association, 283*(15), 2008-2012.

*Sussman, S., McCuller, W. J., & Dent, C. W. (2003). The associations of social self-control, personality disorders, and demographics with drug use among high-risk youth. *Addictive Behaviors, 28*, 1159-1166.

Swift, W., Copeland, J., & Hall, W. (1998). Choosing a diagnostic cut-off for cannabis dependence. *Addiction, 93(11)*, 1681-1692.

*Swift, W., Gates, P., & Dillon, P. (2005). Survey of Australians using cannabis for medical purposes. *Harm Reduction Journal, 2*, 18-.

*Swift, W., Hall, W., & Copeland, J. (1998[a]). Characteristics of Long-Term Cannabis Users in Sydney, Australia. *European Addiction Research, 4*, 190-197.

Swift, W., Hall, W., & Teesson, M. (2001). Cannabis use and dependence among Australian adults: results from the National Survey of Mental Health and Wellbeing. *Addiction, 96*, 737-748.

*Swift, W., Hall, W., & Teesson, M. (2001). Characteristics of DSM-IV and ICD-10 cannabis dependence among Australian adults: results from the National Survey of Mental Health and Wellbeing. *Drug and Alcohol Dependence, 63*, 147-153.

*Swift, W., Hall, W., Didcott, P., & Reilly, D. (1998[b]). Patterns and correlates of cannabis dependence among long-term users in an Australian rural area. *Addiction, 93(8)*, 1149-1160.

Tashkin, D. P. (2004). *Respiratorische Risiken des Marihuanarauchens.* In F. Grotenhermen (Hrsg.). Cannabis und Cannabinoide. Bern, Göttingen: Verlag hans Huber.

*Tashkin, D. P., Simmons, M. S., Sherrill, D. L., & Coulson, A. H. (1997). Heavy Habitual Marijuana Smoking Does Not Cause an Accelerated Decline in FEV With Age. *American Journal of*

Respiratory Critical Care Medicine, 155, 141-148.

*Taylor, D. R., Poulton, R., Moffitt, T. E., Ramankutty, P., & Sears, M. R. (2000). The respiratory effects of cannabis dependence in young adults. *Addiction, 95(11)*, 1669-1677.

*Teichner, G., Donohue, B., Crum, T. A., Azrin, N. H., & Golden, C. J. (2000). The Relationship of Neuropsychological Functioning to Measures of Substance Use in an Adolescent Drug Abusing Sample. *International Journal of Neuroscience, 104*, 113-124.

*Terry, P., & Wright, K. A. (2005). Self-reported driving behaviour and attitudes towards driving under the influence of cannabis among three different user groups in England. *Addictive Behaviors, 30*, 619-626.

The European Opinion Research Group (EORG). (2002). *Attitudes and Opinions of Young People in the European Union on Drugs. Eurobarometer 57.2. Special Eurobarometer 172 (Report)*.

*Thomas, H. (1996). A community survey of adverse effects of cannabis use. *Drug and Alcohol Dependence, 42*, 201-207.

*Tournier, M., Sorbara, F., Gindre, C., Swendsen, J. D., & Verdoux, H. (2003). Cannabis use and anxiety in daily life: a naturalistic investigation in a non-clinical population. *Psychiatry Research, 118*, 1-8.

*Troisi, A., Pasini, A., Saracco, M., & Spalletta, G. (1998). Psychiatric symptoms in male cannabis users not using other illicit drugs. *Addiction*, 487-492.

*Tzilos, G. K., Cintron, C. B., Wood, J. B. R., Simpson, N. S., Young, A. D., Pope, H. G., et al. (2005). Lack of Hippocampal Volume Change in Long-term Heavy Cannabis Users. *American Journal of Addictions, 14*, 64-72.

United Nations Office on Drugs and Crime (UNODC). (1998). *Terminology and informations on drugs*.

United Nations Office on Drugs and Crime (UNODC). (2005). *World Drug Report. Volume 1: Analysis* (Report No. Volume 1): United Nations Publication.

United Nations Office on Drugs and Crime (UNODC). (2005). *World Drug Report. Volume 2: Statistics* (Report No. Volume 2): United Nations Publication.

United Nations. (1972). *Single Convention on Narcotic Drugs, 1961. As amended by the 1972 Protocol amending the Single Convention on Narcotic Drugs, 1961*. Paper presented at the United Nations Conference, Geneva.

*Urbanoski, K. A., Strike, C. J., & Rush, B. R. (2005). Individuals Seeking Treatment for Cannabis-Related Problems in Ontario: Demographic and Treatment Profile. *European Addiction Research, 11*, 115-123.

*van Os, J., Bak, M., Hanssen, M., Bijl, R. V., de Graaf, R., & Verdoux, H. (2002). Cannabis Use and Psychosis: A Longitudinal Population-based Study. *American Journal of Epidemiology, 156*(4), 319-327.

Vandevenne, M., Vandenbussche, H., & Verstraete, A. (2000). Detection Time of Drugs of Abuse in Urine. *Acta Clinica Belgica, 55*(6), 323-333.

*Vandrey, R., Budney, A. J., Kamon, J. L., & Stanger, C. (2004). Cannabis withdrawal in adolescent treatment seekers. *Drug and Alcohol Dependence, 78*, 205-210.

Varvel, S. A., Wiley, J. L., Yang, R., Bridgen, D. T., Long, K., Lichtman, A. H., et al. (2006). Interactions between THC and cannabidiol in mouse models of cannabinoid activity. *Psychopharmacology, 186*, 226-234.

*Veen, N. D., Selten, J.-P., van der Tweel, I., Feller, W. G., Hoek, H. W., & Kahn, R. S. (2004). Cannabis Use and Age at Onset of Schizophrenia. *American Journal of Psychiatry, 161*, 501-506.

*Verdoux, H., Gindre, C., Sorbara, F., Tournier, M., & Swendsen, J. D. (2003). Effects of cannabis and psychosis vulnerability in daily life: an experience sampling test study. *Psychological Medicine, 33*, 23-32.

*Verdoux, H., Sorbara, F., Gindre, C., Swendsen, J. D., & van Os, J. (2002). Cannabis use and dimensions of psychosis in a nonclinical population of female subjects. *Schizophrenia Research, 59*, 77-84.

Verstraete, A. G. (2004). Detection Times of Drugs of Abuse in Blood, Urine, and Oral Fluid. *Therapeutic Drug Monitoring, 26*, 200-205.

*Visscher, W. A., Feder, M., Burns, A. M., Brady, T. M., & Bray, R. M. (2003). The Impact of Smoking and Other Substance Use by Urban Women on the Birthweight of Their Infants. *Substance Use & Misuse, 38*, 1063-1093.

Viveros, M. P., Marco, E. M., & File, S. E. (2005). Endocannabinoid system and stress and anxiety responses. *Pharmacology, Biochemistry and Behavior, 81*, 331-342.

*Volkow, N. D., Gillespie, H., Mullani, N., Tancredi, L., Grant, C., Valentine, A., et al. (1996). Brain glucose metabolism in chronic marijuana users at Baseline and during marijuana intoxication. *Psychiatry Research: Neuroimaging, 67*, 29-38.

*von Sydow, K., Lieb, R., Pfister, H., Höfler, M., & Wittchen, H.-U. (2002). What predicts incident use of cannabis and progression to abuse and dependence? A 4-year prospective examination of risk factors in a community sample of adolescents and young adults. *Drug and Alcohol Dependence, 68*, 49-64.

*Voruganti, L. N. P., Slomka, P., Zabel, P., Mattar, A., & Awad, A. G. (2001). Cannabis induced dopamine release: an in-vivo SPECT study. *Psychiatry Research: Neuroimaging, 107*, 173-177.

*Voytek, B., Berman, S. M., Hassid, B. D., Simon, S. L., Mandelkern, M. A., Brody, A. L., et al. (2005). Differences in Regional Brain Metabolism Associated With Marijuana Abuse in Methamphetamine Abusers. *Synapse, 57*, 113-115.

*Wadsworth, E. J. K., Moss, S. C., Simpson, S. A., & Smith, A. P. (2006[a]). Cannabis use, cognitive performance and mood in a sample of workers. *Journal of Psychopharmacology, 20*(1), 14-23.

*Wadsworth, E. J. K., Moss, S. C., Simpson, S. A., & Smith, A. P. (2006[b]). A community based investigation of the association between cannabis use, injuries and accidents. *Journal of Psychopharmacology, 20*(1), 5-13.

*Wang, X., Dow-Edwards, D., Anderson, V., Minkoff, H., & Hurd, Y. L. (2004). In utero marijuana exposure associated with abnormal amygdala dopamine D2 gene expression in the human fetus. *Biological Psychiatry, 56*(12), 909-15.

Welsch, K. (2001). Suchthilfestatistik 2000 in Deutschland. Statistical Report 2000 of Treatment Facilities for Substance Use Disorders in Germany. *SUCHT, 47*(Sonderheft 3).

Whan, L. B., West, M. C., McClure, N., & Lewis, S. E. (2006). Effects of delta-9-tetrahydrocannabinol, the primary psychoactice cannabinoid in marijuana, on human sperm function in vitro. *Fertility and Sterility, 85*(3), 653-660.

*White, D., Martin, D., Geller, T., & Pittman, T. (2000). Stroke Associated with Marijuana Abuse. *Pediatric Neurosurgery, 32*, 92-94.

*Whitlow, C. T., Ligouri, A., Livengood, L. B., Hart, S. L., Mussat-Whitlow, B. J., Lamborn, C. M., et al. (2004). Long-term heavy marijuana users make costly decisions on a gambling task. *Drug and Alcohol Dependence, 76*, 107-111.

*Wilcox, H. C., & Anthony, J. C. (2004). The development of suicide ideation and attempts: an epidemiologic study of first graders followed into young adulthood. *Drug and Alcohol Dependence, 76S*, S53-S67.

Williamson, S., Jackson, L., Skeoch, C., Azzim, G., & Anderson, R. (2006). Determination of the prevalence of drug misuse by meconium analysis. *Archives of Diseases in Childhood. Fetal and Neonatal Edition, 91*(4), F291-292.

*Wilson, W. et al. (2000). Brain Morphological Changes and Early Marijuana Use: A Magnetic Resonance and Positron Emision Tomography Study. *Journal of Addictive Diseases, 19*(1), 1-22.

World Health Organisation (WHO). (1997). *Cannabis: a health perspective and research agenda* (Report). Geneva: Division of Mental Health and Prevention of Substance Abuse.

*Wu, L.-T., Pilowsky, D. J., & Schlenger, W. E. (2005). High prevalence of substance use disorders among adolescents who use marijuana and inhalants. *Drug Alcohol Depend, 78*(1), 23-32.

*Yamada, T., Kendix, M., & Yamada, T. (1996). The Impact of Alcohol Consumption and Marijuana Use on High School Graduation. *Health Economics, 5*, 77-92.

Zajicek, J., Fox, P., Sanders, H., Wright, D. E., Vickery, P. J., Ingram, W. M., Reilly, S. M., Nunn, A. J., Teare, L. J., Fox, P. J., & Thompson, A. J. (2003). Cannabinoids for treatment of spasticity and other symptoms related to multiple sclerosis (CAMS study): multicentre randomised placebo-controlled trial. *Lancet, 362*, 1517–26.

*Zammit, S., Allebeck, P., Andreasson, S., Lundberg, I., & Lewis, G. (2002). Self reported cannabis use as a risk factor for schizophrenia in Swedish conscripts of 1969: historical cohort study. *British Medical Journal, 325*, 1199-1204.

Zavitsanou, K., Garrick, T., & Huang, X. F. (2004). Selective antagonist [^{3}H]SR141716A binding to cannabinoid CB1 receptors is increased in the anterior cingulate cortex in schizophrenia. *Progress in neuropsycho-pharmacology and biological psychiatry, 28*(2), 355-60.

*Zhang, Z. F., Morgenstern, H., Spitz, M. R., Tashkin, D. P., Yu, G. P., Marshall, J. R., et al. (1999). Marijuana Use and Increased Risk of Squamous Cell Carcinoma of the Head and Neck. *Cancer Epidemiology, Biomarkers & Prevention, 8*, 1071-1078.

Zlas, J., Stark, H., Seligman, J., Levy, R., Werker, E., Breuer, A., Mechoulam, R. (1993). Early medical use of cannabis. *Nature, 363*, 214.

SUCHT AKTUELL

B. Baltin, B. Häring
Manual für eine qualifizierte Entzugsbehandlung
2003, 164 Seiten, Preis: 15,- Euro
ISBN 978-3-89967-028-8

N. Beck, A. Warnke, G. Adams, K. Zink-Jakobeit (Hrsg.)
Süchtiges Verhalten bei Kindern und Jugendlichen
2006, 72 Seiten, Preis: 10,- Euro
ISBN 978-3-89967-335-7

G. Bühringer (Hrsg.)
Strategien und Projekte zur Reduktion alkoholbedingter Störungen
2002, 296 Seiten, Preis: 25,- Euro
ISBN 978-3-936142-73-0

A. Crames
Paartherapie im Rahmen ambulanter Entwöhnungsbehandlung
Chance für Patient, Partnerin und Partnerschaft
2006, 336 Seiten, Preis: 25,- Euro
ISBN 978-3-89967-347-0

D. Deubner
Rauchen als Risikoverhalten: Eine idiographische und nomothetische Analyse mit der Repertory Grid-Technik
1999, 296 Seiten, Preis: 20,- Euro
ISBN 978-3-933151-92-6

J. Fischer (Hrsg.)
Weggefährten
Festschrift zur 60. Geburtstag von Prof. Dr. Karl-Ludwig Täschner
2003, 300 Seiten, Preis: 20,- Euro
ISBN 978-3-89967-039-4

W. Hannöver, K. Röske, J. R. Thyrian (Eds.)
Smoking Cessation and Relapse Prevention in Women Post Partum
2007, 120 pages, Price: 15,- Euro
ISBN 978-3-89967-287-9

H. Hielscher, E. Klieser (Hrsg.)
Somatische Probleme des Alkoholismus aus neurologischer und psychiatrischer Sicht
2001, 200 Seiten, Preis: 20,- Euro
ISBN 978-3-935357-28-9

S. Kratzer
Pathologische Internetnutzung
eine Pilotstudie zum Störungsbild
2006, 112 Seiten, Preis: 20,- Euro
ISBN 978-3-89967-317-3

L. Kraus, D. J. Korf (Eds.)
Research on Drugs and Drug Policy from a European Perspective
2005, 148 pages, Price: 20,- Euro
ISBN 978-3-89967-270-1

H. Küfner, M. Coenen, W. Indlekofer
PREDI - Psychosoziale ressourcenorientierte Diagnostik
Ein problem- und lösungsorientierter Ansatz (Version 3.0)
2006, 292 Seiten, Preis: 40,- Euro
ISBN 978-3-89967-292-3

H. Küfner, N. Nedopil, H. Schöch (Hrsg.)
Gesundheitliche und rechtliche Risiken bei Scientology
2002, 496 Seiten, Preis: 40,- Euro
ISBN 978-3-936142-40-2

J. Lindenmeyer
Der springende Punkt
Stationäre Kurzintervention bei
Alkoholmissbrauch
2001, 202 Seiten, Preis: 20,- Euro
ISBN 978-3-935357-39-5

K. Mann (Hrsg.)
**Neue Therapieansätze bei
Alkoholproblemen**
2002, 302 Seiten, Preis: 12,50 Euro
ISBN 978-3-936142-53-2

K. Peter, Th. Bader (Hrsg.)
Psychiatrie und Drogensucht
2002, 230 Seiten, Preis: 20,- Euro
ISBN 978-3-936142-13-6

K. U. Petersen, R. Thomasius
**Auswirkungen von Cannabiskonsum
und -missbrauch**
2007, 212 Seiten, Preis: 20,- Euro
ISBN 978-3-89967-363-0

V. Premper
**Komorbide psychische Störungen bei
Pathologischen Glücksspielern**
2006, 296 Seiten, Preis: 20,- Euro
ISBN 978-3-89967-338-8

G. Richter, H. Rommelspacher, C. Spies (Hrsg.)
**„Alkohol, Nikotin, Kokain ... und kein Ende?"
Suchtforschung, Suchtmedizin und
Suchttherapie am Beginn des neuen
Jahrzehnts**
nur als PDF auf CD lieferbar,
624 Seiten, Preis: 30,- Euro
ISBN 978-3-936142-52-5

P. Schuhler, M. Vogelgesang (Hrsg.)
Psychotherapie der Sucht
2006, 500 Seiten, Preis: 35,- Euro
ISBN 978-3-89967-277-0

F. Tretter, B. Erbas, G. Sonntag (Hrsg.)
Ökonomie der Sucht und Suchttherapie
2004, 400 Seiten, Preis: 25,- Euro
ISBN 978-3-89967-100-1

F. Tretter
Systemtheorie im klinischen Kontext
Grundlagen – Anwendungen
2005, 556 Seiten, Preis: 50,- Euro
ISBN 978-3-89967-182-7

M. Vogelgesang, P. Schuhler, M. Zielke (Hrsg.)
Essstörungen
Klinische Behandlungskonzepte und
praktische Erfahrungen
2005, 236 Seiten, Preis: 20,- Euro
ISBN 978-3-89967-114-8

G. A. Wiesbeck (Hrsg.)
**Alkoholismus-Forschung – aktuelle
Befunde, künftige Perspektiven**
2007, 264 Seiten, Preis: 25,- Euro
ISBN 978-3-89967-344-9

PABST SCIENCE PUBLISHERS
Eichengrund 28, D-49525 Lengerich, Tel. 05484-308, Fax 05484-550,
E-mail: pabst.publishers@t-online.de – Internet: www.pabst-publishers.com

Die psychologischen Fachzeitschriften bei PABST

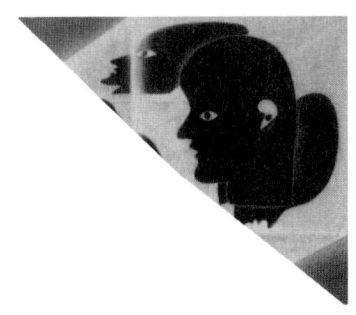

- Entspannungsverfahren
- Forensische Psychiatrie und Psychotherapie
- Gemeindepsychologie
- Journal für Psychologie
- Kindesmisshandlung und -vernachlässigung
- Neuropsychiatrie
- Praxis Klinische Verhaltensmedizin und Rehabilitation

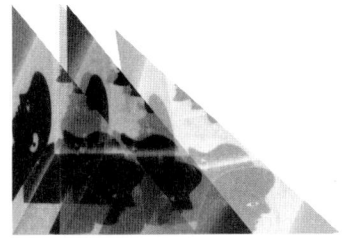

Die psychologischen Fachzeitschriften bei PABST

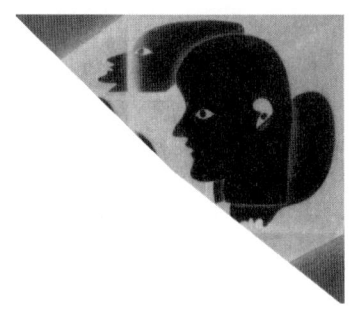

➲ Psychoanalyse

➲ Psychologie & Gesellschaftskritik

➲ Psychology Science

➲ Sexual Offender Treatment

➲ Umweltpsychologie

➲ Verhaltenstherapie & Verhaltensmedizin

➲ Wirtschaftspsychologie

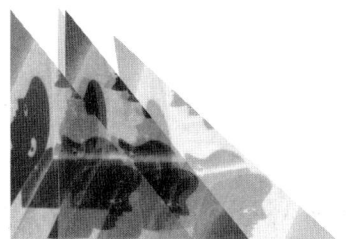

PABST SCIENCE PUBLISHERS
Eichengrund 28, 49525 Lengerich,
Tel. ++ 49 (0) 5484-308,
Fax ++ 49 (0) 5484-550
E-Mail: pabst.publishers@t-online.de
www.psychologie-aktuell.com